屈光性白内障手术
技术与艺术

The Art of Refractive Cataract Surgery

For Residents, Fellows, and Beginners

主编　〔美〕Fuxiang Zhang

　　　〔美〕Alan Sugar

　　　〔美〕Lisa Brothers Arbisser

主译　卢　奕

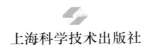

上海科学技术出版社

图书在版编目（ＣＩＰ）数据

屈光性白内障手术：技术与艺术 ／（美）张福祥，
（美）阿伦·苏加，（美）丽莎·布罗尔斯·阿尔比瑟主编；
卢奕主译. -- 上海：上海科学技术出版社，2023.9
书名原文：The Art of Refractive Cataract
Surgery: For Residents, Fellows, and Beginners
ISBN 978-7-5478-6247-6

Ⅰ. ①屈… Ⅱ. ①张… ②阿… ③丽… ④卢… Ⅲ.
①白内障摘除术 Ⅳ. ①R779.66

中国国家版本馆CIP数据核字(2023)第122282号

————————————————————————————————————

Original title:

The Art of Refractive Cataract Surgery: For Residents, Fellows, and Beginners by Fuxiang
Zhang / Alan Sugar / Lisa Brothers Arbisser

上海市版权局著作权合同登记号 图字：09-2022-0788号

封面图片由译者提供。

屈光性白内障手术：技术与艺术

主编 ［美］Fuxiang Zhang
　　　［美］Alan Sugar
　　　［美］Lisa Brothers Arbisser
主译 卢 奕

上海世纪出版（集团）有限公司出版、发行
上 海 科 学 技 术 出 版 社
（上海市闵行区号景路159弄A座9F-10F）
邮政编码201101 www.sstp.cn
山东韵杰文化科技有限公司印刷
开本 889×1194 1/16 印张 17.5
字数 400千字
2023年9月第1版 2023年9月第1次印刷
ISBN 978-7-5478-6247-6 / R·2791
定价：228.00元

————————————————————————————————————
本书如有缺页、错装或坏损等严重质量问题，请向印刷厂联系调换

内容提要

本书是有关屈光性白内障手术治疗的经典著作之一，既是 2022 年最新美国屈光性白内障手术教材，也是美国眼科住院医师和白内障手术医师必修课程 Cataract Coach™ 的推荐教材。

本书详细讲解了屈光性白内障手术的术前准备、患者选择、仪器测量、功能性人工晶状体的选择要点，以及各种功能性人工晶状体手术、屈光性晶状体置换等手术的技术要点、并发症处理、新技术和发展趋势等。

本书以问题为导向，内容深入浅出，配有大量珍贵临床资料、插画、视频，实用性、可读性强，适合白内障手术医师和眼科住院医师阅读，也可作为屈光性白内障手术的进阶指导教材。

献　词

　　此书献给密歇根大学 W.K. Kellogg 眼科中心，非常荣幸，我于 1994—1997 年在那里接受了住院医师培训。

Fuxiang Zhang, M. D.

译者名单

主　　译　卢　奕

译　　者（按姓氏笔画排序）

马诗雨　王安暕　方艳文　卢　奕　申　鑫　刘　馨　齐　姣
孙　杨　杜　钰　李　昊　李宏哲　杨　帆　杨　晋　杨佳宁
邱晓顿　何雯雯　张少华　张可可　张英蕾　陈天慧　陈佳惠
陈泽旭　苗　傲　罗　怡　季樱红　竺向佳　郑天玉　孟佳琪
赵镇南　荣先芳　胡晓昕　施雨萌　贾婉楠　徐　婕　唐雅婷
隗　菱　蒋永祥　蔡　蕾　缪爱珠　樊　帆　樊　琪

翻译秘书　唐雅婷

编者名单

主编

Fuxiang Zhang, MD
Medical Director
Department of Ophthalmology
Downriver Supervision Center
Henry Ford Health System
Taylor, Michigan, USA

Alan Sugar, MD
Professor
Department of Ophthalmology and Visual Sciences
W.K. Kellogg Eye Center
University of Michigan Medical School
Ann Arbor, Michigan, USA

Lisa Brothers Arbisser, MD
Co-founder and Ophthalmologist Emerita
Eye Surgeons Associates PC
Iowa and Illinois Quad Cities;
Adjunct Professor
John A. Moran Eye Center
University of Utah
Salt Lake City, Utah, USA

编者

Lisa Brothers Arbisser, MD
Co-founder and Ophthalmologist Emerita
Eye Surgeons Associates PC
Iowa and Illinois Quad Cities;
Adjunct Professor
John A. Moran Eye Center
University of Utah
Salt Lake City, Utah, USA

H. Burkhard Dick, MD, PhD, FEBOS-CR
Professor, Chairman, and Ophthalmologist
Ophthalmology Clinic
Ruhr-University Bochum
Bochum, Germany

Kendall E. Donaldson, MD, MS
Professor of Clinical Ophthalmology
Medical Director
Bascom Palmer Eye Institute
Plantation, Florida, USA

Ronald D. Gerste, MD, PhD
Ophthalmologist
Ophthalmology Clinic
Ruhr-University Bochum
Bochum, Germany

Samuel Masket, MD
Clinical Professor of Ophthalmology
David Geffen School of Medicine
UCLA
Los Angeles, California, USA

Cynthia Matossian, MD, FACS
Adjunct Clinical Assistant Professor
Department of Ophthalmology
School of Medicine
Temple University
Philadelphia, Pennsylvania, USA

Robert H. Osher, MD

Professor of Ophthalmology

University of Cincinnati College of Medicine;

Medical Director Emeritus

Cincinnati Eye Institute;

Founder and Editor

Video Journal of Cataract, Refractive, & Glaucoma

Cincinnati, Ohio, USA

Alan Sugar, MD

Professor

Department of Ophthalmology and Visual Sciences

W.K. Kellogg Eye Center

University of Michigan Medical School

Ann Arbor, Michigan, USA

Nandini Venkateswaran, MD

Cataract Cornea and Refractive Surgeon

Clinical Instructor of Ophthalmology

Ophthalmology Massachusetts Eye and Ear
  Infirmary

Harvard Medical School

Waltham, Massachusetts, USA

Fuxiang Zhang, MD

Medical Director

Department of Ophthalmology

Downriver Supervision Center

Henry Ford Health System

Taylor, Michigan, USA

主编介绍

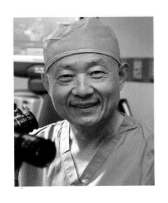

Fuxiang Zhang, MD

　　1982 年毕业于南京铁道医学院（现东南大学医学院）并留校任教，1985—1988 年就读于广州中山大学中山眼科中心，是国内知名眼科大师陈耀真教授的关门弟子。1989 年留学美国。1997 年在密歇根大学 W.K. Kellogg 眼科中心完成住院医师培训，同一年开始使用当时刚被美国食品药品监督管理局（FDA）批准的多焦点人工晶状体（multifocal intraocular lenses，MFIOL），即 Array 多焦点人工晶状体。次年，又使用了刚刚获得 FDA 批准的美国第一代散光矫正型 Star Toric 人工晶状体。数十年间使用了美国所有被 FDA 批准的功能性人工晶状体，并积极参与美国白内障和屈光手术学会（American Society of Cataract and Refractive Surgery，ASCRS）和美国眼科协会（American Academy of Ophthalmology，AAO）的屈光性白内障手术教学和讲座。作为第一作者在屈光性白内障手术领域的权威杂志上发表了有影响力的同行评议论文，包括关于双眼融合视与多焦点人工晶状体的比较、传统双眼融合视与逆向双眼融合视之区别、光波折射分析（optiwave refractive analysis，ORA）在放射状角膜切开术（radial keratotomy，RK）术后患者的局限性等问题的讨论。曾受邀作为多个国际会议的主旨发言人。与 Alan Sugar 和 Graham Barrett 一起于 2018 年出版了第 1 本关于双眼融合视的眼科学专著 *Pseudophakic Monovision: A Clinic Guide*。除了屈光性白内障手术，还积极参与其他眼科科研开发项目，其中受专利保护的张氏视网膜脱离诊断图［Zhang Ring Test（Precision Vision，Woodstock，Illinois）］已被用于帮助视网膜脱离的早期诊断。本书也介绍了一些新型睫状沟型人工晶状体和散光矫正型人工晶状体。

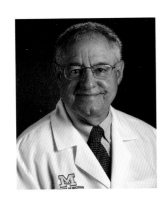

Alan Sugar, MD

　　密歇根大学 W.K. Kellogg 眼科中心的眼科学和视觉科学教授。毕业于密歇根大学医学院，曾是圣路易斯华盛顿大学的眼科住院医师和佛罗里达大学的角膜专业研究员。自 1979 年以来，一直在密歇根大学任教。主要关注角膜和白内障手术，曾担任《角膜》（*Cornea*）杂志主编。担任密歇根大学医学院科学研究审查委员会主席。

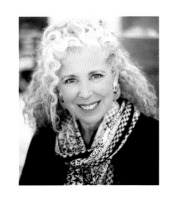

Lisa Brothers Arbisser, MD

白内障和眼前段领域公认的领军人物，是一个拥有 8 家诊所、22 名医师、180 名员工的眼科综合集团的创办人之一。以优异成绩毕业于普林斯顿大学，在休斯敦得克萨斯大学健康科学中心（University of Texas Health Science Center）获得医学博士学位，并在美国国立卫生研究院神经生物学和视网膜专业进行了专科培训，之后在爱荷华大学完成了眼科住院医师和眼前节手术专业训练。是犹他大学莫兰眼科中心（University of Utah Moran Eye Center）的兼职教授，经常担任客座教授和特邀演讲人，参加美国眼科教科书的编写工作，也是 *Focal Points* 的前任主编。在行医 30 年光荣退休后继续承担眼前节手术医师培训工作，曾多次获奖，包括 2 个美国眼科协会（AAO）奖和 2 个美国白内障和屈光手术学会（ASCRS）同行投票的外科教学金苹果奖，还曾在美国和其他一些国家举办手术现场直播示范。在 AAO 的在线新闻和教育网络（online news and education network，ONE）任职超过 10 年，并在许多编辑委员会任职。是美国眼外科学院的前任院长，并担任美国眼科妇女理事会的教育主任。被 *Cataract and Refractive Surgery Today* 评为眼科前 50 名最具影响力的领军人物，是白内障手术领域最早的女性 KOL 成员之一，被美国妇女医学协会推颂为爱荷华州的传奇人物，还被授予爱荷华州志愿者名人堂的终身成员。

中文版序一

目前白内障手术已逐步由复明性手术向屈光性白内障手术过渡，最后可能全面过渡到屈光性白内障手术，这是历史发展的必然。从防盲层面而言，全国约有 400 万例白内障患者，患者人数基本达到中等发达国家水平，但是随着患者自身需求的不断提高，比如开车、使用电脑和手机等各种日常生活需要，屈光性白内障手术已是必然趋势。中华医学会白内障屈光手术学组（当时的白内障及人工晶状体学组）在 2014 年把这个概念和任务提出来后，得到大家的广泛支持。屈光性白内障手术要求操作更精准，对白内障手术医师的技术要求更高。

目前，屈光性白内障手术的硬件设备（包括飞秒激光、术中导航等）发展非常迅速，很多医院也购买了这些设备。但是我国的屈光性白内障手术率仍很低，只占白内障手术总量的 5%～10%，而国外已经达到 50%。我们现在也具备了各种功能性人工晶状体手术的硬件设备，但是客观地说，我们白内障手术医师的技术水平还是不足，只有技术水平不断提升，才是确保屈光性白内障手术成功的关键。

卢奕教授团队精心翻译的《屈光性白内障手术：技术与艺术》的出版，对我国白内障手术医师而言，是一个非常好的开展"屈光性白内障手术"系统性学习的契机。该书原著 2022 年在美国出版，是美国眼科住院医师和白内障手术医师必修课程 Cataract Coach™ 的推荐教材。该书聚焦屈光性白内障手术医师会遇到及关注的问题，属于以问题为导向（problem-based learning，PBL）的教材典范，实用性非常强。

"长风破浪会有时，直挂云帆济沧海"。对于屈光性白内障手术在中国普及的任务，虽然挑战很大，但是我相信，路虽远，行则必至。在此，我将此书隆重推荐给全国的白内障手术医师，也祝愿各位同仁在屈光性白内障手术上的造诣不断提高，成为屈光性白内障手术领域的专家，精益求精，享誉中外。

姚 克

浙江大学附属第二医院眼科中心主任

中华医学会眼科学会主任委员

亚太白内障及屈光手术学会主席

浙江省医学会会长

2023 年 3 月

中文版序二

众所周知，白内障仍然是致盲的首要原因。白内障手术的目的是恢复光明，其他都是次要的，这是业界30年前的概念。时代在发展，科学在进步，人们对生活的要求也不断地在提高，将复明当作唯一的目标而忽略其他的因素就无法满足当今社会的期待。越来越多的白内障患者希望在术后不仅拥有良好的视力，而且也希望不需要配戴任何眼镜/角膜接触镜仍然能够保持好视力，这就是新时代白内障手术的挑战。我在2016年对我的诊所整整1年所有白内障患者进行了一次问卷调查，结果显示：大约25%的患者希望自费使用最新技术和产品，使术后完全不需要佩戴眼镜；大约50%的患者希望部分依靠眼镜，例如看很小的字体。这种患者对高质量生活方式期待的趋势似乎年年渐增。美国的屈光性白内障手术起始于20世纪90年代中期，正值本人在密歇根大学住院医师培训期间。近10多年来，越来越多的白内障医生开展了屈光性白内障手术。普通的白内障手术医生，什么时候具备条件向更高一层楼的屈光性手术转型？最初的时候应该从何处着手？为什么说单眼视（monovision）（又称"双眼融视"）是屈光性白内障很好的入门途径？对于一系列问题，本书分别在各个专题中做了详细叙述。读者如果感兴趣，可以参阅我在2018年出版的 *Pseudophakic Monovision* 一书。

本书分专题详细讨论了一些关键性的技术和知识，例如如何掌握和运用角膜地形图，矫正角膜散光的不同方法和区别，多焦晶状体、单焦晶状体、景深延长型晶状体、针孔镜晶状体、术后可调节的人工晶状体的区别和优劣，以及人工晶状体在过去30年间的发展趋势。多种术前仪器配合使用和近代人工晶状体计算公式的准确性是达到理想结果的必备条件。同时，本书也对术中像差检查［如光波折射分析（ORA）和飞秒激光辅助白内障手术（FLACS）］的临床争论也展开了详细的分析，尽量使读者能够有一个客观的具有循证医学根据的认识。

医学并非是类似航空航天科学那样的纯科学。人文与艺术在医学领域中具有举足轻重的作用，这就是本书书名的由来。屈光性白内障手术的基本特点是在手术成功而且视力清晰的前提下，患者在术后不必戴眼镜或角膜接触镜。设计和术式并非千篇一律，但又有普遍规律可循。艺术的潜力是让患者满意，甚至非常满意。本书在大部分专题中都贯穿了这个要素，努力让患者在术后数月的匿名信访中达到和超过90%的满意/非常满意的优质评估。

医疗领域难免受到市场影响。纯市场中的消费者在绝大多数情况下具有控制消费水平的主动权，但在医疗领域里却并非如此。相反，在绝大多数情况下，患者都是听从医生的设计和建议的。本书在很多专题中都反复讨论了这个话题。患者的"最好视力＋最满意"的生活方式结合在一起的重要性，应该绝对高于医院或者医生的经济收益。

本书的出版是集体智慧的结晶。非常感谢主编之一 Alan Sugar 教授，他是我 30 年前在密歇根大学进行住院医师培训的导师，美国《角膜》杂志原主编。他严谨的治学理念和一丝不苟的工作作风使我终身受益。另一位编者 Lisa Brothers Arbisser 教授是世界一流白内障专家。她执笔的第 23 个专题"手术技巧"可以说是几十年间我从她那里学到的手术技巧的写照。

对于本书其他编者我也充满感激。他们都是一流的屈光性白内障医生和此专业的领军者。他们花了很多宝贵的时间撰写各自的专题。没有他们无私的奉献，这本书就无法提供全方位的现代屈光性白内障手术的教学。在此，我再次衷心感谢 Richard Lindstrom、Robert Osher、Cynthia Matossian、Kendall Donaldson、Nandini Venkateswaran、Burkhard Dick、Ronald Gerste 和 Samuel Masket（按专题的顺序）。

毫无疑问，如果我以后还要出版医学专著，一定会继续与 Thieme 医学出版社合作。得到他们的充分信任和高质量的密切合作是任何一个医者的荣耀。

数月前，当纽约的 Thieme 出版社告知我，本书即将被译成中文并出版时，我很高兴。非常感谢国内同道的信任。复旦大学附属眼耳鼻喉科医院有国内公认的一流眼科团队。卢奕教授也是屈光性白内障手术领域的领军者，具有非常丰富的临床经验，在屈光性白内障手术领域也具有很大的影响力。我相信，他的团队一定会将这本书完美地呈现给大家。

本人决定将本书所得的所有稿费全部捐献给中国偏远地区为培养白内障手术医生设置的培训中心。

Fuxiang Zhang（张福祥），M.D.

Taylor, Michigan, USA

July 1, 2023

中文版前言

随着白内障手术相关设备和技术、各类功能性人工晶状体的设计和技术不断革新，白内障手术已从多年前简单提高视力的复明手术，发展为如今精准、追求完美视觉质量的屈光性白内障手术，现代的"屈光性白内障手术时代"已经到来，这是大势所趋。引用狄更斯在《双城记》中的一句话来形容这个时代——"这是最好的时代，也是最坏的时代，这是智慧的年代"。我们在享受高端手术设备和功能性人工晶状体带来的便利和优越性的同时，也经常需要面对屈光性白内障手术各种新的挑战。这一挑战不仅是手术技术，也来自手术规划、人工晶状体选择、患者选择、围手术期谈话、术中 / 术后并发症等各个方面。而这方方面面均是医师的"智慧"体现。

屈光性白内障手术目前在我国各地开展情况差异很大，部分地方做得不错，但是还有很多医院尚未真正开展屈光性白内障手术。总体来说，我国屈光性白内障手术率较低，手术质量并不高，这一状况亟须改善。如何提高我国的屈光性白内障手术率和手术质量？这也是我组织复旦大学附属眼耳鼻喉科医院白内障学组医师翻译这本书的初心所在。

《屈光性白内障手术：技术与艺术》一书翻译自 Fuxiang Zhang、Alan Sugar、Lisa Brothers Arbisser 三位教授主编的 2022 年最新美国屈光性白内障手术教材 *The Art of Refracitve and Cataract Surgery: For Residents, Fellows, and Beginners*，是美国眼科住院医师和白内障手术医师必修课程 Cataract Coach™ 的推荐教材。本书以问题为导向，聚焦美国屈光性白内障手术医师临床中遇见的常见问题，实用性、可读性强，深受美国白内障手术医师的喜爱和推荐，我本人阅读后也是受益匪浅。

因此，我组织我们团队翻译了本专著。我们相信，这本教材对国内的白内障医师（不管是初学者还是具有一定临床经验的医师）有很好的帮助和借鉴作用。

在此，我特别感谢 Fuxiang Zhang 教授的支持，感谢上海科学技术出版社的邀请，感谢复旦大学附属眼耳鼻喉科医院白内障组参与翻译工作的同仁。本书的翻译可能存有不足之处，敬请广大眼科同仁批评、指正。

卢 奕

2023 年 3 月于上海

英文版序

白内障手术是当代医学的奇迹。根据 *Market Scope* 杂志报道，自 1995 年以来，全球已有 3 亿例患者进行了超过 5 亿台白内障摘除合并人工晶状体植入手术。世界上每天都有约 60 000 台白内障手术。在美国，每个工作日有接近 20 000 台白内障手术。老年人口的不断增长正在推动美国白内障手术量以每年 3% 以上的速度增长，这意味着今天接受培训的手术医师在未来 24 年内每年进行的白内障手术量将是现在白内障手术医师的 2 倍。随着日常活动的丰富，"美国婴儿潮一代"对白内障手术后的视力要求很高。现在的白内障患者希望通过白内障手术能够像 30 岁那样视物，而且患者的期望值每年都在增长。为实现患者的期望，眼科医师不仅要重建清晰的视力，还要通过矫正患者自身屈光不正，进一步提高视觉质量，从而减少对框架眼镜或隐形眼镜的依赖。

尽管白内障手术一直影响患者的屈光状态，但直到过去的 20 年，我们才拥有可为患者提供无须光学矫正状态下远近全程清晰视力所需的工具。屈光性白内障手术的目标不仅是重建清晰的视力，而且要提高视觉质量。今天的屈光性白内障手术医师必须治疗患者自身屈光不正，矫正之前存在的散光，减少老视障碍，获得患者所需的术后目标屈光度，并减少高阶像差和角膜不规则散光的发生。掌握所需的知识和技能非常重要，包括全面的认识、良好的沟通技能、准确的诊断、先进的设备、精准的用药以及卓越的手术技巧。

在《屈光性白内障手术：技术与艺术》一书中，屈光性白内障手术大师 Fuxiang Zhang、Alan Sugar、Lisa Brothers Arbisser 和他们的优秀团队将与读者分享他们的丰富经验。这是一本由资深医学专家为正在接受培训的屈光性白内障手术医师撰写的书，并且已有一定手术经验的白内障手术医师也将从中受益。

Richard L. Lindstrom, MD

Senior Lecturer and Foundation Trustee

University of Minnesota;

Visiting Professor

University of California Irvine Gavin Herbert Eye Institute;

Founder and Surgeon Emeritus

Minnesota Eye Consultants / Unifeye Vision Partners

Bloomington, Minnesota, USA

英文版前言

如果人的寿命足够长，我们每个人都会患白内障。老视也必然会出现在人类衰老过程中。据估计，2020年全球老视的人数为14亿[1]。尽管目前正在开发治疗老视的药物，但老视主要的非手术治疗方法仍然是框架眼镜矫正。然而毋庸置疑的是，最可行的永久性解决老视晶状体功能失调的方案是屈光性白内障手术（refractive cataract surgery，RCS）。

据估计，美国每年的白内障手术量为360万台[2]。在我们2016年的临床研究（Fuxiang Zhang）中，50%的白内障患者有部分脱镜（阅读眼镜）的需求，约25%的患者希望完全脱镜。我们认为，RCS有明显增长的趋势，社会大众已经开始期待它了。宽泛地讲，自从Alan Sugar和Lisa Brothers Arbisser进行白内障囊内摘除手术后限期选择性拆线术，RCS就已经开始被实践了。当散光通过角膜松解切口以合理可预测的方式得到控制，并通过散光矫正型人工晶状体和飞秒激光辅助切口得到改善时，散光治疗手段得以飞跃。老视矫正晶状体始于1997年的Array镜片[3]，之后，相关研究人员以更复杂精巧的方式研发出一系列的人工晶状体，以保证脱镜视力。提高医保患者白内障手术屈光部分的费用则永远改变了屈光性白内障手术的竞争环境。

2013年，美国白内障和屈光手术学会（American Society of Cataract and Refractive Surgery，ASCRS）向2 279名住院医师、专科培训医师、年轻执业医师（执业时间不超过5年）和全美118名ACGME认证的眼科项目负责人进行了一项调查。研究表明，52%的人没有尝试过角膜缘松解切开术（LRI），60%的人没有植入散光矫正型人工晶状体（intraocular lens，IOL）的经验，78%的人没有植入过老视矫正型IOL[4]。2018年ASCRS调查显示上述情况略有改善。超过2/3的受访住院医师、约1/3的专科培训医师和年轻专家没有做过任何LRI或植入过老视矫正型IOL。约2/3的专科培训医师和年轻专家不认为自己能管理好术后不满意的老视矫正型IOL植入患者[5]。未来手术医师的培训项目在提供先进方法和技术方面差异很大，这些方法和技术可能在担任住院医师后会立即用到，因为这可以增加竞争力，更重要的是，可以给予患者全方位的选择，从而提供最佳的治疗。

目前还没有完美的老视解决方案，随着技术的不断发展，许多经验丰富的手术医师对提供老视治疗方案犹豫不决。但是，我们可以成功地满足绝大多数愿意了解可选方案的患者需求。2018年ASCRS调查表明，超过30%的受访者认为自己没有接受足够的培训，无法在实践中使用散光矫正型IOL。在美国受访者中，这一数字增加到39%，这可能反映了住院医师培训方面存在较大的差距[6]。

现在有一些很好的关于 RCS 和功能性 IOL 的书，但本书专门为希望从事和提高 RCS 技能的住院医师、专科培训医师和初学者编写。我（Fuxiang Zhang）在组织人工晶状体单眼视（又称"双眼融视"）/ 屈光性白内障手术专家"早餐会"时，我们自己的住院医师及年度美国眼科协会（AAO）的与会者提出的问题促使我写了这本书。我们认为对于那些在 RCS 方面有些许经验的人来说，市面上出售的图书是很好的，但对于真正的初学者来说，可能不是最佳的，因为使用那些书的前提是假定他们已经掌握了一定的基础知识。

大多数医学教科书在印刷出版关于先进技术甚至医学理论时就已经至少落后 1 年了。本书也不例外。本书没有介绍最先进的技术，而是帮助初学者熟悉并掌握将 RCS 及其原理应用于实践过程中的基本知识。因此，我们希望它不受时间影响。我们的目标是涵盖基础知识，在经验丰富的医师帮助下，学会从何处开始以及如何开始角膜缘松解切开术和飞秒激光辅助白内障手术等，学会并调整散光矫正型 IOL、单眼视 IOL、多焦点 / 调节性 /EDOF/ 三焦点 IOL、术中像差仪（如 ORA），学会使用 IOL 计算公式等。对于每片功能性 IOL，我们从潜在患者的选择标准开始，了解谁是最初几台手术的最佳人选（以及需要避免哪些人）是非常重要的第一步。本书鼓励手术医师应用明确的理论知识，来渡过充满挑战的学习之河。我们希望本书能帮助初学者在 RCS 中享受大获全胜般的成功。本书特别将专题重点放在住院医师和低年资医师的问题上，并根据他们的反馈进行了改进。请尽情享受它吧！

Fuxiang Zhang, MD

Alan Sugar, MD

Lisa Brothers Arbisser, MD

参考文献

［1］ Holden BA, Fricke TR, Ho SM, et al. Global vision impairment due to uncorrected presbyopia. Arch Ophthalmol 2008; 126(12): 1731–1739

［2］ Werner L. Aerosol generation: the safety of phacoemulsification in the pandemic era. J Cataract Refract Surg 2020; 46(9): 1215–1216

［3］ Allergan AMO Array multifocal IOL roll-out slated for end of October. Medtech Insight. Published September 15, 1997. Accessed July 17, 2021. https://medtech.pharmaintelligence.informa.com/MT008736/AllerganAMO-Array-multifocal-IOL-rollout-slated-for-end-ofOctober

［4］ Yeu E, Reeves SW, Wang L, Randleman JB; ASCRS Young Physicians and Residents Clinical Committee. Resident surgical experience with lens and corneal refractive surgery: a survey of the ASCRS young physicians and residents membership. J Cataract Refract Surg 2013; 39(2): 279–284

［5］ ASCRS Clinical Survey results highlight key issues for young physicians. EyeWorld (suppl). 2019: 16–18

［6］ ASCRS Clinical Survey 2018. EyeWorld (suppl). Published November 20, 2018. Accessed July 30, 2021. https://supplements.eyeworld.org/eyeworl-dsupplements/december-2018-clinical-survey

致　谢

首先，我们衷心感谢把宝贵视力交付予我们的患者。要特别感谢本书所有撰稿人的患者，只有他们愿意参与我们的研究，才使我们的学习成为可能。

牛顿曾说："之所以我比别人看得远，是因为我站在巨人的肩膀上。"在写作本书的整个过程中，能与"巨人"在一起工作，令我心怀感激。这包括另外 2 位主编 Alan Sugar 和 Lisa Brothers Arbisser，没有他们的专业知识和细致入微的合作，这本书就不可能完成。

本书也是各专题作者的心血结晶，他们都是我们行业中最优秀的屈光性白内障手术医师和领头人。毋庸置疑，他们花费了大量宝贵的时间来撰写各自的专题。没有他们的巨大贡献，这本书就无法体现现代屈光性白内障手术的全部内容。我对 Richard Lindstrom、Robert Osher、Cynthia Matossian、Kendall Donaldson、Nandini Venkateswaran、Burkhard Dick、Ronald Gerste 和 Samuel Masket（按专题顺序）表示诚挚的感谢。

Paul Edwards 是我在亨利·福特医疗集团（Henry Ford Health System）的部门主任，衷心感谢他，他对我所有的研究工作给予了大力支持。从我们的住院医师、年轻的初学者和会议听众那里收集到的问题和意见是创作本书的原动力，他们都是重要贡献者。他们提出的实际问题和反馈使本书对初学者有着特殊的教学意义。我要感谢他们选择从事屈光性白内障手术的真诚和热情。特别感谢我们过去 2 年的总住院医师，Andrew Hou、Dan Brill、Kevin Leikert 和 Anjali Badami，感谢他们在主要专题中提供的真实世界的反馈和信息。我非常感谢我的同事们给予的鼓励和指导性建议，其中特别感谢 Bithika Kheterpal、Robert Levine 和 Salma Noorulla。

我特别要向我的兼职研究助理 Rebecca Lopez 表示感谢。她在协助我搜索和确认文献、绘制图片、编辑照片和视频等工作中充分展现了其智慧和技能。没有她高质量的工作，这本书就不会是现在的呈现。

这是我们三位主编与 Thieme 医学出版社合作的第二本教科书。我非常感谢他们的远见卓识、信任及专业、可靠的合作，以确保该项目顺利完成。Thieme 出版社是一个值得合作的优秀出版社。

我对 David Chang、Warren Hill、Kendall E. Donaldson、Uday Devgan、John Berdahl、Louis Nichamin、Howard Gimbel、Tim Page 和其他许多人的指导性建议和支持深表感谢。他们所分享的信息是本书宝贵的一部分。

Fuxiang Zhang, MD

目　录

视频目录

1 我的屈光性白内障手术生涯

A Career of Refractive Cataract Surgery

Robert H. Osher

摘要

作者致力于屈光性白内障手术已有 40 余年。本专题将回顾屈光性白内障手术的各种理念、技术及技巧。白内障手术医师们应勇于接受屈光性白内障手术的挑战。

关键词

屈光性白内障手术，正视，裸眼视力，散光性角膜切开术，远视透明晶状体切除术，缓慢超声乳化术，Toric 晶状体对准，人工晶状体眼的单眼视治疗复视

1.1 引言

我的眼科生涯中有很大一部分是在力求正视眼。不借助眼镜就能看清事物是我这 40 多年来追求的"圣杯"。我也因此有机会在多本书中撰写屈光性白内障手术演变的专题[1, 2, 3, 4]。本专题将介绍我个人的一些经验和思考。

1.2 初期

在迈阿密著名的巴斯科姆·帕尔默眼科研究所（Bascom Palmer Eye Institute，BPEI）完成住院医师实习并获得神经眼科和眼底病内科奖学金后，我并未立即开始我的眼科医师工作。我与我的父亲 Morris Osher 博士在一起度过了一段难忘的时光。他的主要研究方向是白内障手术。看着他一丝不苟地做手术和术后患者们开心的样子，我最终决定，改变我的职业规划，加入父亲的私人诊所。并且，我决心成为专科白内障手术医师的首批实践者之一。

20 世纪 80 年代初，约 99% 的外科医师手术采用的是大切口 ECCE 联合前房或后房型聚甲基丙烯酸甲酯（polymethyl metha acrylate，PMMA）人工晶状体（intraocular lens，IOL）植入。Clifford Terry 博士新发明了一种手术角膜镜。Richard Kratz 博士也发明了一种新的手术方式，用连续缝合法闭合巩膜隧道切口，可以避免由多条放射状缝线引起的高度散光。但此时医师都只关注人工晶状体眼的球镜度数，忽略了柱镜。没有医师关注如何减小术前散光的问题。

我很幸运成为 BPEI 第一个进行超声乳化手术的住院医师，并全身心投入小切口手术中。我还对一种新的角膜手术——由俄罗斯的 Svyatoslav Fyodorov 博士发明的放射状角膜切开术（radial keratotomy，RK）产生了兴趣。我在美国佛罗里达州的德兰拜访了美国 RK 术先驱之一 Albert Neumann 医学博士，并对角膜切口对屈光不正的影响产生了兴趣。我还拜访了田纳西州纳什维尔的 Spencer Thornton 博士，他正在研究通过角膜切口减小原有（先天性）散光。我还到派赫斯特（Pinehurst）去观摩了北卡罗来纳州的一位外科医师 George Tate 通过角膜切口矫正穿透性角膜移植术后的高度散光。在此期间，我突然有了一个想法：如果我把角膜切开术和超声乳化术结合起来，是否能够减少已经存在的散光？我立刻开始实践这个想法。

首先，我用锋利的碳素刀片在周边角膜的陡峭子午线上做了一个长度为 3 mm、深度为 600 μm 的垂直切口，一个切口的效果并不明显，但在对侧 180° 方向做第二个切口之后效果显著增加。我比较了在较保守的 10 mm 处做切口和较激进的 6 mm 处做切口的效果。对于高度散光，我增加了第二对切口，例如，同时在 6 mm 处和 8 mm 处切口。设计了 Metico 金刚石测微刀后，我把切口深度增加到了 690 μm，效果更佳（图 1.1）。

我把前 128 例患者的数据发给了 Clifford Terry 博士和 Spencer Thornton 博士。他们也证实手术成功地减少了术后角膜散光，76% 的患者获得了 20/40 或更好的裸眼视力。带着被这些散光先驱专家们认可的兴奋，我在得克萨斯州休斯敦的白内障大会、1984 年的 AIOIS 会议、1985 年在英国根西岛举行的英国眼内植入学会年会以及 1986 年在加利福尼亚州洛杉矶举行的 ASCRS 会议上汇报了我的研究。但收到的反响平平，同事们的反应也很不尽如人意。我收到了反对甚至批评的意见。幸运的是，一些年轻开放的外科医师比如 Richard Lindstrom 博士和 Douglas Koch 博士对这种新方法感到兴奋，他们认为这值得进一步研究。尽管最初在角膜做配对切口并不受欢迎，但它与超声乳化手术的结合开启了屈光性白内障手术的先河（图 1.2）[5]。

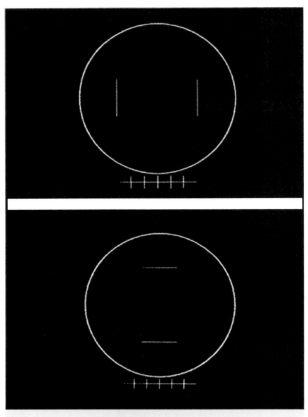

图 1.1 1983 年散光角膜切开术合并超声乳化术以减少先前存在的散光

图 1.2 屈光性白内障手术的诞生

Paired transverse relaxing keratotomy: A combined technique for reducing astigmatism

Robert H. Osher, M.D.

ABSTRACT

Phacoemulsification, posterior chamber intraocular lens implantation, and corneal relaxing incisions were performed as a combined procedure in 75 eyes with preexisting with-the-rule or against-the-rule astigmatism. The results of this study confirm that this technique can safely reduce preexisting low and moderate astigmatism with a greater likelihood of achieving excellent uncorrected visual acuity.

Key Words: astigmatism, corneal incision, intraocular lens, phacoemulsification, relaxing keratotomy

Reducing astigmatism at the time of the cataract surgical procedure first attracted attention with the introduction of the surgical keratometer.[1] However, the technique of modifying astigmatism by suture

1.0 diopter (D) of preexisting keratometric against-the-rule cylinder and 17 eyes had a minimum of 2.0 D of with-the-rule astigmatism. These entry criteria were derived from the pilot study in which 50 consecu-

1.3 远视透明晶状体摘除术

几年后，大约在 1985 年，我又有了一次引入新的屈光手术的机会。一位化学家被诊断患有高度远视，相当于 11 D。他无法忍受隐形眼镜，也讨厌戴"啤酒瓶底"那样的厚眼镜。那时有许多无晶状体患者有类似的抱怨，我们能够通过植入人工晶状体解决。但对透明晶状体是否可以进行手术？我曾读过意大利外科医师 Franco Verzella 的研究，通过摘除透明晶状体治疗高度近视，但视网膜脱离导致威胁视力的风险似乎超过了获益。然而，高度远视不存在这种风险，因此我对该患者进行了第一次远视透明晶状体摘除术（图 1.3）[6]。超声乳化术是常规的，人工晶状体顺利放入了囊袋中。尽管人工晶状体度数欠矫了几个 D，但患者还是很满意。我拓展了我的研究，展示并发表了研究成果[2, 7, 8, 9]。

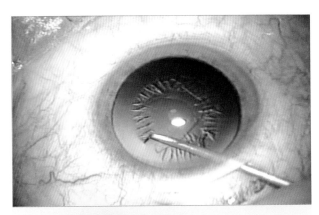

图 1.3 远视透明晶状体切除术

医学界并不支持，从"正常"眼睛中取出透明晶状体的做法遭到了强烈的反对和批评。然而随着时间的推移，越来越多的医师采用了这种手术，至今仍是矫正远视的可行选择。

1.4 缓慢运动的超声乳化

为了使屈光性白内障手术被眼科所接受，需要一些技术进步来推动这个领域的发展。人们发明了更精确的诊断设备，改进了人工晶状体计算

公式。加州外科医师 Thomas Mazzocco 博士开发出"软性"可折叠人工晶状体，原本需要至少 6 mm 切口的硬 PMMA 人工晶状体被取代，加快了囊外手术到超声乳化手术的过渡。但超声乳化机当时还是存在一些问题。

大约在 1984 年，可能是因为 Osher-Fenzl 人工晶状体手术的成功，我被 Cooper Vision 公司聘请为顾问。这家公司制造了大部分的超声乳化机，但设备参数只能提供"最大"或者"最小"的选项。我要求管理层研发一台能有无限制超声功率、抽吸速率和负压的超声乳化机。但他们对此不感兴趣。因此我找到了一家意大利小公司 Optikon，他们对我控制参数的想法很感兴趣。我还找到了另一家公司，圣路易斯的杰德医疗公司（Jed Med），愿意研发一种可以控制眼内灌注的四极电动（图 1.4）。这时候 Optikon 公司推出了 Phacotron Gold，这是第一台具有多种功能的机器，可以让外科医师针对不同的白内障和情况进行医师个性化设置。我将这种新方法命名为缓慢运动超声乳化（slow motion phaco，SMP），得到了 Charles Kelman 博士本人的支持（图 1.5）。它

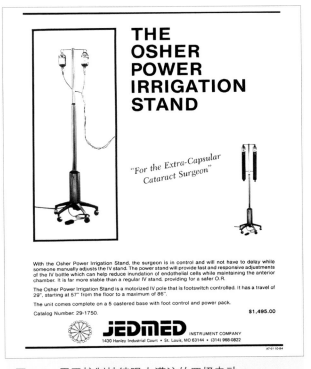

图 1.4 用于控制持续眼内灌注的四极电动

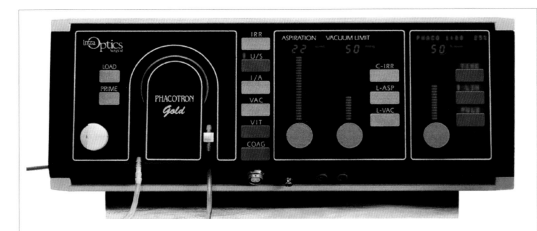

Dear Bob:

Thank you for responding to my request for an edited video of your surgical technique and accompanying commentary.

Your contribution regarding the technique of Slow Motion Phaco is highly important to phacoemulsification and I look forward to showing the videotape and crediting you for your achievement in this area.

With my thanks again and best wishes, I am

Sincerely yours,

Charles D. Kelman, M.D.

图 1.5　Kelman 博士对借助有控制功能的 Phacotron Golden 的缓慢超声乳化术表示肯定

很神奇，因为 SMP 消除了 Kelman 医师的五个超声乳化术禁忌证：悬韧带松弛、硬核白内障、瞳孔小、前房浅和角膜疾患[10, 11]。手术医师个性化参数设置很快成为手术标准流程，并使得屈光性白内障手术领域得以继续安全发展。

1.5　早期裸眼视力：新标准

1986 年，我在加利福尼亚州洛杉矶举行的 ASCRS 年会上做了一个报告，批判衡量成功白内障手术的标准。之前的评判标准是：患者术后 6 周戴镜视力达到 20/40 以上。我认为，作为屈光性白内障手术医师，这种过时又不精准的评估根本无法让我们准确衡量手术效果。因为哪怕是经历了一台糟糕的白内障手术，经过 6 周的时间，眼睛也可能已基本恢复正常。此时如果患者的矫正视力有显著提高，就说这台手术是成功的，这是非常不合适的。

我在题为"早期裸眼视力：最新金标准"的报告中提出：71% 的患者在术后第一天获得了 20/40 或更好的裸眼视力。"早期"这两个字是很重要的，因为它反映了手术操作温和以及术中对角膜内皮保护的重要性。"未矫正"视力体现外科医师通过精确的生物学测量、角膜测量、人工晶状体的选择和人工晶状体植入，达到了准确的目标屈光度。它还体现了外科医师如何处理已经存在的和术源性散光。我认为屈光性白内障手术医师必须接受对其手术效果进行更精确和更严格的评判方式。1993 年，我的 91% 的手术眼裸眼视力达到了 20/40 以上[12]。

1994 年的我的一篇客座评论写道："屈光性白内障外科医师应无惧严格的自我评估，必须愿意学习、准备和迎接不可避免的困难。我强烈建议大家加入这个新兴的手术医师队伍，你能够享受在接下来的外科生涯挑战自我的喜悦[13]。"2004 年我发表了另一篇同行评审的文章，其中3 位研究员对 100 例连续病例进行了研究，结果显示 49% 的眼睛在术后第 1 天达到了 20/20 或20/25 的未矫正视力，5 周后改善到 77%[14]。尽管经历了很多年，但越来越多的外科医师开始发表他们的病例不戴眼镜的视力结果——这也是屈光性白内障手术的最终目标（图 1.6）。

1.6 正式注册商标

随着时间的推移，我对获得更好裸眼视力的热情与日俱增。我相信屈光性白内障手术最终会被行业所接受，所以我申请并被授予了 Mission Emmetropia、Target Emmetropia 和 Emmetropia Company 的商标（图 1.7）。这些商标被 Clarity 公司购买，该公司致力于术中像差的测量。我最初对术中各种屈光技术的热情被各种报道冲淡。与此同时，我很高兴看到了来自不同领域的新技

Early uncorrected visual acuity as a measurement of the visual outcomes of contemporary cataract surgery

Robert H. Osher, MD, Marcílio G. Barros, MD, Daniela M.V. Marques, MD, Frederico F. Marques, MD, James M. Osher, MS

Purpose: To determine the uncorrected visual acuity (UCVA) on the first postoperative day and the fifth week after routine slow-motion phacoemulsification with posterior chamber intraocular lens (IOL) implantation.

Setting: Cincinnati Eye Institute, Cincinnati, Ohio, USA.

Methods: This retrospective chart review performed by 3 research fellows analyzed the UCVA 1 day and 5 weeks postoperatively in 100 consecutive best-case scenario eyes of 99 patients who had routine slow-motion phacoemulsification with implantation of an AcrySof® single-piece IOL (Alcon). Reasons for UCVAs worse than 20/40 were sought. The stability of the visual result was analyzed.

Results: The UCVA was 20/40 or better in 98% of eyes at 1 day. Ninety-seven percent had a UCVA of at least 20/40 by 5 weeks, confirming stability of acuity. The percentage of patients with a UCVA of 20/20 or 20/25 increased from 49% at 1 day to 77% at 5 weeks.

图 1.6 关于早期未矫正视力新标准的文章

THE EMMETROPIA COMPANY MISSION EMMETROPIA

Word Mark	THE **EMMETROPIA** COMPANY MISSION **EMMETROPIA**
Goods and Services	IC 010. US 026 039 044. G & S: Intraocular lenses
Standard Characters Claimed	
Mark Drawing Code	(4) STANDARD CHARACTER MARK
Serial Number	85491920
Filing Date	December 9, 2011
Current Basis	1B
Original Filing Basis	1B
Published for Opposition	June 19, 2012
Owner	(APPLICANT) Robert H. Osher INDIVIDUAL UNITED STATES 1945 CEI Drive Cincinnati OHIO 45242

图 1.7 正视商标申请和授予

术。例如术前测量角膜后表面散光的新技术，人工晶状体计算公式也在改进。术中导航也发生了许多变化，这将在本专题后面讨论。术后改变人工晶状体形状和折射率的技术也正在研究中。虽然目前还无法预测哪种技术最终能帮助外科医师达到脱镜的目标，但可以肯定的是，将有越来越多的眼睛达到预期屈光目标。

1.7 Toric 人工晶状体的对准

矫正散光需要准确识别角膜陡峭轴位。20 世纪 80 年代，我尝试使用角膜镜制作成对的角膜切口。我设计了 Osher Hyde 散光尺，由 2～5 D 的一系列散光圈组成，放在角膜上时可以识别并测量陡峭轴位。术后改变人工晶状体形状和折射率的技术也在研究中。虽然目前还无法预测哪种技术最终能帮助外科医师达到目标屈光度，但可以肯定的是，达到预期目标屈光度的眼睛比例将继续增加。20 世纪 90 年代，来自日本的 Kimiya Shimizu 博士研究出了复曲面散光矫正型人工晶状体（Toric IOL），我们离实现白内障患者术后正视状态又近了一步。毕竟散光性角膜切开术（astigmatic keratotomy，AK）切口深度必须达到 90% 左右，在技术上很难完全依靠手工完成，可预测性不高。此外，患者的愈合也存在差异。虽然 AK 是一种"艺术"，但我们相信，作为一种"科学"，Toric IOL 可预测性更高。然而，最初的效果并不稳定，直到 Douglas Koch 博士发现了缺失的环节——角膜后散光的干扰。这些额外的信息起了很大的作用。尽管如此，为了达到最好的结果，仍然有必要识别和准确标记散光子午线，实现精确的 Toric IOL 的对准。

我们现今能够使用先进的技术摘除白内障，并将复杂精密的技术融入 IOL 中。但我们却在"揣测"角膜陡峭轴和目标轴位的位置，然后用 1 美元的墨水笔标记。这些墨迹还会扩散，甚至完全消失。每误差 1°，散光矫正效果就会减少 3%～4%。一定有更好的办法！

我有了一个用标记来定位的主意，然后在田纳西州孟菲斯市找了一家小软件公司——Micron 成像（Micron Imaging）。他们提供了一个可以安装在裂隙灯上的高清相机，让我可以在瞳孔放大时拍下眼前节照片。我们开发了一个软件可以在照片上加上量角器，这样照片上每个标记都会有相应的度数（图 1.8）。起初，我尝试用角膜缘血管，但很快意识到新辛弗林、局部抗生素和结膜下麻醉剂的存在会改变这些血管在手术时的外观。因此，我决定使用虹膜标志，如隐窝、痣、布鲁什菲尔德点、色素和独特的基质结构。从瞳孔放大检查到手术这些标记都能保持一致的外观。

不幸的是，密西西比河的洪水使 Micron 成像公司破产，所以我和美国 Haag-Streit 的总经理 Dominik Beck 一起完成了这项工作，研发了 OTAS（Osher Toric Alignment System）。其他公司如 Eye Photo 系统和 Tracey 科技，利用标记法开发出 OTAS 类似的软件，以实现精确的 Toric IOL 对准（图 1.9）。我把这种方法称为虹膜指纹技术，这是我 2009 年 ASCRS 创新者奖演讲的主题[15]。

我甚至"向墨水宣战"，与 Beaver Visitec 国际合作开发 ThermoDot。使用带有指纹的 Mastel Osher 环后，在角膜缘处放置一个微小的烧灼标记以识别目标轴位（图 1.10）。这就解决了墨水的扩散和消失，阻止了继发于结膜下麻醉、BSS 和结膜出血导致的记号丢失，继而造成的术中定位困难，甚至在术后第 2 天也可以用来确定 Toric IOL 的方向。

其他公司找到我希望利用这个想法开发复杂的 Toric IOL 对准技术。德国 SMI 公司开发了一种技术可以将术前眼前节段照相与术中显微镜内的现场图像进行配对。这项技术被售予 Alcon 公司，后者将改名为 Version，指导 Toric IOL 的定位。我也有机会与 Zeiss 合作，将 Callisto Markerless Z-Align 系统与 Lumera 显微镜连接。大家研究散光的治疗方法的热情高涨，我们离"出色的"术后屈光目标更近了一步。

Ophthalmology Times

All the Clinical News in Sight

www.ophthalmologytimes.com

MAY 15, 2009 ■ VOL. 34, NO. 10

Technique in development

'Iris fingerprinting' orients toric IOLs

Iris fingerprinting includes the marking error, landmarks, and goal line for orienting a toric IOL. The inferior and nasal iris also are mapped. (Figure courtesy of Robert H. Osher, MD)

Technique helps surgeons address astigmatism and cataracts

By Ron Rajecki

Reviewed by Robert H. Osher, MD

San Francisco—Toric IOLs, precisely oriented in the eye via a new technique called "iris fingerprinting," represent a better way of performing astigmatic cataract surgery, according to **Robert H. Osher, MD**, who spoke during the annual meeting of the American Society of Cataract and Refractive Surgery.

Dr. Osher

"The treatment of astigmatism is absolutely an integral part of contemporary cataract surgery, and I'm amazed that more ophthalmologists are not embracing toric IOLs," said Dr. Osher, professor of ophthalmology, College of Medicine, University of Cincinnati, and medical director emeritus of the Cincinnati Eye Institute. "After all, no practitioner would do a refraction and ignore the

See **Technique** on page 26

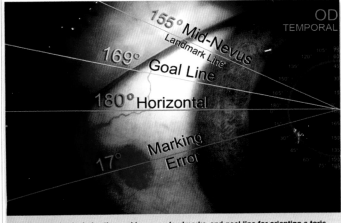

图 1.8　2009 年 *Ophthalology Times* 报道虹膜指纹标记用于 Toric 晶状体（IOL）对准

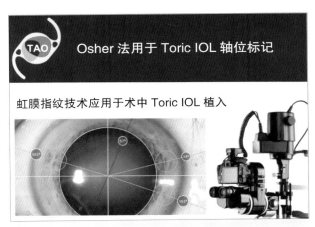

图 1.9　采用标记定位的不同 Toric 晶状体对准技术

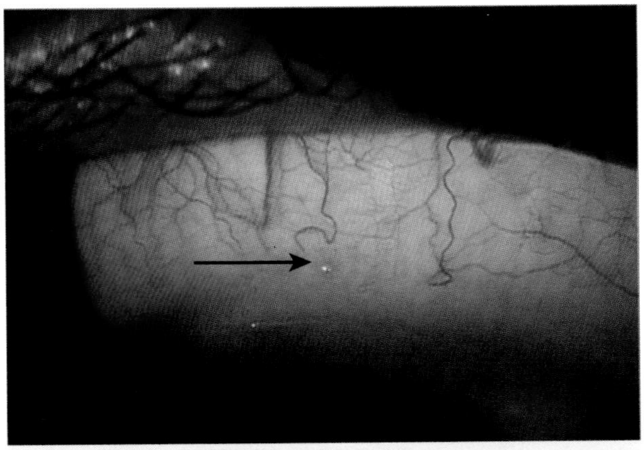

图 1.10　BVI 公司的 ThermoDot 系统用微小的烧灼痕（箭头所示）代替油墨

1.8　基于 IOL 的复视治疗

我介绍的“开箱即用”屈光理念是治疗合并稳定型复视的白内障患者的独特方法。这些患者最具挑战性，特别是非共同性斜视，棱镜治疗往往效果不佳。多年前我发现，在接受白内障手术的患者中，如果术前漏诊了斜视，可能会带来灾难性的结果。同样的，如果患者术后出现了超过 3 D 的屈光参差，结果也是灾难性的。因为患者将丧失融合能力。但对于获得性、稳定型复视的

患者来说，也许通过刻意设计的极端单眼视（又称"双眼融视"），无法双眼融合的能力可能会减少或消除先前存在的复视。

我进行了一项研究，纳入了一些长期被复视困扰的白内障患者。这些患者被诊断为甲状腺性相关性眼病、神经性动眼麻痹、斜视手术不成功等，且他们使用棱镜治疗效果均不理想。对棱镜治疗效果满意的患者没有被纳入该研究。该研究的主要设计思路是让一只眼睛保留正视，而另一只眼睛留 3 D 以上的近视。我会尽量让患者提前使用镜片或者隐形眼镜体验单眼视。令我惊讶的是，患者在选择远视眼时，不一定会选原本视力更好的那只。我们进行了充分的知情同意沟通，并告知每例患者如果他不满意极端单视，可以进行 IOL 置换手术。每例患者都接受了超声乳化吸除联合 IOL 植入术，散光用 AK 或者 Toric IOL 矫正。

结果十分戏剧性！每例患者都为能够有更好的裸眼正远视力和近视力而兴奋不已。除 2 例患者外，其余患者的复视均消失。这 2 例患者的复视程度较前减轻，复视仅限于中距离。我发现留有 3 D 以上的屈光参差非常必要，并且我们对效

果承诺应谨慎。我确实遇到了一例后来退出了研究的患者，她要求置换 IOL。但当她不得不再次戴上她的棱镜时，她更加不高兴了。虽然这项发表于同行评议杂志的研究（图 1.11）在斜视外科医师中引起了极大的争议，但绝大多数患者对这种特殊的屈光性白内障手术非常满意[16]。

1.9 我要说的话

Jack Parker 博士和我最近出版了一本名为 *What I Say* 的书，我们在书中选择了 70 种发生在术前、术中和术后的，需要与患者进行慎重谈话的情况（图 1.12）。虽然我做了 40 年试图实现脱镜的白内障手术医师，但我认为在与患者讨论屈光结果时，我们不应该轻易做出太多承诺。我总是强调术后为了获得最好的视力，可能需要一副低度眼镜，因为我们的人工晶状体度数有限，例如 +21、+22、+23 等。我会告诉患者他需要 +21.68 才能使视力更完美，但是我们没有这样的镜片。然后我会解释我们会努力选择最接近的可用的 IOL。我还要强调的是，每例患者的愈合情况都不一样，如果 IOL 在眼内的位置向前或向

ARTICLE

Intentional extreme anisometropic pseudophakic monovision: New approach to the cataract patient with longstanding diplopia

Robert H. Osher, MD, Karl C. Golnik, MD, Graham Barrett, MD, Kimiya Shimizu, MD

PURPOSE: To determine whether extreme pseudophakic monovision can reduce or eliminate diplopia in patients with cataract and longstanding acquired strabismus.

SETTING: Department of Ophthalmology, University of Cincinnati, and the Cincinnati Eye Institute, Cincinnati, Ohio, USA.

DESIGN: Case series.

METHODS: Intentional extreme monovision was created in patients with stable diplopia having cataract surgery. Intraocular lens selection was targeted for emmetropia in 1 eye and at least 3.0 diopters of myopia in the fellow eye.

RESULTS: Twelve patients with stable diplopia attained excellent uncorrected distance and near vision with a marked reduction in or elimination of double vision.

图 1.11　我在 2012 年 *JCRS* 发表的一篇有争议的使用极端单眼视治疗复视的文章

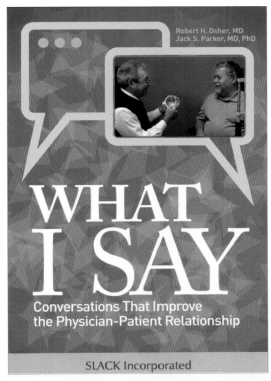

图 1.12 书名为 *What I Say*，由 SLACK 于 2019 年出版

后微移哪怕不到 1 mm，也可能改变对眼镜的需求。因此，如果与预期屈光目标略有不符，这是意料之中的，而不是并发症。我采纳了手动角膜曲率计、IOL Master、LenStar、Atlas topography、iTrace、Pentacam 获得的角膜曲率的平均值[17]；IOL Master 和 LenStar 测量的两个眼轴长度；以及包括 Barrett Universal 和 Hill RBF 在内的 8 种公式，我希望能够让 94% 的患者在常规白内障术后残留屈光度预期目标差低于 0.5 D[18]。尽管如此，我还是尽量少做承诺，这样术后结果超越患者预期，更容易使患者对术后效果满意。在我的整个职业生涯中，这被证明是一种不错的方法。

总之，早在屈光性白内障这个术语流行之前，我就在 20 世纪 80 年代初许下了成为一名屈光性白内障手术医师的诺言。在尝试实现提高患者裸眼视力和使患者满意的过程中，我注重术前准备、手术创新和患教过程，从来没有后悔过投入这项贯穿了我整个职业生涯的任务。

（蔡蕾　译，杨晋　卢奕　审校）

参考文献

[1] Osher RH. Evolution of refractive cataract surgery. In: Wallace III, RB, ed. Refractive cataract surgery and multifocal IOLs. SLACK Inc.; 2001: 1−7

[2] Osher RH. Clear lensectomy. In: Fine IH, ed. Clear corneal lens surgery. SLACK Inc.; 1999: 281−285

[3] Osher RH. American innovators: perspectives. In: Byron HM, Reshmi CS, Hirschman H, eds. Birth of the intraocular lens. 1st ed. Jaypee Brothers Medical Publishers (P) Ltd; 2008: 134−137

[4] Osher RH. Combining astigmatism correction with cataract surgery: a personal crusade. In: Febbraro JL, Khan HN, Koch DD, eds. Surgical correction of astigmatism. Springer International Publishing AG; 2018: 3−6

[5] Osher RH. Paired transverse relaxing keratotomy: a combined technique for reducing astigmatism. J Cataract Re-fract Surg. 1989; 15(1): 32−37

[6] Osher RH. Controversies in cataract surgery. Audiovisual J Catar Implant Surg. 1989; 5(3)

[7] Osher RH. Discussant. Management of patients with high ametropia who seek refractive surgical correction. Eur J Implant Ref Surg. 1994; 6: 298−299

[8] Osher RH. To the editor: clear lens extraction. J Cataract Refract Surg. 1994;20(6): 674

[9] Osher RH. Hyperopic lensectomy: an update. Paper presented at the American Academy of Ophthalmology Annual Meeting, San Francisco, CA; 1997

[10] Osher RH. Letter to the editor: slow motion phacoemulsification approach. J Cataract Refract Surg. 1993; 19(5): 667

[11] Osher RH, Marques FF, Marques DMV, Osher JM. Slowmotion phacoemulsification technique. Tech Ophthalmol. 2003; 1(2): 73−78

[12] Osher RH. Eur J Implant Refract Surg. 1993; 5: 225−226

[13] Osher RH. Guest editorial. Ophthalmic Prac. 1994; 12: 156−157

[14] Osher RH, Barros MG, Marques DM, Marques FF, Osher JM. Early uncorrected visual acuity as a measurement of the visual outcomes of contemporary cataract surgery. J Cataract Refract Surg. 2004; 30(9): 1917−1920

[15] Osher RH. Iris fingerprinting: new method for improving accuracy in toric lens orientation. J Cataract Refract Surg. 2010; 36(2): 351−352

[16] Osher RH, Golnik KC, Barrett G, Shimizu K. Intentional extreme anisometropic pseudophakic monovision: new approach to the cataract patient with longstanding diplopia. J Cataract Refract Surg. 2012; 38(8): 1346−1351

[17] Browne AW, Osher RH. Optimizing precision in toric lens selection by combining keratometry techniques. J Refract Surg. 2014; 30(1): 67−72

[18] Kim HJ, Stromberg K, Osher RH. Comparison of Barrett Universal II and Hill-RBF 2.0 formulas in patients undergoing routine cataract surgery. Highlights of Ophthalmology 2020; 48(6): 26−30

2 我准备好成为屈光性白内障手术医师了吗? ——自我评估

Am I Ready to Become a Refractive Cataract Surgeon? — A Check-up List Before You Start

Fuxiang Zhang, Alan Sugar, and Lisa Brothers Arbisser

摘要

本专题简要讨论了住院医师或初学者在从事屈光性白内障手术(refractive cataract surgery,RCS)之前需要具备的一些临床先决条件。术者在为 RCS 做准备时,并不意味着需要完成下列清单中的每一项,而是应进行全面的自我评估和仔细的术前准备,最大限度地提高手术成功率。另外,这也意味着并非每个人都能成为一名屈光性白内障外科医师。

关键词

屈光性白内障手术,屈光性白内障手术术前准备,先决条件

在 3 年的住院医师期间,您已经从导师那学到了丰富的眼科学知识和手术技巧,现在是时候开启您职业生涯的新篇专题。如果您选择白内障手术作为未来的主要方向,那您必须决定是否进行 RCS。如果您没有能力满足患者日益增长的脱镜需求,那么,在如今激烈的竞争环境中,您很可能会被淘汰。

我们希望越来越多的年轻眼科医师以及那些尚未有机会进行 RCS 的医师能够决定开始做RCS。下一个问题就是“我准备好了吗?”。本专题将讨论 10 项主题内容。您不需要在真正开始RCS 之前完美符合所有要求,但这 10 项主题内容可以帮助您做出是否开始 RCS 的决定。

(1)并发症发生率低的合理手术技巧:让所有患者满意是一件具有压力和充满挑战性的事,对于 RCS 患者来说这一点尤为明显,因为他们支付了额外的费用,对手术结果有着更高的期望。如果您的标准白内障手术结果尚不能令人满意,那么开始这项更高质量的手术是没有意义

的。没有人要求一位年轻眼科医师的手术并发症发生率仅为全国平均水平的 10%,但年轻白内障手术医师应该先提高手术技巧,以接近全国平均并发症发生率作为目标,然后再考虑开始进行RCS。

知道如何在手术中解决问题也十分重要。每一位外科医师都会遇到手术并发症。让一名优秀的外科医师脱颖而出的不仅仅要有较低的手术并发症发生率,还要拥有术中和术后解决问题的知识和技巧。我们建议您在对手术得心应手之前暂时不要开始做 RCS。您需要在没有上级指导的情况下独自熟练应对各种情况,包括在不同情况下使用不同的黏弹剂(ophthalmic viscoelastic devices,OVD)、前段玻璃体切割、人工晶状体(intraocular lens,IOL)复位和 IOL 置换等。

作为一名白内障手术医师,您必须非常了解白内障超声乳化仪机器。请不要羞于让机器制造商代表来您手术室指导您使用仪器。请选择手术日程不太满的一天,让专业的技术人员来观察您

10

全部或大部分手术。在完成所有手术后，您应花时间和技术人员仔细讨论机器的设置。更重要的是，您需要掌握在不同情况下对超声乳化仪进行不同参数的调整，因为技术人员不可能陪伴您的每一次手术。

尽管有很多外科医师天赋异禀，但我们通常都需要不断的自我学习来提升手术技巧。在我做住院医师和实习的第 1 年，我没有机会像现在的住院医师一样使用手术模拟培训机器。我可能在家使用放大镜和箔纸进行了成百上千次的连续环形撕囊术（continuous curvilinear capsulorhexis，CCC）的模拟练习，因为这是我当时进行白内障手术中最具挑战性的一个步骤。在我读研究生的第 1 年，我虔诚地回顾了我数百个常规手术视频。观看自己的手术视频有助于我们识别手术过程中的细节问题并提升手术技巧。

（2）熟练掌握角膜缘松解切开术（limbal relaxing incisions，LRI）和散光型 IOL：当您熟练掌握 LRI 和散光型 IOL 的使用之前，进行焦深延长型（extended depth of focus，EDOF）IOL、多焦点 IOL（multifocal IOL，MFIOL）、三焦点 IOL 的植入手术还为时过早。我们见过一些同事由于无法修复散光，在几次尝试后永远放弃了 RCS。尽管如 Tecnis Symfony（Johnson & Johnson）的 EDOF IOL 在术后残余散光方面更具有包容性，我们仍建议您采用与 MFIOL 和三焦点 IOL 相同的方法处理散光，而不是依赖 IOL 对残余散光的包容性来获得患者对结果的满意。我们的建议是首先应用手动 LRI 和（或）植入 Toric IOL 进行人工晶状体单眼视（又称"双眼融视"）的观察。人工晶状体单眼视，尤其是迷你单眼视和中度单眼视可以获得很好的视觉质量，患者不需要为更高端的 IOL 支付更多的费用，他们的期望也会随之降低。如果您不知道如何应用下列方式修复散光，患者的 IOL 单眼视就不会取得很好的效果，这些方式包括：真实详尽的术前咨询、可靠的生物测量和扎实的手术技巧。

（3）熟悉现代 IOL 计算公式和在线计算器：准确性和精密性是现代 RCS 的核心。IOL 度数和散光型 IOL 的轴位是使用 IOL 计算公式计算的。因此使用最精确和最先进的 IOL 计算公式至关重要。直到 2011 年 Douglas Koch 及其同事进行了备受瞩目的研究后，我们才真正理解了角膜后表面散光的重要性。如果您忽略了这些重要因素，或者您不熟悉最常用的各种 IOL 计算公式的局限性，您就不能期待 RCS 取得令人满意的结果。此类同行评审的相关研究通常会为我们提供良好的指导。

（4）熟悉不同 IOL 的选择：尽管这一点不是绝对的需求，但我们仍需要不断积累相关的知识和经验。如果一开始就把控了主要的关键部分，会对您十分有帮助。正如我们在"8 白内障术后单眼视的成功设计"中讨论到的，IOL 单眼视可作为 RCS 的起点。然而，IOL 单眼视不是、也不应是唯一的选择。在 RCS 范围内，初学者应该了解其他选项的存在。我们能从可调节人工晶状体、EDOF、MFIOL、三焦点 IOL 和光可调节人工晶状体（light adjustable lens）中得到什么？他们的优缺点分别是什么？我们应避免哪些相对禁忌证？

（5）合理、基本的术前谈话技巧：正如本书的名字《屈光性白内障手术：技术与艺术》所言，RCS 是科学和艺术的结合。RCS 的目的是改善裸眼近、中、远视力，让患者满意。不幸的是，满意度是一种相当主观的心理和精神状态。您不应低估术前谈话和术后综合管理的重要性。这些技能将通过实践中经验的累积得到提升。

完善的病史采集和术前检查是非常重要的一环，在此基础上还应进行专业的和实事求是的术前谈话。在做出决定前进行彻底的病史采集和眼科检查是为了发现所有隐匿但重要的眼部合并症，这样我们才能告知患者可能存在的风险。如果术后再进行此类观察和谈话，效果远不如术前进行。我们应关注每位患者的个人偏好，而不是仅仅考虑脱镜率。由于我们确实没有完美的办法让患者视力恢复到年轻时的状态，所以永远不要忘记"少说大话，多做实事"的原则。只追求功能性 IOL 的使用率而非患者的满意度是不可取且不道德的行为。

（6）通过眼科考核机构的考试：虽然对 RCS 细节的要求很具体、特殊，但基础的眼科学知识对每例患者的正确诊疗都至关重要。我们并不是说在您通过眼科考核机构考试前忽略 RCS，而是当您仍在应对考核机构的资质测试时，就没有必要花大量时间和精力在这项更高要求的手术上。在专注于攻克 RCS 之前，您至少应该在面对眼科考核机构的考试时游刃有余。

（7）平稳运行的办公室：可以说，外科医师有三大基础：家庭、办公室和手术室，其中的每一项都应健全并运行良好，否则您将很难进行优秀的 RCS，因为这无疑会为您增添许多挑战和压力。

您必须拥有一个运转平稳、患者满意度高且工作量相对较高的办公室。知识是成为一名优秀医师的核心。持续地和自我激励地学习将有助于我们保持知识渊博和能力出众的状态。

请不要低估办公室环境的重要性。我们应保持办公室的整洁，确保患者在候诊室和检查室中感到舒适。办公室外观与您每天早上离开家门时的脸、头发与衣服搭配一样重要，对员工而言也是如此。

（8）拥有足够的仪器设备：在开始 RCS 前，最低的设备要求包括精确的生物测量仪器、浸润式 A 超测量仪、角膜地形图和手动角膜曲率计。手动角膜曲率计仅能测量较小的角膜中央区，不足以对散光进行全面评估。角膜地形图便成为 RCS 的必备工具。

如今的情况与十几年前大相径庭，在十几年前我们开始进行 RCS 时，专利不需为早期的功能性 IOL（例如 Array 多焦点 IOL 或 Starr Toric IOL）支付费用。一旦您有足够的资金，首先增添的设备应该是 IOLMaster 700（Zeiss）或 LenStar（Haag-Streit）。这些生物测量设备能显著改善屈光测量的结果。一旦有了令人满意的球镜和柱镜的结果，下一步就是考虑将高阶像差最小化，如球差、彗差和三叶草像差。

（9）技术人员术前测量的质量：如果术前测量质量很低，您需要在开始 RCS 之前解决这个问题。在我们刚开始做 RCS 时，我们亲自进行了数年的所有术前检查。随着经验的增加，我们开始培训技术人员。关注您助手所做检查的质量、可靠性和可重复性非常重要。正如我们关注于某些临床亚专科一样，我们也要以同样方式培养技术人员。人都会犯错，但很少有两个人会在同一例患者身上犯同样的错误。因此，我们一直让两名技术人员为所有的 RCS 患者进行所有的术前检查。

如果您日常工作繁忙，建议您让付费服务患者改天来做术前检查。如果在繁忙的诊所里，同一天进行初次就诊和瞳孔散大的检查，检查的质量可能会受到影响。还有一种选择是在滴任何眼液和扩瞳之前，将重要的生物测量检查完成。

在进行最终测量前，我们应注意观察患者的眼表情况。佩戴隐形眼镜的患者应将隐形眼镜取下一段时间后再做检查。这些患者可以 1 次检查 1 只眼睛，根据需要双眼临时更换框架眼镜，或者，如果患者不想摘隐形眼镜，他们必须明白这对于 RCS 是禁忌。

（10）了解自己的局限：如果您已经达到上述要求，那您应该已经准备好开始 RCS 并且不应等待太久。对外科医师来说，不愿意开启一项新手术的情况并不少见。成为住院医师后等待的时间越长，外科医师越有可能习惯于只做最初的手术。另外一个问题是高年资外科医师会犹豫是否开始新手术。事实上，高年资外科医师向低年资医师学习新技术是可以接受的，但仍有一些外科医师会担心"丢脸"。记住，无论是学习新技术还是向掌握新技术的人求助，都应将患者的需求放在首位。

在 2018 年美国白内障和屈光手术学会（American Society of Cataract and Refractive Surgery，ASCRS）[1] 的一项调查中，超过 30% 的受访者认为他们没有经过足够的培训，从而无法在手术中使用散光型 IOL。在美国的受访者中，这个比例达到了惊人的 39%。同一项调查显示，21% 的受访者没有使用过老视矫正型人工晶状体。不过，近一半的人

（21%）计划在未来 1 年内使用这些类型的 IOL。

事实上，RCS 并不适合每一位外科医师和每一例患者。在如今充满挑战的环境下，让 90% 以上的患者满意总是说起来容易做起来难。我们不希望您因为困难而轻易放弃这个目标，但如果 RCS 总是让您由于心理负担过重而失眠，放弃可能是更明智的选择。如果您在进行了真诚和仔细准备的试验后，发现您不适合做 RCS，那便没有必要强迫自己承担这些不必要的压力。正如我们经常将特殊病例转诊给在某些方面更优秀的专家一样，将这些患者转诊更符合患者利益。

（马诗雨 译，樊琪 卢奕 审校）

参考文献

[1] ASCRS Clinical Survey 2018. EyeWorld. Published November 20, 2018. Accessed April 15, 2020. http://supplements. eyeworld.org/eyeworld-supplements/december-2018-clinical-survey

3 评估和优化眼球表面以实现精确的测量

Evaluating and Optimizing the Ocular Surface for Accurate Measurements

Cynthia Matossian

摘要

健康的眼表对于白内障手术患者获得最佳视觉效果至关重要。眼表疾病对手术计划有很大影响，因而对手术结果也有很大影响。因此，必须在术前识别和治疗眼表疾病。这就要求眼科医师积极寻找和诊断白内障手术患者的干眼。诊断的第一步是询问症状，然后应用客观的诊室检查和全面的裂隙灯检查来确定症状。让患者了解他们之前就存在疾病是获得认同的关键步骤，特别是当他们没有干眼症状时。在诊断之后，为了最大限度地提高术后效果和患者的满意度，术前治疗至关重要。在白内障术前治疗眼表疾病与维持慢性治疗不同，因为目标是快速实现泪膜平衡，以便为手术提供可靠的测量。因此，如果患者希望在几周内进行白内障手术，术前治疗往往更积极。干眼和睑板腺功能紊乱是复杂的、多因素的过程。因此，为了治疗潜在的根本原因，可能需要采取综合的治疗方法。最终目标是解决眼表炎症和睑板腺功能障碍，同时恢复泪膜健康。

关键词

白内障，干眼，眼表，MGD，人工晶状体，眼表疾病，术前泪膜稳定性

3.1 引言

作为当代白内障手术医师，我们在矫正包括散光在内的屈光不正的同时，还要为患者提供从远到近的广泛视力。因此，围绕晶状体的屈光手术，医师的首要目标是提供尽可能好的手术效果，这主要是由患者在手术中和术后的视力和舒适度来衡量。这其中有许多我们努力控制的变量，从镜片选择、目标屈光度选择到患者的期望。然而，重要的考虑因素之一是眼表健康。幸运的是，这一点相对容易诊断，而且治疗几乎总是能产生一定的效果。

必须在手术前确定眼表疾病。手术前对其进行治疗对于最大限度地提高术后效果和患者满意度至关重要。为了保持术后的视力，患者将被要求在术后无限期地保持其泪液健康。

3.2 为什么术前治疗是必要的

我们在优化生物测量和个性化 A-常数方面投入了大量的精力，但如果我们不考虑泪膜对术前测量的影响，这一切都是徒劳的。我们已经知道，一个健康的眼球表面对于白内障患者获得最佳的视觉效果至关重要[1]。因此，我们有责任寻找和诊断白内障手术患者的干眼症状。事实上，在美国估计有 1 600 万名成年人被诊断为干眼，而在美国约有 3 000 万名成年人报告有干眼症状而没有被正式诊断。

此外，2018 年的一篇论文报道了白内障患者中干眼和眼表疾病的总体流行率约为 80%[2]。睑板腺功能障碍（meibomian gland dysfunction，MGD）是另外一个常见的罪魁祸首，是干眼最常见的根本原因[3]。像其他慢性疾病一样，MGD 应

该在疾病前期得到治疗。它影响眼表和泪膜界面，这两者对视力起着关键作用。因此，我们需要治疗MGD，以便为我们的患者提供尽可能好的视力。

2015年，我与Alice Epitropoulos博士及其同事发表了一篇论文，显示高渗泪膜患者在平均K值读数和前角膜散光方面表现出明显更大的变异性，其结果是在计算人工晶状体度数时，有更高的概率出现更大的误差[4]。最近，我对25只眼睛进行了一项未经赞助的试验性研究，以评估计划进行白内障手术的MGD患者的角膜地形图、角膜内皮测量和生物测量的变化[5]。我们在这25只被诊断为有视觉影响的白内障和MGD的眼睛中，进行了术前测量。我为每例患者制订了初步的个性化手术方案。然后，患者接受了LipiFlow（Johnson & Johnson）的热脉冲治疗。我们要求患者在6周后回来，届时我们让同一技师使用相同的仪器重复进行地形图、生物测量和角膜内皮测量。我使用热脉冲治疗后的数据重新计算每例患者的人工晶状体度数和散光，并将结果与热脉冲治疗前的手术计划进行比较。我发现，有40%的病例改变了手术计划，要么改变了人工晶状体度数，要么改变了我计划矫正的散光量。有趣的是，在研究之前，我假设眼表问题会表现为假性散光，通过稳定泪膜，我可能会发现散光相应减少。但相反，我发现大约50%的眼睛在热脉冲治疗后产生较多的散光，这意味着他们干燥的眼表实际上掩盖了我们在治疗前捕捉到的散光量。相反，25%的眼睛在热脉冲治疗后显示出较少的散光，其余25%的眼睛在治疗前和治疗后的散光程度和轴位没有变化。

这里的关键启示是，眼球表面疾病对手术计划有很大影响，因此对手术效果也有很大影响。特别是对于那些自费选择功能性镜片的患者，我们需要确定其术后屈光效果；否则，我们将面对一例不满意的患者，他们会占用大量的门诊时间诉说不满，并通过网上的差评公开展示他们的不满。治疗眼表以获得更可靠的信息是至关重要的，特别是在渴望脱镜的患者群体中。

但究竟有多少患者需要前期治疗？William

Trattler博士[6]及其同事进行的白内障患者眼表前瞻性健康评估（Prospective Health Assessment of Cataract Patients' Ocular Surface，PHACO）研究，以及Preeya Gupta博士[2]及其同事进行的干眼流行率研究都发现，大多数计划接受白内障手术的患者都有MGD的迹象。具体而言，PHACO研究发现，77%接受白内障手术评估的患者有角膜染色，63%的患者有不稳定的泪膜（泪液破裂时间快）[6]。考虑到这一点，我认为每一例来我的眼科诊所咨询的患者都有一定程度的MGD，除非有其他证明。

3.3 诊断要点

很少有患者在来做白内障评估时，提出要求注意具体的眼表疾病的主诉。相反，大多数人都不知道他们已经有了干眼，因此，作为屈光性白内障手术医师，我们有责任去识别它。这并不令人惊讶，因为干眼的症状和体征很少有关联。也就是说，诊断的第一步是询问有关症状的问题。我们从一份简短的干眼调查问卷开始，如标准患者干眼评估（Standard Patient Evaluation of Eye Dryness，SPEED）或干眼症状评估（Symptom Assessment in Dry Eye，SANDE）。还有许多其他的问卷，医师可以从中选择。我们的技术人员也被要求问3个非常简单的问题。

- 你多长时间使用1次人工泪液？我们不问患者是否使用人工泪液，而是问他们每天使用多少次人工泪液。这一信息告诉我很多关于患者所经历的不适程度。
- 你的视力在1天中是否有变化？
- 你的眼睛感到疲劳吗？

在识别干眼时，有许多可用的诊断方法。为了形成系统，ASCRS角膜临床委员会最近发出了关于如何处理白内障前患者眼表疾病的共识指南[7]。它包括一个推荐的眼表疾病筛查流程，利用一份新的症状问卷和一项客观的诊室查体。在我们的实践中，在问卷调查之后，技术人员会进

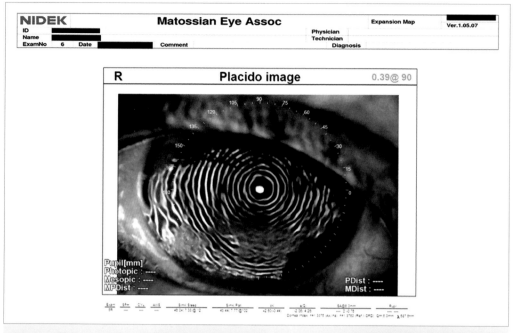

图 3.1　用 Nidek OPD Ⅲ 拍摄的 placido 环图像，placido 环非常扭曲，代表了不稳定的泪膜

行三项测试：泪液渗透压、MMP-9 检测和睑板腺成像。这有助于我们识别全方位的眼表疾病，从较轻的形式到 Sjogren 综合征，例如。一项多中心研究表明，85% 的无症状患者的 MMP-9、渗透压或两者都有异常的结果[2]。

当我进入诊室时，我面前摆着所有这些检查结果。我通过使用利萨明绿染色来评估睑缘、结膜和角膜，并使用荧光素钠进一步观察角膜。每种染色都能告诉我一些不同的信息。我还会检查睑缘和睑板腺口，并用指尖或棉签按压它们，以评估睑板腺的质量和数量。所有这些步骤甚至没有给我的正常检查增加 1 分钟的时间，但它们使我能够更好地对现有的眼表疾病水平进行分级。

由于干眼的主要症状之一是视力波动，因此要关注这一点，并将其与白内障引起的视力模糊相区别。角膜地形图与黑白 placido 环是额外的关键工具，可以帮助识别不规则散光。这可能是干眼人群中泪膜不稳定的一个有力指标（图 3.1 和图 3.2）。

最后，我和我的患者一起回顾睑板腺的图像。白纸黑字的图像使解释情况相当简单，是教育患者的有力工具（图 3.3）。

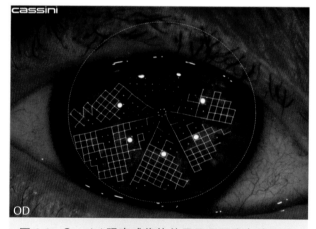

图 3.2　Cassini 眼表成像软件显示了不稳定的泪膜，这一点从缺失和不规则的线条（破碎的松果外观）可以看出

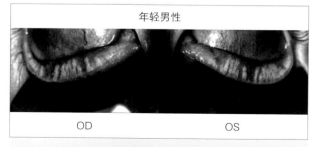

图 3.3　一名 42 岁的男性 IT 工作者的 LipiView 图像，他每天花 10 小时以上在电脑上

3.4 治疗方案

白内障术前患者的眼表疾病治疗与维持慢性治疗有些不同，因为目标是快速实现泪膜平衡，以便为手术提供可靠的测量。因此，如果患者希望在几周后进行手术，术前治疗往往更积极。干眼和 MGD 是复杂的、多因素的过程。因此，为了治疗潜在的根本原因，可能需要综合治疗方法。最终的目标是解决眼表炎症和 MGD，同时使眼表上皮细胞再生，恢复泪膜。根据疾病的原因和患者的自费意愿，可以考虑采用以下一种或几种治疗方法。

- 人工泪液：质量好的人工泪液很难单独、快速地创造出健康表面，但却是眼表修复过程中的一个重要辅助手段。有各种各样的泪液产品，包括泪液替换型、增黏型、含脂型、凝胶型、软膏型等。我总是在术前推荐不含防腐剂的人工泪液，因为它们有一个额外的好处，即让患者适应使用滴眼液，这是一种患者术后也需要的实践技能。

- 阿奇霉素：直接涂抹在眼睑边缘，外用阿奇霉素可以在术前使用，特别是当 MGD 与酒渣鼻同时发生时，因为这种疗法被认为除了帮助控制细菌菌群外，还具有抗炎作用[8]。

- 加热的面罩：热敷是一种常用的 MGD 治疗方法[9, 10, 11]，研究显示，MGD 患者在热敷治疗后泪膜稳定性更高，泪膜脂质层厚度增加[12, 13, 14, 15]。这种居家疗法对准备做白内障手术的患者有帮助，因为对睑板腺进行湿热处理被认为可以软化睑板腺的黏度，改善分泌，从而增加泪脂层厚度[14, 16, 17]。市面上有许多微波面罩，但重要的是要寻找一种能在大约 42～43 ℃ 的适当温度下提供稳定、湿润的热量，并能持续 8 分钟的面罩（Bruder Healthcare）。

- 次氯酸：次氯酸溶液（Bruder Hygienic Eyelid Solution，Bruder Healthcare；Avenova，NovaBay Pharmaceuticals）可能有助于减少睑缘的细

菌负荷，特别是对于患有 MGD 或与睑缘炎相关的酒渣鼻的患者。因此，这可能是术前准备的一个有用部分。在一项研究中，次氯酸使细菌量减少了 90% 以上[18]。这是一个重要的考虑因素，可将眼内炎——一种罕见的，但也是最严重的并发症的风险降至最低。与抗生素不同，次氯酸还可以避免促成睑缘菌群的抗药性发展。

- 免疫调节剂：免疫调节药物，如环孢素眼用乳剂 0.05%（Restasis，Allergan）、lifitegrast 眼用溶液 5%（Xiidra，Novartis），以及最近采用纳米颗粒技术配制的 0.09% 环孢素眼用溶液（Cequa，Sun Pharma）可以有效地用于白内障患者。也可以使用不含防腐剂的 0.1% 复合环孢素硫酸软骨素眼用乳剂（Klarity-C，ImprimisRx）。虽然这些局部免疫抑制剂不被认为是短期治疗方案，但可以在术前开始使用，并在术后继续使用以维持稳定的视力。重要的是，我们需要考虑这些疗法在手术前产生效果的速度，因为这些处方药水大多需要 2～12 周或更长的时间才能显示出改善。

- 强脉冲光（intense pulsed light，IPL）：这种不含药物的、基于光照的治疗方法以消除炎症为目标[19, 20, 21]。具体来说，它关闭了使炎症持续存在的异常血管，而这些血管会泄漏促炎症介质[22, 23]。

- 人工泪腺开放：由于操作本身的不适感，在没有进行泪腺加热的情况下，腺体开放作为一种独立的治疗方法，作用有限。然而，它对患有 MGD 的患者来说，既是诊断性的，也是治疗性的。

- 机械清洗和去角质：去除睑缘多余的细菌、生物膜和皮屑是眼部健康的一个重要部分。因此，在一些术前患者中，可以考虑采用微泡去角质法（BlephEx，BlephEx）。这可以由医师或训练有素的技术员在诊室进行。推荐一种比较温和的自动振荡刷清洗剂（NuLids，NuSight Medical），作为一种辅助性的、基于家庭的日常维护方案，以保证眼

睑卫生。

- 机械加温和排空：在这一类别中，有若干针对 MGD 患者的技术。有些设备具有加温和非手动压缩或脉冲的双重好处，以排空睑板腺（LipiFlow，Johnson & Johnson）。还有一些可以在睁眼环境中使用，好处是治疗期间可以不断眨眼（TearCare，Sight Sciences；iLux，Alcon）。后者对睑板间裂小的患者或有幽闭恐惧症的患者效果很好。

- 神经刺激：正常的泪液分泌可以通过泪腺反射，通过自我传递的机械振动来刺激鼻侧的外部皮肤，每侧只要 30 秒（iTear，Olympic Ophthalmics）。这已被证明能有效地改善干眼的症状和体征[8]。

- 口服欧米伽补充剂：欧米伽-3 必需脂肪酸（omega-3 essential fatty acids，EFA）和一些欧米伽-6 EFA 被认为具有广泛的系统性抗炎作用，包括抑制几种关键的促炎细胞因子的产生和防止 T 淋巴细胞的增殖过程[8]。因此，在白内障手术之前和之后的几个月，每天使用可能是有益的。例如医师推荐的营养品（Physician Recommended Nutriceuticals，PRN）和 HydroEye（Science Based Health）。相反，美国国家眼科研究所赞助的 DREAM 研究发现，在干眼患者中，那些被随机分配接受含有 3 000 mg 欧米伽-3 脂肪酸补充剂 12 个月的患者并没有比被分配接受安慰剂的患者有明显更好的结果[24]。在这两组中，治疗方案是每天服用 5 粒软胶囊。每粒活性胶囊含有 400 mg 的 EPA 和 200 mg 的二十二碳六烯酸（docosahexaenoic acid，DHA），每天总剂量为 2 000 mg 的 EPA 和 1 000 mg 的 DHA[24]。每粒安慰剂胶囊含有 1 000 mg 精制橄榄油；每粒胶囊含有 68% 油酸、13% 棕榈酸和 11% 亚油酸[24]。活性胶囊和安慰剂胶囊都含有 3 mg 的维生素 E（α-生育酚），作为一种抗氧化剂，以及掩盖味道和增加柠檬味[24]。接受活性补充剂的患者和接受安慰剂的患者的症状和体征

都有改善；两组之间的改善没有明显的差异[24]。在随访期间，每组的平均眼表疾病指数（ocular surface disease index，OSDI）得分明显下降（改善），大约 13 分，活性补充剂组比安慰剂组改善 1.9 分（95% CI，$-5.0 \sim 1.1$；$P = 0.21$）。作者指出，两组在干眼的 4 个关键症状的改善方面几乎没有差异（所有比较的 $P \geqslant 0.25$）[24]。

- 类固醇：短暂的低剂量类固醇疗程是快速改善泪膜和减少炎症的常用方法，特别是在手术前。loteprednol etabonate 眼药水（Lotemax，Bausch+Lomb；Inveltys，Kala Pharmaceuticals）和 fluorometholone acetate 眼药水（Flarex，EyeVance/Santen）都已被用来治疗干眼。另外，过敏药 0.2% loteprednol etabonate 眼用混悬液（Alrex，Bausch+Lomb）本来被用于治疗过敏性结膜炎，也可被用于治疗较轻的干眼。我们处方中的最新成员是最近 FDA 批准的 0.25% Loteprednol etabonate 眼用混悬液（Eysuvis，Kala Pharmaceuticals），用于短期（最多 2 周）治疗干眼的症状和体征，包括干眼的偶尔发作。一些外科医师可能会选择使用该产品来解决手术前的眼表炎症。一种 0.4 mg 地塞米松眼植入药（Dextenza，Ocular Therapeutix）被批准用于治疗眼科手术后的炎症和疼痛。这种眼内植入物也可作为临时切口塞子，可在术前放置在穿刺处，向眼球表面持续输送不含防腐剂的地塞米松，时间长达 30 天。这些地塞米松植入物可在手术前在裂隙灯下放置到下眼睑内，以优化眼球表面，改善表面炎症。

- 茶树油：茶树油是一种有用的短期治疗方法，适用于患有睫毛脱霉菌感染的白内障术前患者。以睫毛根部的圆形碎片或柱状物为特征的眼睑炎可能是德莫德克斯菌感染的迹象。这种天然的精油具有抗菌、抗炎、抗真菌和抗病毒的特性[25]，并且对德莫德克斯菌有抑制作用[8, 26]。有几种市售的浸有茶

树油的擦拭纸巾可以选择。

- 四环素类似物：准备做白内障手术的 MGD 患者可以考虑使用多西环素和米诺环素。这两种口服药都具有抗炎特性，一项研究显示，口服多西环素治疗后，酒渣鼻患者的基质金属蛋白酶（MMP-9，一种干眼病生物标志物）明显减少[27]。重要的是要告知患者，可能会出现药物诱导的光敏反应。

3.5 小结

作为眼科医师，我们有责任教育患者他们有两种不同的疾病：与年龄有关的晶状体混浊和眼表疾病，这一点完全由我们医师来承担。我告诉我的患者："你有两种疾病。白内障，我可以通过摘除它来'治愈'，它将永远不会再长出来。而干眼是渐进的、慢性的，不能被'治愈'。然而，我们可以一起找到解决这种终身疾病的疗法。"白内障术前的额外门诊谈话时间有一个附加的好处，即减少术后的门诊时间。首先，通过教育患者了解他们已有的眼表疾病。如果他们的病情在手术后发作，视力有些波动或视力质量发生变化，你可以让患者参考他们术前的诊断。这是一个提醒他们继续干眼治疗的机会，如果先前停止了干眼治疗，则让他们重新开始。其次，通过术前治疗眼球表面，你将更接近你的屈光目标，并可能减少人工晶状体置换、光性屈光性角膜切削术（photorefractive keratectomy，PRK）或激光辅助原位角膜磨削术（laser-assisted in situ keratomileusis，LASIK）的调整可能。总的来说，当你把注意力集中在术前的眼表时，手术后的门诊抱怨时间能控制在最少。

在对患者进行教育时，尽量使其具有体验性，要有大量的实践展示和讲述。例如，你可以在大屏幕上调出睑板腺的图像，以便更好地向患者解释 MGD。黑白的"钢琴键"图像很容易传达故事。你也可以让患者拿着他们的 MMP-9 测试盒看红线，告诉他们这是炎症的一个指标。

重要的是，如果术前没有向患者提供适当的教育，患者可能会将术后干眼视为手术并发症，他们可能会责怪外科医师。为此，我们在术前越全面地解决干眼问题，患者就越不可能将其仅仅归咎于手术并发症。

（隗菱 译，竺向佳 卢奕 审校）

参考文献

[1] Movahedan A, Djalilian AR. Cataract surgery in the face of ocular surface disease. Curr Opin Ophthalmol. 2012; 23(1): 68–72

[2] Gupta PK, Drinkwater OJ, VanDusen KW, Brissette AR, Starr CE. Prevalence of ocular surface dysfunction in patients presenting for cataract surgery evaluation. J Cataract Refract Surg. 2018; 44(9): 1090–1096

[3] Nichols KK, Foulks GN, Bron AJ, et al. The international workshop on meibomian gland dysfunction: executive summary. Invest Ophthalmol Vis Sci. 2011; 52(4): 1922–1929

[4] Epitropoulos AT, Matossian C, Berdy GJ, Malhotra RP, Potvin R. Effect of tear osmolarity on repeatability of keratometry for cataract surgery planning. J Cataract Refract Surg. 2015; 41(8): 1672–1677

[5] Matossian C. Effect of thermal pulsation system treatment on keratometry measurements prior to cataract surgery. Presented at the Annual Meeting of the American Society of Cataract and Refractive Surgery. May 6, 2019. San Diego, CA

[6] Trattler WB, Majmudar PA, Donnenfeld ED, McDonald MB, Stonecipher KG, Goldberg DF. The Prospective Health Assessment of Cataract Patients' Ocular Surface (PHACO) study: the effect of dry eye. Clin Ophthalmol. 2017; 11: 1423–1430

[7] Starr CE, Gupta PK, Farid M, et al. ASCRS Cornea Clinical Committee. An algorithm for the preoperative diagnosis and treatment of ocular surface disorders. J Cataract Refract Surg. 2019; 45(5): 669–684

[8] Jones L, Downie LE, Korb D, et al. TFOS DEWS II Management and Therapy Report. Ocul Surf. 2017; 15(3): 575–628

[9] Opitz D, Harthan J, Fromstein S, Hauswirth S. Diagnosis and management of meibomian gland dysfunction: optometrists' perspective. Clin Optom (Auckl). 2015; 7: 59–69

[10] Qiao J, Yan X. Emerging treatment options for meibomian gland dysfunction. Clin Ophthalmol. 2013; 7: 1797–1803

[11] Villani E, Garoli E, Canton V, Pichi F, Nucci P, Ratiglia R. Evaluation of a novel eyelid-warming device in meibomian gland dysfunction unresponsive to traditional warm compress treatment: an in viv confocal study. Int Ophthalmol. 2015; 35(3): 319–323

[12] Arita R, Morishige N, Shirakawa R, Sato Y, Amano S. Effects of eyelid warming devices on tear film parameters in normal subjects and patients with meibomian gland dysfunction.

Ocul Surf. 2015; 13(4): 321−330

[13] Wang MT, Jaitley Z, Lord SM, Craig JP. Comparison of selfapplied heat therapy for meibomian gland dysfunction. Optom Vis Sci. 2015; 92(9): e321−e326

[14] Olson MC, Korb DR, Greiner JV. Increase in tear film lipid layer thickness following treatment with warm compresses in patients with meibomian gland dysfunction. Eye Contact Lens. 2003; 29(2): 96−99

[15] Goto E, Monden Y, Takano Y, et al. Treatment of non-inflamed obstructive meibomian gland dysfunction by an infrared warm compression device. Br J Ophthalmol. 2002; 86(12): 1403−1407

[16] Geerling G, Tauber J, Baudouin C, et al. The international workshop on meibomian gland dysfunction: report of the subcommittee on management and treatment of meibomian gland dysfunction. Invest Ophthalmol Vis Sci. 2011; 52(4): 2050−2064

[17] Goto E, Endo K, Suzuki A, Fujikura Y, Tsubota K. Improvement of tear stability following warm compression in patients with meibomian gland dysfunction. Adv Exp Med Biol. 2002; 506 Pt B: 1149−1152

[18] Stroman DW, Mintun K, Epstein AB, et al. Reduction in bacterial load using hypochlorous acid hygiene solution on ocular skin. Clin Ophthalmol. 2017; 11: 707−714

[19] Liu R, Rong B, Tu P, et al. Analysis of cytokine levels in tears and clinical correlations after intense pulsed light treating meibomian gland dysfunction. Am J Ophthalmol. 2017; 183: 81−90

[20] Yin Y, Liu N, Gong L, Song N. Changes in the meibomian gland after exposure to intense pulsed light in meibomian gland dysfunction (MGD) patients. Curr Eye Res. 2018; 43 (3): 308−313

[21] Sambhi RS, Sambhi GDS, Mather R, Malvankar-Mehta MS. Intense pulsed light therapy with meibomian gland expression for dry eye disease. Can J Ophthalmol. 2020; 55(3): 189−198

[22] Kassir R, Kolluru A, Kassir M. Intense pulsed light for the treatment of rosacea and telangiectasias. J Cosmet Laser Ther. 2011; 13(5): 216−222

[23] Papageorgiou P, Clayton W, Norwood S, Chopra S, Rustin M. Treatment of rosacea with intense pulsed light: significant improvement and long-lasting results. Br J Dermatol. 2008; 159(3): 628−632

[24] Asbell PA, Maguire MG, Pistilli M, et al. Dry Eye Assessment and Management Study Research Group. n−3 Fatty acid supplementation for the treatment of dry eye disease. N Engl J Med. 2018; 378(18): 1681−1690

[25] Carson CF, Hammer KA, Riley TV. Melaleuca alternifolia (Tea Tree) oil: a review of antimicrobial and other medicinal properties. Clin Microbiol Rev. 2006; 19(1): 50−62

[26] Gao YY, Di Pascuale MA, Li W, et al. In vitro and in vivo killing of ocular Demodex by tea tree oil. Br J Ophthalmol. 2005; 89(11): 1468−1473

[27] Määttä M, Kari O, Tervahartiala T, et al. Tear fluid levels of MMP−8 are elevated in ocular rosacea: treatment effect of oral doxycycline. Graefes Arch Clin Exp Ophthalmol. 2006; 244(8): 957−962

4 角膜地形图和角膜断层扫描仪
Topography and Tomography

Nandini Venkateswaran and Kendall E. Donaldson

摘要

本专题聚焦于角膜地形图和角膜断层扫描仪在屈光性白内障手术术前规划和术后随访中的重要性。所有的白内障患者都应该进行角膜成像，而且屈光性白内障手术医师应该将这些成像信息融合到手术的公式规划中。角膜测量之前优化眼表环境，利用不同设备获得多种测量结果将帮助决定患者是否适合优选 IOL 技术，得到最佳的术后效果，提高患者的满意率。

关键词

角膜地形图，角膜断层扫描仪，屈光性白内障手术，眼表疾病，角膜扩张

4.1 概述

屈光性白内障手术总是不断演进，让患者获得更精准的屈光矫正和更高的脱镜率。20 世纪 60 年代，一台成功的白内障手术仅仅是摘除晶状体，控制残余的屈光误差的尝试并不多。然而在过去的 20 年内，我们在散光矫正上有了更多的选择，包括单焦点散光矫正型人工晶状体以及联合多焦点、三焦点以及带散光矫正的可调节人工晶状体。而且，对于小度数的散光并不适合散光矫正型晶状体植入的患者，我们可以通过飞秒激光或手动角膜缘松解来制作精确的角膜切口。

作为白内障手术医师，我们很幸运能有多种设备在术前对角膜进行测量，使我们能够在白内障手术前精确发现患者的散光。这使我们能够给患者提供很高的脱镜率。这些年伴随着技术进步带来精确性的提高，患者的期望值也不断提高。所以我们通过角膜地形图和角膜断层扫描仪获得最精确的信息，而且尽量和患者沟通以让他们有一个务实的预期，在术前尽可能讨论到手术的局限和挑战，对我们来说最为重要。合适的测量是所有屈光性白内障手术最重要的基石。

本专题中，我们将对角膜地形图和角膜断层扫描仪在屈光性白内障手术术前规划中的重要性和实用性进行阐述。

4.2 角膜地形图

角膜地形图是一项用来描述角膜表面形态和曲率的非侵入性成像技术[1]。有两种技术可以用来获得角膜地形图：Placido 环和裂隙扫描。

4.2.1 Placido 环

19 世纪，Placido 环被用来评估角膜的前表面形态。在这项技术中，明和暗的同心圆（类似圆盘）是从角膜的前表面发射得到的，由此产生的环的样式被用来描述角膜前表面的形态。这项技术可对角膜的前表面形态提供二维分析[2]。通常 Placido 圆盘均匀覆盖整个角膜表面，且干净清楚（图 4.1）。如果圆盘在角膜特定位置更紧密，则代表角膜的陡峭曲率位置。相反，如果圆盘相距甚远，则代表角膜曲率平坦位置。规则散光的角膜的 Placido 圆盘通常是卵圆形的，圆盘通常在散光子午线上更靠近（图 4.2）。Placido 圆盘提示

的角膜陡峭位置能够引导我们拆除角膜切口或移植物的缝线（图 4.2）。但对于不规则散光的角膜或有眼表疾病时（比如干眼或前部基底膜营养不良引起），Placido 圆盘往往是广泛模糊又歪曲的，这种情况提示正确分诊去进行诊断和治疗。

运用 Placido 环技术的设备有：Atlas 9000（Zeiss）、Keratograph 5M（Oculus）、TMS-4N（Tomey）、Galilei（Ziemer）和 OPD Ⅲ Scan（Nidek）。这些设备能提供轴向或切向曲率图从而测量角膜的曲率（图 4.1、图 4.3 和图 4.4）。

4.2.2 裂隙光束扫描技术

在裂隙扫描技术中，照相机捕捉裂隙光带快速扫描的反射信息，从而间接构造出角膜前表面

和后表面的图形。和 Placido 环不同的是，裂隙扫描技术能将角膜的后表面成像出来。

Orbscan（Bausch & Lomb）运用了裂隙光束扫描技术从而能呈现轴向或切线方向的曲率地形图，以及评估角膜的前后表面高度图。

4.2.3 角膜地形图的种类

■ 轴向地形图

轴向地形图，也称屈光力或矢状位地形图，体现了角膜表面的参考距离。这是基于这样一种假说产生的：所有进入角膜的光线都被折射，从而形成通过光轴的一根参考轴。它们不代表屈光力，而是通过平均的角膜曲率模拟出一个球形的角膜形态。这是角膜医师最常关注的地形图。然

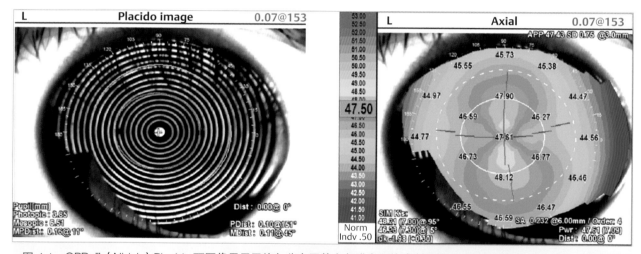

图 4.1 OPD Ⅲ（Nidek）Placido 环图像显示了均匀分布于整个角膜表面的清晰圆环。从角膜扫描中获得的轴向曲率图

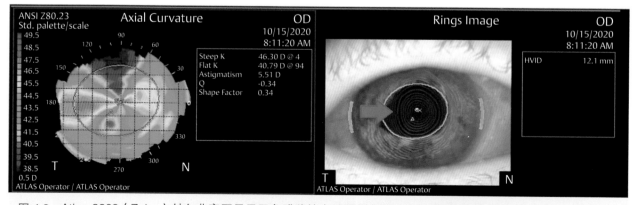

图 4.2 Atlas 9000（Zeiss）轴向曲率图显示了角膜移植术后颞侧角膜缝线继发的逆规散光。Placido 环呈现卵圆形，在散光子午线上环分布得更加紧密（蓝色箭头）

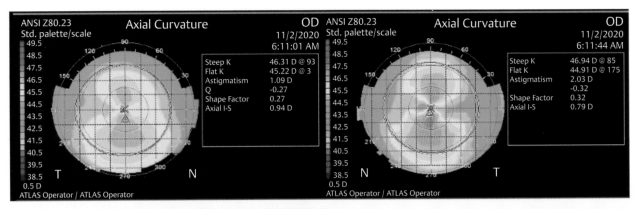

图 4.3　Atlas 9000（Zeiss）的轴向曲率图显示了顺规散光

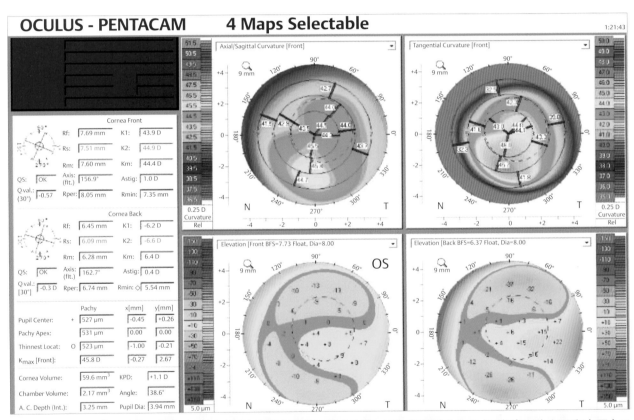

图 4.4　Pentacam（Oculus）的四联图显示了轴向曲率图（左上）、切向曲率图（右上）、高度图（左下和右下）。和轴向曲率图相比，切向曲率图更能显示角膜中央区域的细节，特别对于下方圆锥角膜可能的陡峭区域。高度图显示了角膜前后表面的中央高度

而，这些图形通过将数据平均从而形成一个"更加光滑的"地形图，这使得其没有切向地形图数据来得精确（见下一专题）。在轴向地形图上面，中央角膜比周边角膜的数据更加精确，且显示角膜中央的平均曲率，所以通常被用来确定接触镜佩戴中的基弧[3]。

■　切向地形图

切向地形图，也被称为瞬时或局域地形图，同样报告了跨越角膜表面的相对距离，但它们是基于折射光线并非聚焦于中央参考轴的假说之上。这样更多的极端周边角膜曲率被包含在输出结果中，这些地形图更容易被转化为角膜表面曲

率。切向地形图呈现更小的模式但更易于提供真实的角膜形态图。举例：切向地形图有助于确定圆锥角膜中锥体的顶点[3]。

■ 角膜高度图

角膜高度图最好地表达了角膜的真实形态。断层扫描机器利用 Scheimpflug 成像技术直接测量角膜高度图，而基于 Placido 环的地形图测量机器利用运算法则推导到角膜高度数据。在角膜高度图中，角膜的前表面和后表面高度是和最佳拟合球面做比较。然后基于最佳拟合球面的偏离结果计算出相对抬高或降低的区域。角膜高度图非常有助于评估可疑圆锥角膜的后表面抬高。

图 4.4 显示了 Pentacam（Oculus）的轴向地形图、切向地形图以及角膜高度图。

4.3 角膜断层扫描仪

角膜断层扫描仪同样是一种能呈现全角膜三维图像的非侵入性成像工具。它主要是通过 Scheimpflug 成像技术获得的。

4.3.1 Scheimpflug 成像技术

在 Scheimpflug 成像技术中，一架旋转的相机被用来拍摄不同角度裂隙光带下的角膜横截面。这些横截面图像被用来构成角膜的三维图像，帮助描述角膜的前后表面和角膜的厚度分布。

运用 Scheimpflug 成像技术的设备包括 Pentacam（Oculus）、Galilei（Ziemer）和 Sirius（CSO Ophthalmic）。这些设备能提供轴向角膜曲率图、角膜前后表面高度图以及角膜厚度图。这些断层扫描仪比如 Pentacam 同样能够提供 IOL 的计算信息（比如白到白的测量、前房深度和晶状体厚度）。增强的角膜扩张显示可进一步帮助评估是否存在扩张型角膜疾病的可能。

角膜断层扫描仪图像通常能提供模拟的角膜测量值，这指的是利用标准角膜指数和前表面曲率半径计算得到的平均角膜曲率。由于模拟的角膜测量值是测量推导所得，而非真实的角膜值读数，我们并不推荐利用这些值来进行 IOL 值计算[4]。

表 4.1 列出了目前屈光性白内障手术医师能够使用的角膜地形图和角膜断层扫描仪。

表 4.1　目前使用的角膜地形图和角膜断层扫描仪总结

设 备 名 称	生 产 厂 商
Placido 角膜地形图	
Atlas 9000	Zeiss
Keratograph 5M	Oculus
OPD Ⅲ	Nidek
Tomey	TMS-4N
Placido 和裂隙扫描	
Orbscan	Bausch and Lomb
Scheimpflug 断层扫描仪	
Pentacam	Oculus
Galilei	Ziemer
Sirius	CSO Ophthalmic
LED	
Cassini	i-Optics
光线追踪	
iTrace	Tracey Technologies

4.4 如何准确测量／避免误差

对屈光性白内障手术医师来说，重要的事情之一是保证所有的术前测量是最高质量的。保证所有术前测量都在干扰眼表状态前完成非常重要，比如点眼药水、压平眼压计或手动角膜测厚。患者在术前测量前通常被要求停戴软性接触镜 1 周或硬性透气性接触镜数周（大约每 10 年的接触镜佩戴停 1 周），以减少接触镜所致角膜变形带来的测量误差。对于准备接受优选 IOL 技术的患者来说，接受多种设备测量至关重要。通常使用两种设备间隔 2～4 周进行重复测量验证。测量结果的不一致性应当敦促术者去重复测量并评估患者其他基础条件，比如眼表疾病，或其他角膜营养不良或变性疾病。告诉患者就像建造一所新房子，需要花时间准备东西。为了最好的眼科手术质量做准备，这个规则同样适用。

导致术前测量结果不准确或不一致的常见原因包括干眼、Salzmann 结节变性、前基底膜营养不良（图 4.5）和翼状胬肉。角膜地形图是手术患者眼表疾病强有力的诊断工具。眼表的疾病经常由于非常微小而容易在临床检查中被忽视，但仔细评估地形图图像有助于揭示这些疾病。寻找信号丢失区域和不规则散光或不一致的角膜测量值可以发现可疑的眼表疾病（图 4.6）。

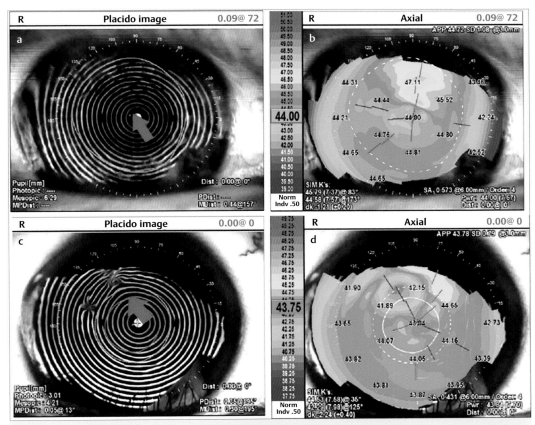

图 4.5　a. OPD Ⅲ（Nidek）Placido 环图像显示 1 例前基底膜营养不良患者眼部模糊的圆盘（红色箭头）。b. 轴向曲率图显示了角膜营养不良区域的不规则散光和角膜变抖。c. OPD Ⅲ（Nidek）Placido 环图像显示了 Salzmann 结节变性患者图像上扭曲的圆盘（红色箭头）。d. 轴向曲率图显示了结节变性区域明显的角膜变平（经许可引自：Kathryn M. Hatch，MD.）

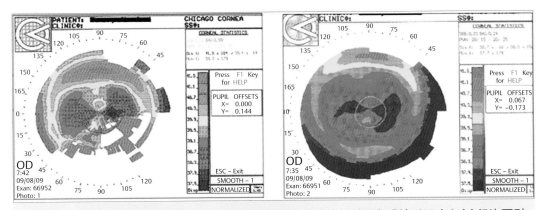

图 4.6　和高质量角膜地形图相比（右），由眼表疾病所致的低质量角膜地形图（左）（经许可引自：Parag A. Majmudar，MD.）

在白内障手术评估中，干眼病普遍存在且常是无症状的[5、6]。具有高渗眼表的患者，在平均角膜测量和角膜散光评估中表现出较高的变异性，从而导致 IOL 计算的显著差异[7]。类似的，对患有前基底膜营养不良或 Salzmann 结节变性的患者，利用表层角膜切削术和（或）准分子激光治疗性角膜切削术可达到眼表的正常化，从而导致角膜曲率及球柱镜度数、轴位以及散光子午线的明显改变[8]。术前对眼表疾病的及时诊断和处理可以帮助阻止屈光意外和患者术后的不满。

4.5 如何阅读角膜地形图 / 角膜断层扫描仪图像

拥有一套系统的办法阅读角膜地形图图像对一名屈光性白内障手术医师来说至关重要。不同的角膜地形图或角膜断层扫描仪平台可以呈现不同的输出外观，但只要一步一步分析图像里面的重要因素就能帮助术者持续识别图像里面的极端值和异常值。

步骤：

（1）确认患者的姓名和出生日期，以确保患者正确。

（2）确认扫描质量。剔除由于患者固视不佳、眨眼或明显的眼睑遮挡等导致的不良扫描结果。

确认扫描质量的一个简单办法是寻找眼睑遮挡的位置（也就是上半部分扫描缺失的地方）或者寻找 Placido 圆盘的不规则丢失。训练技术员发现这些异常时重新扫描获得图像。初学的手术医师容易利用这些质量不佳的扫描图像从而导致不准确的计算值。

（3）观察色阶明确给定值的范围和梯度。不同的设备和扫描可以有不同的色阶。紧密的颜色编码尺度可以将信息强化显示，相对宽间距的颜色编码尺度会掩盖某些重要的信息。

（4）寻找平坦和陡峭的角膜曲率值，同样如果有的话寻找最大的角膜曲率值（K_{max}）。辨别这些值是否为平均值抑或是异常的陡峭或平坦值。主要聚焦于角膜中央 4 mm 区域（这对于屈光术后的角膜尤为重要，这些患者在切削的周边区域更容易有不规则性）（图 4.7）。

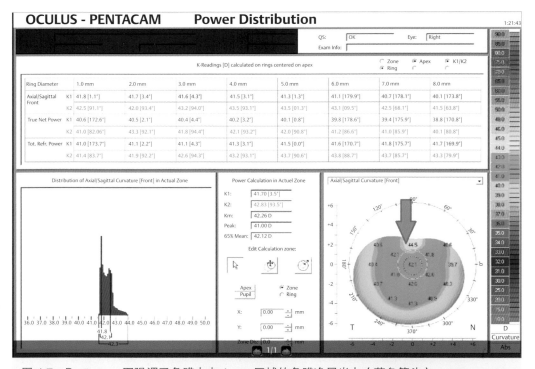

图 4.7　Pentacam 图强调了角膜中央 4 mm 区域的角膜净屈光力（蓝色箭头）

（5）观察轴向和切向曲率图以及前、后角膜高度和厚度图。记录角膜曲率、厚度和角膜前后表面高度差异的分布。寻找角膜变陡或变平的规律。

角膜中央变平可继发于先前近视行 LASIK/PRK（图 4.8），而中心变陡可继发于先前远视行 LASIK/PRK、角膜扩张或圆锥角膜。

（6）注意散光的度数和陡峭轴。

1）寻找散光的不规则模式，或提示扩张的模式，如不对称的蝴蝶结外观、角膜中央或下侧显著变陡、斜向散光子午线（图 4.9）。

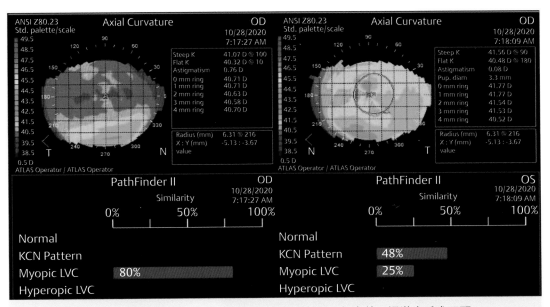

图 4.8　Atlas 9000（Zeiss）轴向曲率图显示中央角膜变平，与先前近视激光手术匹配

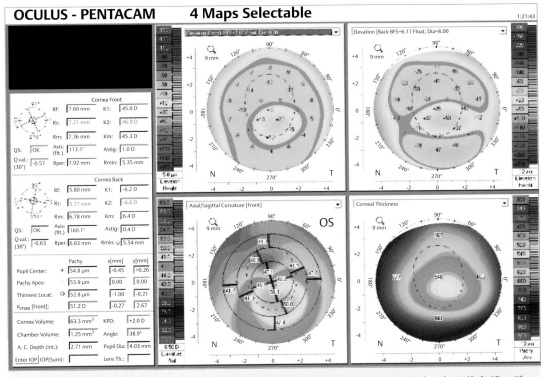

图 4.9　Pentacam（Oculus）断层扫描显示角膜前后表面隆起，下方角膜变陡，与圆锥角膜一致

2）在鼻侧或上方寻找明显的角膜变平区域，这可能是继发于翼状胬肉或 Salzmann 结节。

（7）评估地形图上 Placido 环图像的质量和对称性。中断或脱落区域可能提示未治疗的眼表疾病。

（8）在断层扫描图像中，记录角膜厚度（包括角膜中央和角膜顶点），并评估角膜后表面异常。寻找角膜最薄点的移位，检查角膜局部变薄的区域是否与角膜后表面的异常相对应，与角膜扩张相一致（图4.9）。

（9）将角膜地形图和断层扫描测量结果与其他设备（如手动角膜曲率计、自动角膜曲率计或生物测量仪）获得的测量结果进行比较。

（10）双眼之间图像的对称性很重要。在大多数情况下，对称性可以证实没有病变。

4.6 利用角膜地形图和断层扫描仪制订术前规划

在为屈光性白内障手术患者制订手术计划时，从角膜地形图和断层扫描获得的信息的质量和准确性至关重要，特别是在确定是否需要使用散光或老视矫正型人工晶状体时。

角膜曲率测量在计算人工晶状体屈光度以及估计有效晶状体位置方面发挥着重要作用。角膜曲率的 1 D 误差可导致人工晶状体屈光度的 0.9 D 误差以及术后屈光度的 0.6 D 误差[9]。因此，使用多种方法（手动角膜测量法、自动角膜测量法、生物光学测量法以及地形图和断层扫描法）获得角膜屈光测量值，并对这些值进行比较，以确保所有测量值之间的一致性，是非常重要的。不一致可能是因为有潜在的病理因素，可能表明患者在白内障手术时不适合使用散光或老视矫正型人工晶状体。

特别是对于散光的矫正，需要准确测量来确定散光的度数和轴向，以及确定是规则散光还是不规则散光。目前可用的角膜断层扫描仪（Pentacam，Oculus）和生物光学测量仪（IOL Master 700，Zeiss）可以测量角膜后表面散光，

其已被证明可产生高达 0.3 D 的逆规散光[10]。

生物光学测量仪，如 IOL master 700，测量角膜中央 2.5 mm 区域的角膜曲率，而角膜地形图仪则测量整个角膜。从光学测量仪获得的角膜曲率在人工晶状体计算中是最准确的，而从角膜地形图仪获得的值对于全面评估角膜散光的规则性和对称性，以及确认散光轴位更为关键。

屈光性白内障手术医师通常会对低于 1.25 D 的顺规散光和低于 0.75 D 的逆规散光进行人工或飞秒激光辅助角膜缘切口松解术[11]。对于较高度数的顺规散光和逆规散光，通常考虑散光矫正型人工晶状体（Toric IOL）。将 Toric IOL 对准正确的轴位是避免术后屈光意外的关键。Toric IOL 每旋转 1°，其有效的柱镜矫正就会减少 3.3%[12]。如果错位 30°，则矫正散光基本无效（图4.10）。除了精确的术前测量外，使用其他技术，如术中像差测量（ORA，Alcon）和术中导航（Callisto Eye，Zeiss）有助于在术中确认 Toric IOL 的正确方向。

在进行 Toric IOL 计算时，可采用多种方法对角膜后表面测量数据进行无缝整合，以提高计算的有效性和准确性。IOL master 700 测量全角膜（包括前表面和后表面），称为全角膜（total cornea，TK）测量。在获得 Toric IOL 计算结果时，可应用 Barrett TK Toric 公式进行 Toric IOL 的选择，得到考虑角膜前、后表面角膜曲率测量值的计算结果。一般来说，逆规散光患者的 TK 值高于顺规散光患者（因为角膜前、后表面散光轴向不同）。

Barrett Toric IOL 计算器也可用于计算 Toric IOL 度数。在 Lenstar（Haag Streit）和 IOL master 700 等生物测量仪上，Barrett Toric 公式是自动内置的。Barrett Toric IOL 计算器默认使用基于理论模型来预测角膜后表面散光。作为一种替代方法，医师可以在计算器的在线版本直接输入 Scheimpflug 或扫频源 OCT 测量的角膜后表面数值。对于使用多种设备获得角膜后表面测量的医师来说，输入这些数据有助于提高他们人工晶状体选择的准确性，特别是在他们无法获得术中像

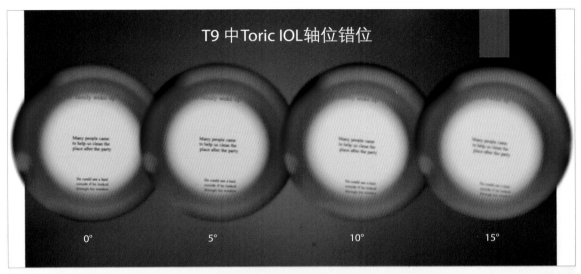

图 4.10 与 Toric IOL 轴位错位加重相关的视觉模糊的图像（经许可引自：John Berdahl，MD）

差测量的情况下。

忽视角膜后表面散光已被证明会对散光手术的效果产生不利影响[13]。值得注意的是，研究表明，在既往接受过近视准分子激光手术的患者中，使用 Barrett True-K 公式结合使用 Scheimpflug 成像测量的角膜后表面散光可获得最低的预测误差[14]。考虑角膜后表面散光有助于医师更准确地确定角膜总散光，并为给定的患者选择最合适的散光矫正方式。在屈光性白内障手术中，角膜后表面的直接测量可能会越来越受欢迎，以此改善患者的视力预后。

角膜地形图和断层扫描对鉴别圆锥角膜、透明边缘变性、屈光术后角膜扩张等角膜疾病非常有帮助。术前应注意鉴别角膜扩张性病变，避免术后出现屈光意外。不规则散光患者植入 Toric IOL 可导致术后视力不佳。对圆锥角膜或透明边缘变性患者行白内障手术时，选择趋向近视的手术目标，有助于避免远视性屈光意外和患者的不满意。

角膜断层扫描仪如 Pentacam，也提供中央和周边角膜的厚度测量。这使医师能够确定是否有角膜变薄的区域，如果需要散光矫正，也有助于确定 LRI 的深度和位置。

在 OPD-Scan Ⅲ（角膜曲率计、角膜地形图仪和综合波前像差仪）等设备中，医师还可以记录高阶像差和 α 角，如果 α 角偏大，患者就不适

合植入优选 IOL。同样，Pentacam 等设备也可观察到异常的 κ 角，这可能会限制部分患者对优选 IOL 的耐受性和疗效。

最后，iTrace（Tracey Technologies）将自动验光、角膜地形图、自动角膜曲率测量、波前像差测量和瞳孔测量结合在一个系统中，以对整个视觉通路成像（图 4.11a）。除了提供角膜屈光力分析，该平台还可以测量角膜和总高阶像差，使医师能够精确规划 Toric IOL 的对位以及确定术后 IOL 的旋转度（图 4.11b）。

4.7 术后评估

角膜地形图和断层扫描可以用来监测各种眼表处理后对角膜曲率值的影响。为了进行有效的比较，术前和术后使用相同的地形图仪和断层扫描仪是必要的。在干眼治疗前后、前基底膜营养不良和 Salzmann 结节变性的表层角膜切削术前后（图 4.12）、翼状胬肉切除术和角膜交联术可以突出显示角膜结构的正常化和角膜曲率的变化。差值图可用于监测治疗后的角膜变平或变陡。采用序贯扫描来验证角膜曲率测量的稳定性是很重要的，因为角膜在治疗后的几周内会持续重塑。初始地形图和断层图像不规则的患者往往需要多次扫描。只有当角膜测量结果显示出明确

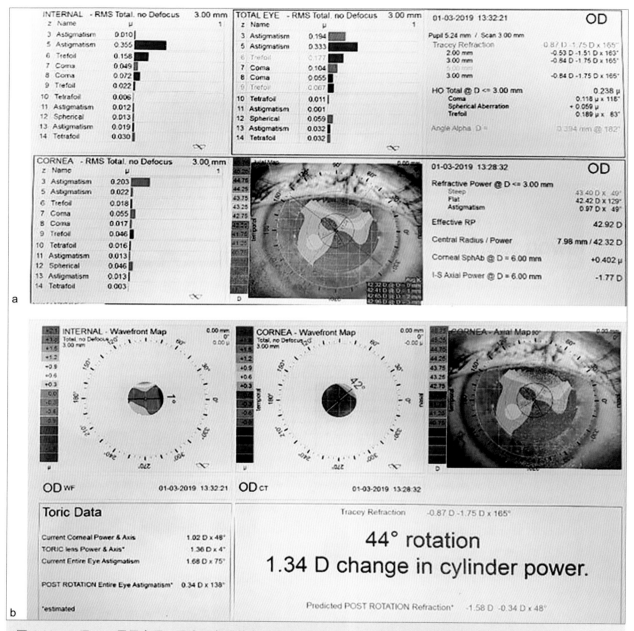

图 4.11　a. iTrace 显示全眼、眼内、角膜的高阶像差。b. iTrace 显示植入的 Toric IOL 旋转 44°，导致术后屈光意外（经许可引自：Florence Cabot，MD.）

的稳定性时，才能用于 IOL 的计算。

4.8　总结

屈光性白内障手术是一门需要高度精确和关注细节的艺术。角膜曲率和生物学测量是屈光性白内障手术的基石。高质量的测量对于最大限度地提高视觉效果至关重要。所有白内障手术患者都应进行术前角膜地形图／断层扫描仪检查，屈光性白内障手术医师应知道如何解释这些图像并制订周到的手术计划。优化角膜测量，获得多组测量数据，并利用多种设备获得数据，将帮助手术医师确定患者是否适合使用散光或其他优选人工晶状体，以提高术后视觉效果和患者满意度。除了缜密的术前计划外，术后效果的评估同样有助于完善不同类型患者的规划，并不断提高疗效。

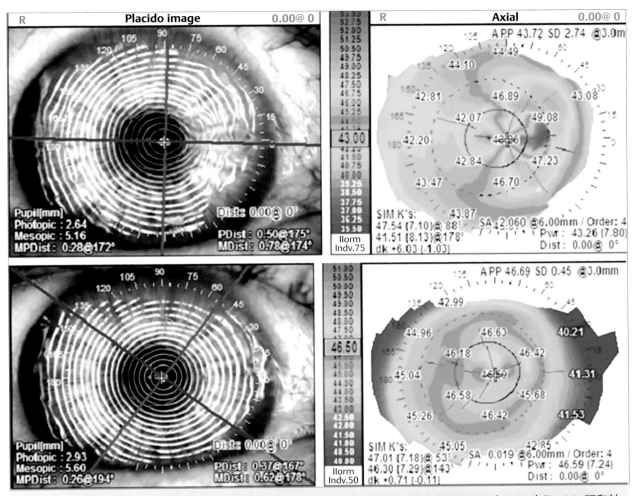

图 4.12　表层角膜切削术治疗 Salzmann 结节变性前（上）和术后 1 个月（下）的 OPD Ⅲ（Nidek）Placido 环和轴向曲率图。表层角膜切削术后角膜表面恢复正常，不规则角膜散光明显减少（经许可引自：Elizabeth Yeu, MD.）

（缪爱珠　施雨萌　译，季樱红　卢奕　审校）

参考文献

[1] Moshirfar M, Duong A, Ronquillo Y. Corneal imaging. StatPearls. StatPearls Publishing LLC; 2020

[2] Fan R, Chan TC, Prakash G, Jhanji V. Applications of corneal topography and tomography: a review. Clin Exp Ophthalmol. 2018; 46(2): 133−146

[3] Tummanapalli SS, Potluri H, Vaddavalli PK, Sangwan VS. Efficacy of axial and tangential corneal topography maps in detecting subclinical keratoconus. J Cataract Refract Surg. 2015; 41(10): 2205−2214

[4] Kamiya K, Kono Y, Takahashi M, Shoji N. Comparison of simulated keratometry and total refractive power for keratoconus according to the stage of amsler-krumeich classification. Sci Rep. 2018; 8(1): 12436

[5] Trattler WB, Majmudar PA, Donnenfeld ED, McDonald MB, Stonecipher KG, Goldberg DF. The Prospective Health Assessment of Cataract Patients' Ocular Surface (PHACO) study: the effect of dry eye. Clin Ophthalmol. 2017; 11: 1423−1430

[6] Gupta PK, Drinkwater OJ, VanDusen KW, Brissette AR, Starr CE. Prevalence of ocular surface dysfunction in patients presenting for cataract surgery evaluation. J Cataract Refract Surg. 2018; 44(9): 1090−1096

[7] Epitropoulos AT, Matossian C, Berdy GJ, Malhotra RP, Potvin R. Effect of tear osmolarity on repeatability of keratometry for cataract surgery planning. J Cataract Refract Surg. 2015; 41(8): 1672−1677

[8] Goerlitz-Jessen MF, Gupta PK, Kim T. Impact of epithelial basement membrane dystrophy and Salzmann nodular degeneration on biometry measurements. J Cataract Refract Surg. 2019; 45(8): 1119−1123

[9] Lee AC, Qazi MA, Pepose JS. Biometry and intraocular lens power calculation. Curr Opin Ophthalmol. 2008; 19(1): 13–17

[10] Koch DD, Jenkins RB, Weikert MP, Yeu E, Wang L. Correcting astigmatism with toric intraocular lenses: effect of posterior corneal astigmatism. J Cataract Refract Surg. 2013; 39 (12): 1803–1809

[11] Vickers LA, Gupta PK. Femtosecond laser-assisted keratotomy. Curr Opin Ophthalmol. 2016; 27(4): 277–284

[12] Potvin R, Kramer BA, Hardten DR, Berdahl JP. Toric intraocular lens orientation and residual refractive astigmatism: an analysis. Clin Ophthalmol. 2016; 10: 1829–1836

[13] Koch DD, Ali SF, Weikert MP, Shirayama M, Jenkins R, Wang L. Contribution of posterior corneal astigmatism to total corneal astigmatism. J Cataract Refract Surg. 2012; 38(12): 2080–2087

[14] Savini G, Hoffer KJ, Barrett GD. Results of the Barrett True-K formula for IOL power calculation based on Scheimpflug camera measurements in eyes with previous myopic excimer laser surgery. J Cataract Refract Surg. 2020; 46(7): 1016–1019

5 角膜缘和陡峭轴的标记

Marking the Limbal Reference and Steep Axes

Fuxiang Zhang, Alan Sugar, and Lisa Brothers Arbisser

摘要

散光矫正的准确性和精确性受多方面影响。术前标记作为手术散光矫正的步骤之一，是屈光性白内障手术的核心。本专题将讨论包括标记角膜子午线的轴向等在内的标记角膜缘和陡峭轴的重要步骤。近年来新出现的更先进的数字导航系统，无须术前角膜标记即可术中对散光矫正型 IOL 实时定位。然而，初学者可能更适合从手工标记方法开始学习，因此本专题将重点讨论手工标记技术。本专题还将介绍一些经济有效的方法，包括如何防止头部倾斜、下巴向上或向下以及标记被弄脏和冲刷去除等。

关键词

标记，角膜缘，陡峭轴，手工标记，数字标记，Verion，Callisto

5.1 引言

散光管理是屈光性白内障手术的关键内容之一。即使老视仍然存在，屈光性白内障术后患者也可以配戴非处方阅读眼镜，并且在特定距离范围内不使用验光眼镜也有较好视力。如果不进行必要的散光矫正，患者将永远无法摆脱眼镜。在考虑风险与获益时，除术后结果可能与预期存在一定偏差，患者术后需在配镜和采取其他措施进一步矫正之间进行选择的风险外，几乎没有其他风险。因此，此类屈光手术甚至可以适用于独眼患者和伴有其他合并症的患者。虽然配镜可能是首选方案，但如果眼镜损坏或丢失，独眼患者在等待新眼镜过程中仍可正常生活。极少数患者由于角膜曲率被晶状体补偿，虽表现为正视，但实际可能存在"潜在散光"，这些患者可能存在球面的屈光不正，如果没有角膜地形图或对其生物测量数据仔细分析，容易将其忽略。此类少数的患者在非屈光性白内障手术后，将在一生中首次表现出散光，增加他们术后的痛苦及不满。

因此，有些医师甚至为无经济支付能力的患者免费提供散光矫正型人工晶状体，或通过角膜缘松解切开术（limbal relaxing incision，LRI）避免散光矫正型人工晶状体的费用。期望未来医疗保险能够负担白内障手术中散光矫正的费用。

散光较为常见。一项对 2 415 例（4 540 只眼）平均年龄为 60.6 岁患者的研究指出，超过 1/3 患者的散光度数超过 1.0 D（diopter）[1]。一项大型白内障数据显示，超过 60% 的患者白内障术前角膜散光 ≥ 0.75 D [2]。美国白内障和屈光手术学会（ASCRS）指出"角膜散光的管理对多焦点 IOL 功能发挥至关重要。临床经验表明，角膜散光 < 0.75 D 时多焦点 IOL 表现最佳，角膜散光 ≥ 0.75 D 时多焦点 IOL 植入术后视觉质量将有所降低[3]。"

散光矫正的准确性和精确性受多方面影响。本专题将讨论角膜缘和陡峭轴标记的重要方法。

5.2 左右眼的角膜是 360° 完全对称的吗

这个问题的答案既是肯定的，又是否定的。

首先我们回顾一下角膜的方位图。图 5.1 代表面朝您的 1 例患者。90° 始终位于上方，270° 位于下方。从这个角度看，左右眼是 360° 完全对称的。右眼（OD）的 0° 在眼睛的鼻侧，左眼（OS）的 0° 在眼睛的颞侧，因此也可以说 OD 和 OS 是不对称的。若熟悉了这种模式，便可掌握 360° 的轴位。

一些初学者仅仅因为对角膜子午线的轴位不甚了解，便犹豫是否开始屈光性白内障手术。尽管这一基本但必要的问题并不经常被提起，但对轴位缺乏了解可能会产生重大影响。有些人甚至不愿意请教这个问题，因为"这是基础知识"（图 5.1）。

5.3 数字标记 vs 手工标记

与坐位时相比，患者仰卧位时眼球会发生不同程度的旋转（内旋或外旋）。因此，一旦患者被覆无菌布躺在手术台上，便无法准确识别 90° 或 180° 轴位（更别说在坐位时进行相关陡峭轴测量标记了）。这就是为什么需要一个独立的标记系统或必须在患者躺下之前在术前准备区必须使用或不使用裂隙灯做参考标记的原因。

此外，抄写的差错或对数据的错误识别可能导致悲剧性失误的发生。养成在手术时将患者的

角膜地形图挂在显微镜上或在手术室中参考确认数据的习惯，可降低此类错误发生的可能性。手术前的准备工作应包括对这些数据的核对。

标记可分为传统的手工标记和较先进的数字标记两种方式。初学者可能更适合从手工标记方法开始学习，因此本节将重点讨论手工标记技术。

5.3.1 手工标记

- 根据 2017 年欧洲白内障与屈光手术学会（ESCRS）调查，大约 75% 的受访者使用手工标记系统[4]。
- 基本手工标记由两部分组成：第一，在术前准备区，有裂隙灯或无裂隙灯辅助下用标记笔进行参考轴位的标记；第二，在术中显微镜下，用手持设备标记陡峭轴。
- 如何防止标记被弄脏或被快速冲刷去除？
  ○ 干燥技术：
  干燥技术较简便，不增加手术成本，并且效果很好。
  医师标记时，助手协助撑开眼睑，让患者对侧眼固视远处目标。眼部表面麻醉后，用棉签在参考位置（12：00/6：00，或 3：00/9：00，见图 5.2）干燥周围角膜，之后用标记笔（图 5.3）做一个明显清晰

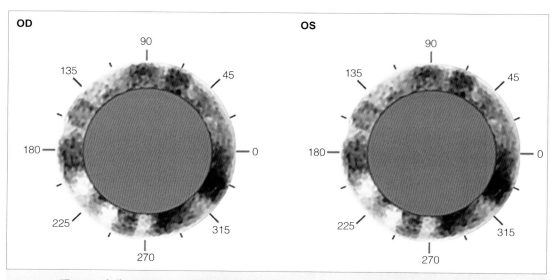

图 5.1　眼 360° 方位后面观。经许可引自：ASCRS

的标记。继续保持眼睑撑开约 10 秒，使标记干燥。通过这种简单的干燥技术，标记将会保持更长时间清晰，且不会被污染或快速被泪液冲洗掉。不清晰的标记很容易晕开 5°～10°。因此使用这种干燥技术多花几分钟是值得的。

○ 针挑技术：

另一种获得更持久的不会晕开、褪色或完全消失的标记的方法是：使用涂覆上印台或笔墨水的 25 号针头。在裂隙灯下，患者头部紧贴头带后，用针在角巩膜缘切线方向上制作一个微小的上皮缺损或划痕。必须注意避免任何角膜或深部损伤。为了达到无菌需求，每例患者必须使用新的针头和标记笔。

○ 热烧技术[5]：

Robert Osher 博士在 2020 ASCRS 20/Happy 屈光性白内障手术在线课程中介绍了该技术。该技术的优点是能够检查 PO1 Toric IOL 的定位对准情况。该方法需在表面麻醉下进行。

• 使用裂隙灯是否可提高标记的准确性？

○ 使用裂隙灯的缺点是需要额外花费几分钟，但准确性更高。使用裂隙灯，患者的头部位置（无倾斜）以及下巴朝上或朝下均可在两个平面上调整。至少有两项研究表明，与不使用裂隙灯相比，使用裂隙灯可提高准确性[6, 7]。因此，建议将裂隙灯的使用作为常规方法（图 5.2 和图 5.3）。此外，同样的原理适用于角膜地形图、LenStar 和 IOLMaster 生物测量。患者头部应保持垂直，不得倾斜。技术人员的教育对于避免这种人为错误非常重要。

• 如何减轻标记时的倾斜度？

○ 若不留心或无任何额外辅助，轻微的头部倾斜便容易导致 5°～10° 的旋转误差。

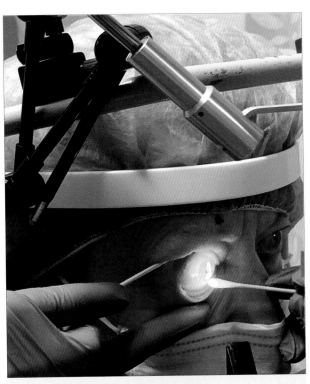

图 5.2 先使用棉签干燥周边角膜

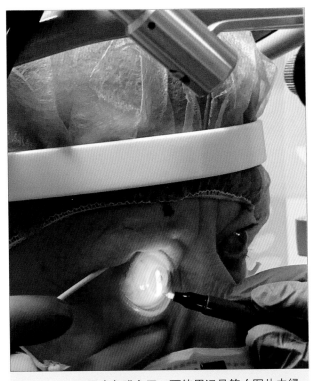

图 5.3 一旦周边角膜变干，可使用记号笔（图片中绿色笔；Devon Skin Marker, Covidien/CardinalHealth, Dublin, Ohio; Dual ends; Made in Japan; KS77642410）进行标记

- Graham Barrett 博士的手机应用软件方法是一个好的选择。
- 使用裂隙灯方便并且有效。
- 可采用 Nuijts-Lane 术前 Toric 标记器（图5.4），将水平气泡作为标记物的一部分，以帮助不使用裂隙灯时的准确定位。但如果头部倾斜，该设备仍然存在精准度问题。因此，使用该标记器仍需在裂隙灯辅助下固定头部位置。但使用裂隙灯观察气泡存在一定难度，并且需要注意避免标记器划伤角膜。

- 角膜缘标记必须使用两个参考标记点（12/6或3/9）吗？

据报道，Rubenstein 医师仅在 6 点方向做一个标记点[5]。如果能保证准确性，一个标记点也没有问题，它可以节省时间和精力。如果 6 点方向标记准确，则理论上在手术台上12 点方向也易于识别。

- 弱视患者如何标注非弱视眼？

如果患者有一眼弱视，并且将在非弱视眼植入 Toric 人工晶状体，有一个在裂隙灯下标记角膜缘参考轴的技巧。如果在标记非弱视眼时，要求患者的弱视眼正视前方，标记可能不准确，因为好眼可能不在正常注视位置。一个更好的方法是在标记好眼时，令好眼直视前方固定眼位。

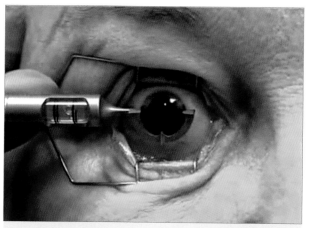

图 5.4 带有气泡的 Nuijts-Lane 术前 Toric 标记器 REF#：AE-2791TBL。经许可引自：ASICO

- 美国休斯敦贝勒学院的研究发现，手工标记方法与数字标记方法效果相当[8]。
- 即使采用数字标记，仍然经常需要进行角膜缘的标记作为参考。
- 因此，初学者在使用手工标记时不必觉得低人一等，注意细节更为重要。

5.3.2　数字标记

Robert Osher 博士 10 年前对数字成像系统和虹膜纹理识别概念方面做出了开创性的贡献，该技术通过拍照获得相关血管和虹膜标志的参考信息（见"1　我的屈光性白内障手术生涯"）。毋庸置疑，这一伟大的想法促进了更先进的定量数字导航系统的发展。

近年来新出现的更为先进的定量数字导航系统[9, 10]，可在无术前角膜标记的情况下对 Toric IOL 进行定位。Verion V-Lynk（Alcon）和 Callisto（Zeiss）是近几年最常用的两款。

Verion 图像导航系统（Alcon）由测量模块和数字标记器两部分组成。术前使用眼内测量模块获取患者眼睛的彩色参照图像。这些图像通过 USB 设备传输到数字标记器。利用结膜和角膜缘上的多个参考点，实现导入的术前图像和实时手术图像的叠加。通过眼球追踪导航系统，理论上可消除眼球旋转或运动的干扰，使植入的 Toric IOL 的理想目标轴位准确地投射到外科医师右眼显微镜中。

有许多文献报道支持数字标记方法[9, 10, 11, 12, 13]。然而 Solomon 等的一项前瞻性研究指出，蓝色手工标记法并不输于 Verion[14]。另一项关于 IOLMaster（Zeiss）和 Verion 的前瞻性研究[15]（54 例患者）表明，两款设备在 IOL 计算和手术规划方面存在一定差异，可导致非预期的残余屈光不正。若差异主要体现在 IOL 计算方面，应将 IOLMaster 作为主要的生物测量参考。在我们自己使用 Verion V-Lynk（Alcon）的临床实践（FZ）中，并未觉得其在准确性或可靠性方面表现十分优异，我们现在又回到了传统的手动标记，同时仍在探索其他电子化标记方法。

5.4 用于标记陡峭轴的工具有哪些

　　术中根据术前裂隙灯下做的参考标记，并借助第二种工具例如 Mendez 量规（图 5.5）或 Barrett 双轴标记器（图 5.6；Duckworth & Kent）在 Toric IOL 植入或行 LRI 的理想角度位置标记角膜缘（图 5.5）。

　　Lipsky 等的回顾性病例研究发现，Barrett 双轴 Toric 标记器比常用的 Mendez 量规准确性更高，其患眼主觉验光散光度数在 ±0.50 D 范围内的比例显著提高：前者有 80.6% 的病例术后散光 ≤ 0.50 D，而后者仅有 53.8% 的病例术后散光 ≤ 0.50 D[16]。该研究表明，Barrett 双轴标记器组（35 例患者，36 只眼）术后的平均绝对误差（目标与实际散光轴位的偏差）为 4.0° ± 2.9°（SD），而 Mendez 量规组（25 例患者，36 只眼）为 8.4° ± 6.5°（SD）。Barrett 双轴标记器小于 Mendez 量规和其他标记环并且更精细。Barrett 双轴标记器主要优点在于其外环可独立设置参考轴，而内环用于标记目标 Toric IOL 轴位，之后将标记物附上墨水并按压到角膜上即可。这个尤其在角膜标记后使用 Tori-CAM app 定位参考轴会更精准[16]（图 5.6）。

5.5 什么是角膜导航镜

　　目前，有一些经济有效的辅助设备可在术中定性确认陡峭轴的标记。其中最主要的一个设备为适用于所有患者的无菌安全别针。将别针末端的圆环部分放置于角膜和显微镜镜头之间，可用于显微镜下观察灯光在角膜上形成的反射条纹环。若角膜呈球形，反射条纹环呈圆形；若存在 ≥ 1 D 角膜散光，反射条纹环呈椭圆形，椭圆的短轴代表陡峭轴。拥有一定经验后，甚至可以识别 0.75 D 的角膜散光。散光越大，越容易精确定位陡峭轴。另外一种更复杂的定性设备是角膜导航镜（图 5.7），例如 Mastel 照明手术角膜导航镜。该器械与手术显微镜相连，镜下表现为 3 个

照明强度可调节的 LED 同心环（每一圈由 36 个 LED 灯组成，每 10° 一个 LED 灯）。该设备不仅可反映照射灯光在角膜上形成的反射条纹环，还可显示出植入的 IOL 形成的反射条纹环。因此，通过该设备不仅可以确认陡峭轴向，还可以显示 Toric IOL 的散光矫正轴位，该矫正轴位必须旋转 90° 以有效消除角膜散光（图 5.7）。

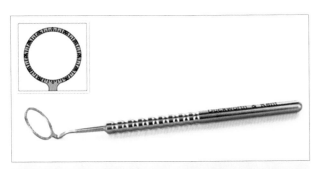

图 5.5　Mendez 量规。经许可引自：Duckworth & Kent

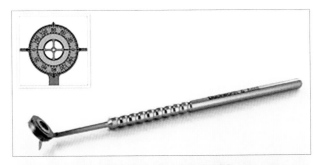

图 5.6　Barrett 双轴标记器。经许可引自：Duckworth & Kent

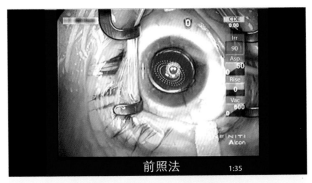

图 5.7　角膜导航镜。经许可引自：Mastel

（胡晓昕　译，樊琪　卢奕　审校）

参考文献

[1] Ferrer-Blasco T, Montés-Micó R, Peixoto-de-Matos SC, Gon-zález-Méijome JM, Cerviño A. Prevalence of corneal astigmatism before cataract surgery. J Cataract Refract Surg. 2009; 35(1): 70–75

[2] Abulafia A, Hill WE. The toric intraocular lens, successful strategy. In: Hovanesian JA, ed. Refractive cataract surgery. 2nd ed. Thorofare, NJ: Slack; 2017: 157–166

[3] Braga-Mele R, Chang D, Dewey S, et al. ASCRS Cataract Clinical Committee. Multifocal intraocular lenses: relative indications and contraindications for implantation. J Cataract Refract Surg. 2014; 40(2): 313–322

[4] Nuijts R. ESCRS Clinical Survey Data: Maximizing Outcomes with Presbyopia and Toric IOLS. ESCRS Supplement: Focusing on Premium, IOL Advances and Best Practices. December 2018/January 2019: 1

[5] Weikert M, Hill W, Barret G, et al. Hitting the refractive target: achieving 20/20 in 2020. 20/Happy in 2020 webinar. August 15, 2020. https://ascrs.org/20 happy/agenda/ hitting-the-refractive-target

[6] Abulafia A. Toric IOLs: How to choose them and where to put them. Presented at ASCRS. Washington DC, April 13–17, 2018

[7] Popp N, Hirnschall N, Maedel S, Findl O. Evaluation of 4 corneal astigmatic marking methods. J Cataract Refract Surg. 2012; 38(12): 2094–2099

[8] Montes de Oca I, Kim EJ, Wang L, et al. Accuracy of toric intraocular lens axis alignment using a 3-dimensional computer-guided visualization system. J Cataract Refract Surg. 2016; 42(4): 550–555

[9] Varsits RM, Hirnschall N, Döller B, Findl O. Evaluation of an intraoperative toric intraocular lens alignment system using an image-guided system. J Cataract Refract Surg. 2019; 45(9): 1234–1238

[10] Webers VSC, Bauer NJC, Visser N, Berendschot TTJM, van den Biggelaar FJHM, Nuijts RMMA. Image-guided system versus manual marking for toric intraocular lens alignment in cataract surgery. J Cataract Refract Surg. 2017; 43(6): 781–788

[11] Elhofi AH, Helaly HA. Comparison between digital and manual marking for toric intraocular lenses: a randomized trial. Medicine (Baltimore). 2015; 94(38): e1618

[12] Mayer WJ, Kreutzer T, Dirisamer M, et al. Comparison of visual outcomes, alignment accuracy, and surgical time between 2 methods of corneal marking for toric intraocular lens implantation. J Cataract Refract Surg. 2017; 43(10): 1281–1286

[13] Zhou F, Jiang W, Lin Z, et al. Comparative meta-analysis of toric intraocular lens alignment accuracy in cataract patients: Image-guided system versus manual marking. J Cataract Refract Surg. 2019; 45(9): 1340–1345

[14] Solomon KD, Sandoval HP, Potvin R. Correcting astigmatism at the time of cataract surgery: toric IOLs and corneal relaxing incisions planned with an image-guidance system and intraoperative aberrometer versus manual planning and surgery. J Cataract Refract Surg. 2019; 45(5): 569–575

[15] Labiris G, Panagiotopoulou EK, Ntonti P, et al. Level of agreement of intraocular lens power measurements between an image-guided system and partial coherence interferometry. J Cataract Refract Surg. 2020; 46(4): 573–580

[16] Lipsky L, Barrett G. Comparison of toric intraocular lens alignment error with different toric markers. J Cataract Refract Surg. 2019; 45(11): 1597–1601

6 角膜缘松解切开术
Limbal Relaxing Incisions

Fuxiang Zhang, Alan Sugar, and Lisa Brothers Arbisser

摘要

角膜缘松解切开术（limbal relaxing incision，LRI）这个名称并不是最贴切的，称之为角膜周边松解切开术（peripheral corneal relaxing incision，PCRI）更好，但就我们所知，大多数文献中都在使用角膜缘松解切开术这一说法。另外，在本书的其他所有章节中，都是使用角膜缘松解切开术，因此，本章中我们将继续沿用这个名称。角膜缘松解切开术是白内障手术中或手术后矫正散光的常用临床方式之一，是任何外科医师在考虑使用优选人工晶状体治疗屈光性白内障之前的先期处理之一。本章将重点介绍这一看似简单的手术操作的基本知识和技能，将涵盖其基本定义、松解刀的选择、适用患者、列线图、选角膜缘松解切开术/散光矫正型人工晶状体植入的临床选择指南，以及飞秒激光辅助弧形角膜切开术的介绍。

关键词

角膜缘松解切开术，角膜周边松解切开术，散光矫正，激光辅助弧形角膜切开术

6.1 如何定义规则散光与不规则散光

如果两条主子午线，即最小和最大屈光力的两条子午线，呈相互垂直状态时（相差90°），则称之为规则散光。如果眼睛的光学系统有两条以上的主子午线，或者两条主子午线互不垂直，则散光被归为不规则散光。无论是眼镜还是散光矫正型人工晶状体，都无法矫正不规则散光来形成清晰的图像。同理，我们也无法通过手工角膜周边切开术来改善不规则散光，尽管激光治疗性角膜切开术有可能改善这类患者的视力。硬性角膜接触镜或针孔镜能使严重的不规则散光患者获得最清晰的视力。

6.2 如何从逻辑上定义顺规散光和逆规散光

根据最陡峭的子午线位置定义散光的类型。

以下三种布局分布在临床上已被普遍使用，在交流、验证和比较时相当有用。

了解这些不同布局分布的重要性和用途在于它提供一个统一的分类标准，另外一个目的则是出于临床的需要。例如，一般来说，我们应当过矫逆规散光，欠矫顺规散光，而斜轴散光的矫正程度则介于两者之间。如果陡峭轴K值为20°，则依据图6.1属于斜轴散光，但依据图6.3则属于逆规散光。

第一种定义方式是如图6.1所示，将顺规散光和逆规散光各分配180弧线的1/6（30°）[1]。如果最陡峭的子午线位于75°～105°，则为顺规散光；如果最陡峭的子午线位于165°～195°之间，则为逆规散光。如果最陡峭的子午线位于15°～75°或105°～165°，则为斜轴散光。这个定义在角度覆盖方面将1/6分给顺规散光，1/6分给逆规散光，4/6分给斜轴散光（图6.1）。

第二种定义如图6.2所示：顺规散光为陡

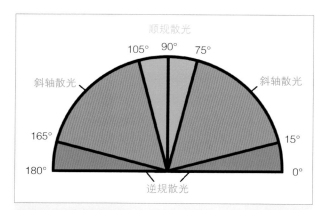

图 6.1 顺规散光和逆规散光各占 1/6（16.7%）

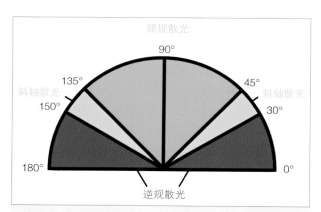

图 6.2 这个定义在角度覆盖方面把 3/6 给了顺规散光，2/6 给了逆规散光，1/6 给了斜轴散光

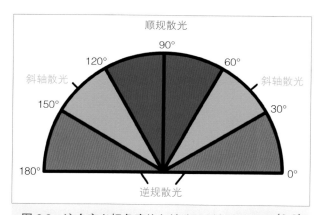

图 6.3 这个定义把角度均匀地分配到每个类别中[2, 3]

峭子午线在 45°～135°，逆规散光为 0°～30° 以及 150°～180°，如图 6.8 中的 NAPA 列线图（Nichamin-Age and Pachymetry Adjusted，即校正了年龄和角膜厚度的 Nichamin 列线图）。这个定义在角度覆盖方面将 3/6 分给顺规散光，2/6 分给逆规散光，1/6 分给斜轴散光。在图 6.12 中，

针对飞秒激光辅助白内障手术采用另一个系统：0～44° 以及 136°～180° 是逆规散光，45°～135° 是顺规散光。

最后一种定义可能更符合逻辑、更合理，即平均分配给每个类别 1/3。0～30° 为逆规散光，31°～59° 为斜轴散光，60°～90° 为顺规散光[2, 3]（图 6.3）。

6.3 同轴切口及其局限性

当白内障手术患者的角膜为典型的规则散光时，最常见的操作是应用散光矫正型人工晶状体和角膜缘松解切开术。如果散光度数正好适用于通过手术切口矫正，则可以采用同轴切口或双侧对称性全层穿透式角膜缘/透明角膜切口来使陡峭子午线变平。不过上述方法的使用可能存在一些顾虑和问题，例如需要配置旋转手术台，手术操作位置欠舒适，以及对眼窝深陷的病例操作较为困难。而且在现代的小切口手术技术的前提之下，白内障手术主切口带来的矫正效果有限。由于预期的术源性散光（surgery-induced astigmatism，SIA）往往很小，所以同轴切口并非矫正大多数散光患者的主要方法。

6.4 何时使用散光矫正型人工晶状体或角膜缘松解切开术

考虑到角膜后表面散光，当逆规散光在 0.50 D 或以上，或者顺规散光在 1.50 D 或以上时，散光矫正型人工晶状体的效果通常会比角膜缘松解切开术更好。在大多数仪器的测量结果一致性较好的前提下，我们通常综合应用多个仪器的测量结果。因为在美国没有 T2 散光矫正型人工晶状体，当计算结果建议使用 T2 散光矫正型人工晶状体时（散光矫正型人工晶状体的范围为 T2 至 T9，在人工晶状体光学面上分别对应 1～6 D 的柱镜度数范围），我们使用角膜缘松解切开术进行矫正。如果计算推荐 T3 人工晶状体（在人工晶状体光学面有 1.5 D 的柱镜度数，在角

膜面有 1.03 D 的柱镜度数）或更大，我们就使用散光矫正型人工晶状体。对于功能性人工晶状体或单眼视（又称"单眼融视"）手术方案的远用眼而言，如果同时考虑角膜后表面散光，任何接近或高于 0.50 D 柱镜度数的值都是有意义的。

根据美国眼科学会 IRIS 注册网站数据，随着散光矫正型人工晶状体的广泛应用，角膜缘松解切开术的使用率在 2013—2019 年间逐步下降[4]。

一个完美的角膜缘松解切开术其实是安全的[5,6]，但普遍共识是，与角膜缘松解切开术相比，散光矫正型人工晶状体矫正柱镜度数的可预测性和持久性更好[7,8,9,10,11]。角膜缘松解切开术的患者中，由于角膜表面变化，可观察到更多的高阶像差[8]，但也有研究得出了不同的结论[12]。角膜缘松解切开术最大的问题在于可预测性、可持续性和患者间的个体差异。愈合过程和角膜强度可能对预测性和耐久性有较重要的影响。我们建议在需要进行较为显著的散光矫正时使用散光矫正型人工晶状体。与使用角膜缘松解切开术相比，使用散光矫正型人工晶状体需要更长的手术时间，但长期效果通常更好。

角膜缘松解切开术的主要功能一般是治疗低度散光和残留散光。现在很少使用角膜缘松解切开术来治疗显著的角膜散光，但残留散光通常可在手术室或诊室里通过手工角膜缘松解切开术来治疗。我们有时也会遇到不能使用散光矫正型人工晶状体的情况，比如有术中并发症的复杂病例，或假性剥脱中的悬韧带问题，会导致术后人工晶状体位置改变。

6.5 如何处理角膜缘松解切开术时发生的角膜穿孔

一些初学者希望使用多焦点、景深延长型和三焦点人工晶状体完成全方位的屈光性白内障手术，但因为担心角膜穿孔和感染而不愿意应用手工角膜缘松解切开术。其实如果选用了安全的深度和专用设计的刀片，穿孔的情况很少发

生（见图 6.4 和图 6.5）。即使有微穿孔发生，如果渗漏很少，也不一定需要缝合。通过应用角膜绷带镜和局部抗生素，配合仔细观察，通常都能解决可疑的渗漏问题。首选的方法仍始终是缝合穿孔。仔细的手工定位通常会避免不必要的麻烦。因为角膜本身的形状，弧形切口渗漏比放射状切口渗漏愈合得更快。另外，应该使用局部抗生素，直到没有荧光素染色渗漏为止（图 6.4 和图 6.5）。

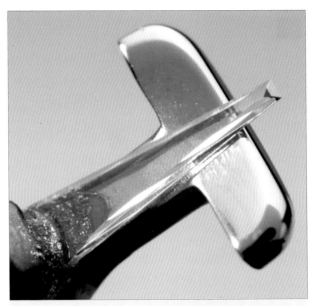

图 6.4 来自 Mastel 公司的 Nichamin 预设深度角膜缘松解切开术钻石刀片。经许可引自：Mastel

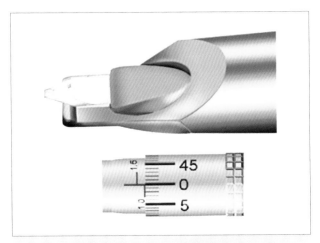

图 6.5 可调节的角膜缘松解切开术钻石刀片。经许可引自：Katena Products Inc.，© 2020

6.6 如何为角膜缘松解切开术选定位置

角膜缘松解切开术应以陡峭子午线为中心，正好位于边缘血管弓位置的前方或中央。因为真正的手术位置应该是在透明的角膜组织中，所以角膜缘松解切开术实际上是一个错误的名称。越靠近中心的角膜弧形切口的松解效果越好，但它们的容错度也越低，更可能造成不规则散光和二阶像差。我们也不推荐太周边的松解切口。如果在角膜缘松解切开术中涉及角膜结膜血管弓，则可能会由于血液供应丰富而引起强烈的愈合反应，导致欠矫。偶尔存在大的周边血管向内生长，可能导致不得不累及角巩缘血管。角膜散光的欠矫比过矫更容易解决。欠矫可以通过延长角膜缘松解切口长度，或再做一个更靠中心的松解切开术来处理，但过矫则更可能需要借助激光矫正。

6.7 何时进行角膜缘松解切开术

角膜缘松解切开术可以在手术开始时或结束时进行。我们倾向于在超声乳化手术前进行，此时眼球有足够的强度，并有清晰的方向标记。唯一的例外是当使用颞侧透明切口做一个较长的逆规散光角膜缘松解切开术时。在这种情况下，采用隧道式三平面切口来完成超声乳化手术。白内障手术完成时，用角膜缘松解刀将超声乳化手术切口线（不是隧道部分）延长至所需的深度。如果在手术开始时进行这种较长的颞侧角膜缘松解切开术，可能会引起严重的角膜水肿或术中渗漏。

6.8 角膜缘松解切开术的典型深度和长度是多少

角膜缘松解切开术的刀片深度通常是角膜厚度测量仪读数最薄处数值的85%～90%。延长角膜缘松解切口的长度可以增加散光矫正的效果，但一般认为角膜缘松解切口的最大长度是3个钟点的距离。当切口较长时，等效球镜度数的耦合比将趋向于超过1.0，意味着可能导致最终等效球镜度数的远视漂移。在比较相对弯曲的弧形角膜缘松解切口和直线形的切线方向切口时，也是类似情况[13]。切口超过一定长度时，会开始抵消其自身效果。当散光矫正为轻度至中度时，耦合比通常为1.0，不需要调整等效球镜度数[14, 15]。考虑到角膜直径的变化，应该使用弧度来表示切口的长度，而非毫米。NAPA列线图即角膜缘内弧形散光列线图是常用的指南之一（图6.8）。

6.9 常用的角膜缘松解切开术刀片有哪些

建议使用钻石刀而不是金属刀。Mastel、Katena和其他制造商都有很好的钻石刀。最常见的是预设500或600 μm的刀片或可调节的刀片（见图6.4和图6.5）。选择单刃的角膜缘松解切开刀，在制作切口时就不会遮挡视线。有些老式的刀片有双刃，其优点是可以控制接近组织时的角度，但缺点是可能挡住手术操作视野，此时需在手柄倾斜的情况下才能看到刀片，这样手柄和刀片才垂直于角膜。因为周边角膜的厚度通常超过600 μm，所以预设600 μm的刀片可用于大多数病例。虽然可能不需要可调节的刀片，但它可能是操作者错误的源头。另外一个隐患是角膜厚度测量不准。对于青光眼和Fuchs角膜营养不良的患者，需用到中央角膜厚度，而角膜缘松解切开术需用到周边角膜厚度。中央角膜通常比周边角膜更薄，外科医师应让手术的技术员了解这种差异。理想情况下，会在预定切口位置用仪器测量周边角膜的厚度，但手术中这个厚度可能会根据开睑器保持眼睛张开的时间而变化，干燥或水分过多都会严重影响角膜切口制作时的厚度。术中测量耗时且困难，且目前尚无证据表明其测量数值的准确性更高。

6.10 在做角膜缘松解切开术时，需要考虑角膜后表面散光的情况吗

是否应该像对待散光矫正型人工晶状体那样考虑角膜后表面散光（posterior corneal astigmatism,

PCA）的影响呢？答案是肯定的。如果我们不考虑 PCA 的影响，就会对大多数患者的顺规散光造成过矫，而对逆规散光造成欠矫。根据 Douglas Koch 博士及其同事的研究，PCA 是无法用角膜地形图、LenStar 或手动角膜曲率计来测量的。这种 PCA 不会随着年龄的增长而变化[16]。据我们所知，目前尚无经同行评议的研究对角膜缘松解切开术的列线图进行更新以涵盖 PCA 测量问题，希望这个问题在不久的将来会得到解决。如果 IOLMaster 或 LenStar 设备可以自动打印 Barrett 散光矫正型人工晶状体的计算结果，可以使用推荐的散光矫正轴和度数作为参考，这些推荐数值已经考虑了 PCA 和 SIA。如果不使用 Barrett 散光矫正型人工晶状体的计算公式，并且不直接测量 PCA，那么在应用角膜缘松解切开术时，只需在逆规散光病例中增加 0.3 D，在顺规散光病例中减去约 0.5 D。如果是斜轴散光，则不需要进行调整[17]。

6.11　在计划角膜缘松解切开术时，需要考虑年龄和性别吗

由于角膜组织弹性的变化，年龄对角膜缘松解切开术有着重要的影响。1 例 80 岁患者的反应可能是 30 岁患者的 2 倍。NAPA 角膜缘内弧形散光列线图（图 6.8）是较好且常用的列线图之一。而不同性别的患者之间并无差异。

6.12　应当以治疗角膜散光还是以屈光性散光为目标

使用列线图时，应当总是以角膜散光度数而不是验光检查的散光度数为指导。白内障可显著改变主觉验光法所测得的散光度数。由白内障引起的 2.0～3.0 D 的散光在临床上并不罕见。

6.13　单侧的角膜缘松解切开术是否与堆成的角膜缘松解切开术一样有效

角膜缘松解切开术通常是成对进行的，以实现角膜平整度的对称优化，并限制所需切口的长度。单侧切口也很有效，而且很受欢迎。单侧角膜缘松解切口与超声乳化手术切口成对，矫正效果也很好。一些外科医师还在陡峭子午线上使用对称的全层穿透切口，似乎也很有效。然而，巴西的一项研究指出，单侧角膜缘松解切开术组的散光改善效果不如双侧对称组明显[18]。但该研究并不能下结论说单侧切口组手术结果欠优仅是由于其单侧切开模式所致，亦可能是由于列线图或其他因素造成的。该研究的样本量相当小，单侧角膜缘松解切开术组只有 5 例患者。而且其中一名作者（LBA）总是使用成对的切口，只有一种情况除外，就是逆规散光时，是在陡峭子午线的居中处做透明角膜切口。

6.14　医师是否应该总是用惯用手来进行角膜缘松解切开术

可能不需要。如果只用惯用手做角膜缘松解切开术，就需要不断改变位置，这会大大降低手术的效率。因此，医师需要花时间来练习非惯用手，使得手术时的弧线切割像惯用手所做的一样漂亮、光滑，并与组织垂直。除了实践和练习之外，并没有捷径。那么该如何练习呢？如果惯用右手，那么手持角膜缘松解切开刀的方式就与拿笔的方式一样。至于非惯用手，就可以拿笔，模仿切割的方式画弧线。非惯用手画出的弧线通常不如惯用手画出的弧线好，特别是当其长度达到 2 点钟或更长时。总之，熟能生巧。

6.15　刀片应垂直于角膜表面还是虹膜平面

刀片和刀柄应与计划进行角膜缘松解切开术的角膜表面垂直，而不是与虹膜平面垂直。如果没有做到垂直于角膜表面，则会造成斜面切口。也就是说，当通过显微镜观察时，手柄应该是倾斜的，术者应该能够看到刀片。应注意尽可能使整个切口达到同一深度。如果没有下意识地注

意这个细节，切口中心处会最深，也是效果最好的位置。散光角膜切开术（包括角膜缘松解切开术）的切口通常跨越 30°～75° 的弧度（长度为 3～6 mm）。如果钻石刀的尖端有一个角度（即典型的情况），即使刀尖已经穿透到全部深度，切口的两端也必然较浅。有一些设计可以避免这种额外的变数。

6.16　角膜缘松解切开术适合于哪些患者

请参考表 6.1（图 6.6 和图 6.7）。

6.17　手工角膜缘松解切开术与激光弧形角膜切开术的比较

每名屈光性白内障手术医师都应该知道如何进行手工角膜缘松解切开术，因为低度的散光更适合用角膜缘松解切开术而不是散光矫正型人工晶状体来治疗，特别是在美国没有 T2 散光矫正型人工晶状体的情况下。由于各种原因，并非所有的外科医师都使用飞秒激光。随着患者期望值的提高，矫正残余散光的需求也在增加。一些特殊情况可能不适合使用激光散光角膜切开术，例如有滤过泡的患者。有时候，医师可能不得不放弃飞秒激光辅助白内障手术，例如患者瞳孔过小或睑裂过窄，导致无法对接激光接口。学习手工角膜缘松解切开术通常是屈光白内障手术初学者的第一步。几年前，我们手术室的护士忘记订购 T5 散光矫正型人工晶状体，但正好有 1 例患者 ORA 测量推荐使用 T5 散光矫正型人工晶状体，于是我们用了 T4 散光矫正型人工晶状体联合角膜缘松解切开术，也取得了非常好的效果，患者

表 6.1　初学者最初几例手工角膜缘松解切开术候选患者的选择准则

项　目	理想候选患者	尽量避免
角膜	健康、干净、规则的 Placido 图像环	干眼症、中度 MGD、任何明显的 EBMD、任何显著的 Salzmann 结节
角膜缘	清晰、无新生血管	不规则变化或新生血管侵入角膜缘
规则性	地形图上的规则散光	这些应该是所有角膜缘松解切开术的禁忌证：地形图上的明显不规则散光，如圆锥角膜、透明边缘变性，或既往放射状角膜切开术
切口长度	1 至 2 点钟位置	超过 2 点钟位置
切口位置	适合医师的惯用手	最初的几个病例不适合用非惯用手来做
眼轴长度	正常范围	避免眼轴长度为极端值的病例，特别是眼轴非常短时，ELP 将更为关键，更难达到屈光度目标，使得整体治疗效果更不可预测
人工晶状体选择	单焦点人工晶状体	MFIOL、三焦点或 EDOF 人工晶状体对初学者比较难
单纯角膜缘松解切开术，或合并散光矫正型人工晶状体	单纯角膜缘松解切开术	合并散光矫正型人工晶状体
和主切口重叠	和超声乳化手术切口无重叠，见图 6.6	和超声乳化手术切口有重叠，见图 6.6
既往自身免疫病	无	有活动性或晚期类风湿性关节炎或狼疮病病史
个性	容易相处	要求较高

缩写：EBMD，上皮基底膜营养不良；EDOF，景深延长型；ELP，有效晶状体位置；MFIOL，多焦点人工晶状体；MGD，睑板腺功能障碍

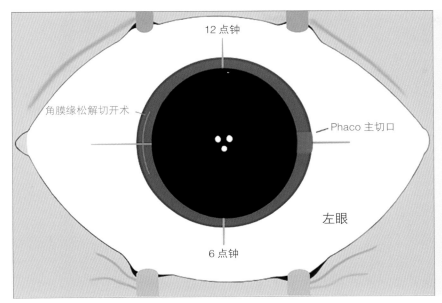

图 6.6 角膜缘松解切口与超声乳化主切口对称

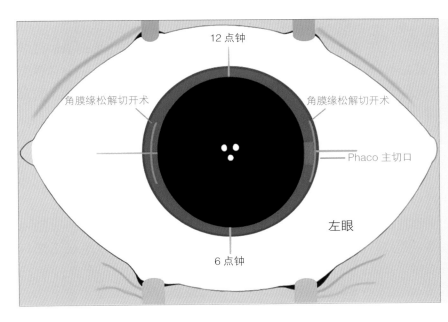

图 6.7 角膜缘松解切口和超声乳化主切口重叠

术后情况很好，获得了极佳的裸眼远视力。

与激光角膜切开术相比，手工角膜缘松解切开术在深度、位置、配置、对称性和可重复性/可预测性方面可能有一些缺点。激光手术的另外一个独特的优点是实现了电子注册数据的整合，将术前角膜地形图准确地转移到激光系统中，减少人为错误的机会。

光学相干断层扫描控制的角膜测距是直接在预定的切口区域进行的，这增加了安全性（穿孔机会较少）。真正的角膜基质内角膜缘松解切开术切口只有在使用飞秒激光时才能实现，并且术后异物感和刺激感可能会更少。理论上，飞秒激光也应该更不容易引起感染，不过手工角膜缘松解切开术的感染率也很低[19, 20]。

来自英国的一项随机比较研究中，51 例患者的 51 只眼接受了手工角膜缘松解切开术，53 例患者的 53 只眼接受了飞秒激光角膜切开术矫正散光，激光组的结果更好：42% 的患者激光术后柱镜度数小于 0.50 D，而人工组只有 20% 的患者达到这样的效果（$P=0.01$）[21]。另外一项对 143 例患者的 189 只眼进行的大型回顾性研究表明，飞秒激光辅助白内障手术是一种安全有效的白内障手术时术中的散光矫正方法，术后至少1年内矫正效果稳定[22]。还有一项研究则表明，激光进行的角膜基质切开术后散光矫正效果的长期稳定性和可预测性可能仍旧是一个问题[23]。

6.18 激光弧形角膜切开术初学者需要注意的问题

- 激光弧形角膜切开术（arcuate keratotomy，AK）的切口有开放性和非开放性两种。激光可以在不穿透浅表上皮的情况下形成一个纯基质切口。这种切口在开放之前不能达到完全的屈光效果。如果ORA确定矫正不够，我们可以在术中开放切口，或者暂不开放，直到术后几周，用主觉验光和角膜地形图来确定是否足矫。角膜切口可以在术后数月后再打开。如果矫正不够，可以用无菌Sinskey钩或无菌的泪道扩张器打开切口。使用设备时应向下推而不是向外拉，以避免上皮剥落（视频6.1）。

  非开放切口的优点是术后异物感较少，并保留了微调补足欠矫的可能。在3～4周内用角膜地形图和准确的验光来评估所有基质散光角膜切开术后的患者。如果测量的陡峭子午线大致位于散光角膜切开术未开放的切口位置，并存在欠矫，则应打开切口，以获得100%的有效率。

- 使用飞秒激光进行散光角膜切开术时，常见的是使用8～9 mm的光学区。由于光学区直径减少，与手工角膜缘松解切开术相比，散光角膜切开术的切口长度需要缩短，与传统的手工角膜缘松解切开术相比，散光角膜切开术的切口长度大约需要减少30%[24, 25]。切口越靠中央，效果越好，但要注意不要离角膜中央太近，以免增加术源性像差。大于9 mm的光学区将更有可能累及角膜缘结膜血管，特别是在短眼轴和小眼球中。常用的列线图是很好的参考，但每名外科医师应关注自己的手术结果并做出相应的改进。一项

比较激光操作的前部穿透性和基质内散光角膜切开术的研究指出，基质内操作往往有更多的矫正不足[26]。我们自己的经验是，如果因光学区直径较小而减少30%，欠矫的可能性就会大于过矫的可能性。这可能是由于未开放激光散光角膜切开术的切口。我们强烈建议对每一例病例进行术后地形图检查，尽管这并非常规术后的计费项目。

- 计算机软件在设定的切口位置自动确定所需的切口深度，典型的深度是85%～90%。

- 应考虑角膜后表面散光的影响，尽管目前的大多数（哪怕不是全部）列线图可能实际上还没有纳入这一重要因素。所以，医师可能需要进行合理的调整。可以考虑Baylor的建议。我们医院所使用的是生物测量仪（如LenStar或IOLMaster）打印出来的Barrett散光矫正计算器的散光矫正型人工晶状体推荐数据。如果我们的两名技术员所得的结果都建议使用T2散光矫正型人工晶状体，并且与其他两个角膜地形图测量结果一致，我们就会进行散光角膜切开术。Barrett散光矫正计算器考虑到了角膜后表面散光和术后散光的影响。

- 在图6.12中[27]，Nichamin飞秒-角膜缘松解切开术列线图假定整个长度的弧形切口都有上皮穿透（此处源自个人通信），因此如果切口在基质内，没有穿透上皮，弧长可能需要增加。我们的经验是，当我们保持飞秒激光辅助白内障手术-散光角膜切开术（FLACS-AK）的切口未开放时，在目前的飞秒-角膜缘松解切开术列线图中，无论是Nichamin的还是Donnenfeld的，都有更多的欠矫和少见的过矫。这也是我们整合个人随访数据来进行必要调整的另一个原因。

- 还要格外强调需预防一个可能发生的非常重大的错误。可能会发生人为的轴位选择错误，但我们无法逆转散光角膜切开术的影响。这比放入错误屈光度的人工晶状体更糟糕。对于后者，我们可以进行人工晶状体置

"NAPA"列线图

校正了年龄和角膜厚度的 Nichamin 角膜缘内弧形散光列线图 Louis D. "Skip" Nichamin，MD～Laurel 眼科诊所

顺规散光（陡轴在 45°～135°）

术前柱面度 （屈光度）	成对切口弧度					
	20～30 岁	31～40 岁	41～50 岁	51～60 岁	61～70 岁	71～80 岁
0.75	40	35	35	30	30	
1.00	45	40	40	35	35	30
1.25	55	50	45	40	35	35
1.50	60	55	50	45	40	40
1.75	65	60	55	50	45	45
2.00	70	65	60	55	50	45
2.25	75	70	65	60	55	50
2.50	80	75	70	65	60	55
2.75	85	80	75	70	65	60
3.00	90	90	85	80	70	65

逆规散光（陡轴在 0～30°、150°～180°）

术前柱面度 （屈光度）	成对切口弧度					
	20～30 岁	31～40 岁	41～50 岁	51～60 岁	61～70 岁	71～80 岁
0.75	45	40	40	35	35	30
1.00	50	45	45	40	40	35
1.25	55	55	50	45	40	35
1.50	60	60	55	50	45	40
1.75	65	65	60	55	50	45
2.00	70	70	65	60	55	50
2.25	75	75	70	65	60	55
2.50	80	80	75	70	65	60
2.75	85	85	80	75	70	65
3.00	90	90	85	80	75	70

刀片深度设置为最薄测距的 90%

图 6.8 校正了年龄和角膜厚度的 Nichamin 角膜缘内弧形散光列线图（最新版本）。经许可引自：Louis D. "Skip" Nichamin

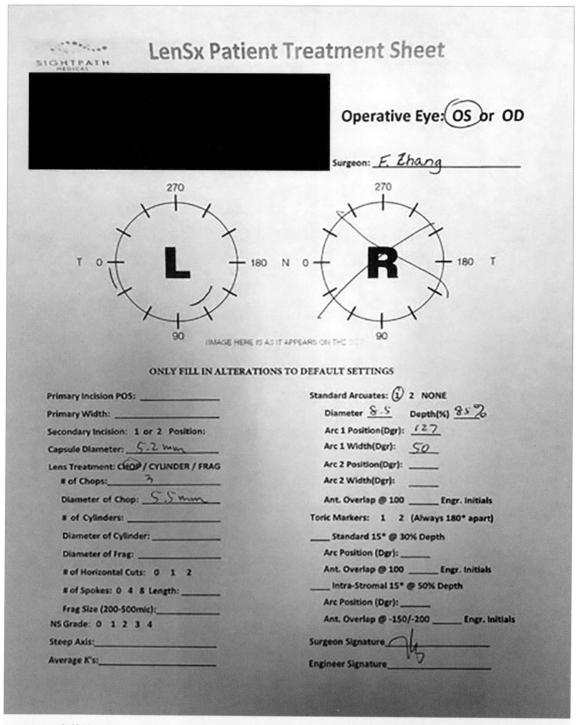

图 6.9　术前绘图显示超声乳化切口和弧形角膜切口（散光角膜切开术）的关系。主切口为 10°，单侧散光角膜切口为 127°。值得注意的是，90° 位于底部的原因（听起来与 "5 角膜缘和陡峭轴的标记" 图 5.1 相冲突）是患者躺在激光仪器下，头部朝向手术医师而双脚远离手术医师。参见图 6.11，了解手术医师和患者的位置关系

换，对于散光矫正型人工晶状体的错误轴位可以重新调整。我们建议在术前反复检查散光角膜切开术的定位，并做红色标记，以提醒手术室里的医师。在激光室中，如同比赛中的"暂停"，激光治疗前应对激光参数进行快速检查。多做一点准备工作就几乎可以完全避免飞秒激光辅助白内障手术的散光角膜切开术时位置不准确的问题。下面是一个示例：

如图 6.9 所示，画出散光角膜切开术相对于超声乳化手术主切口的位置和要进行手术的眼睛的侧面，并将此表格贴在飞秒激光机器上。激光计算机屏幕显示的图像（如图 6.10）应与门诊图像完全一致（如图 6.9）。这种快速检查只需几秒，但它能让外科医师更有信心完成手术。图 6.9 是门诊所绘图像。在这个病例中，主要的超声乳化切口在 10°，在 127° 有一个计划中的单侧散光角膜切开术的切口。将此表格挂在激光机的前面，可以将此术前图像与激光机的屏幕图像进行比较（如图 6.10 所示）。如果术前图纸无误而且这两张图像的方向相同，我们就知道我们要用激光做的散光角膜切开术的轴位正确。如果有一个 90° 以外的错误轴位，那么术前图像（图 6.9）和激光电脑屏幕图像（图 6.10）将不一致。

初学者看到这里可能会感到困惑，会问，为什么 90° 的位置不在顶部，和前面"5 角膜缘和陡峭轴的标记"中讨论的图 5.1 不一样。其原因是患者是平躺着，外科医师站在患者的头部位置，所以外科医师是从头部观察 270° 的标记。参见图 6.11，外科医师站在患者头部位置，患者躺在激光机下，头朝向外科医师。单侧的散光角膜切开术的切口是在患者左眼的鼻上象限。超声乳化手术主切口在 10°，这里没有显示在图 6.10 的这个实时图像上，因为作者（FZ）在撰写这本书的时候仍然喜欢用手工而不是激光来制作主切口。

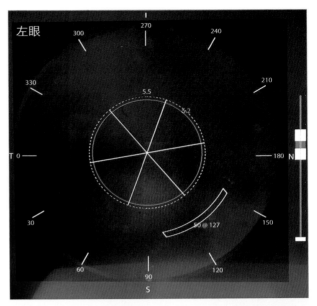

图 6.10 实时 LenSx 图像显示单侧弧形角膜切开术的长度和位置

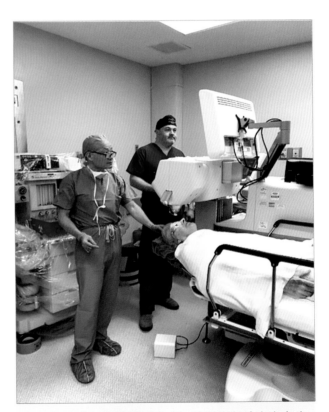

图 6.11 在 LenSx 激光室中，外科医师站在患者头部位置。经许可引自：Dave Coon

Nichamin 飞秒-角膜缘松解切开术列线图

Louis D. "Skip" Nichamin, M. D.

顺规散光
（陡轴 45°～135°）

术前柱面度 （屈光度）	成对切口弧度					
	20～30 岁	31～40 岁	41～50 岁	51～60 岁	61～70 岁	71～80 岁
0.75	39	34	30	27	25	23
1.00	44	39	35	33	31	28
1.25	50	45	41	38	35	33
1.50	55	51	47	43	40	37
1.75	60	56	52	48	44	41
2.00	65	60	56	52	48	45
2.25	70	64	60	56	52	48
2.50	75	69	64	60	56	52
2.75	80	70	68	64	60	56
3.00	85	78	73	69	65	60

逆规散光
（陡轴 0°～44°/136°～180°）

术前柱面度 （屈光度）	成对切口弧度					
	20～30 岁	31～40 岁	41～50 岁	51～60 岁	61～70 岁	71～80 岁
0.75	40	35	31	28	26	25
1.00	46	41	38	36	33	31
1.25	52	48	45	41	37	35
1.50	58	54	50	46	42	39
1.75	63	59	55	51	47	43
2.00	67	63	59	55	51	47
2.25	71	67	63	59	55	51
2.50	75	71	67	63	59	55
2.75	80	75	71	67	63	59
3.00	85	79	75	71	67	63

大约 9.0 mm OZ   85% 深度

图 6.12 Nichamin 的飞秒-角膜缘松解切开术列线图[27]。经许可引自：Louis D. "Skip" Nichamin

（张可可 译，竺向佳 卢奕 审校）

参考文献

[1] Kohnen T, Derhartunian V, Kook D, Klaproth OK. Toric intraocular lenses for correction of astigmatism in primary cataract surgery. In Kohnen T, Kock DD, eds. Cataract and refractive surgery. Essentials in ophthalmology. Berlin, Heidelberg: Springer; 2009: 67–80

[2] Koch DD, Jenkins RB, Weikert MP, Yeu E, Wang L. Correcting astigmatism with toric intraocular lenses: effect of posterior corneal astigmatism. J Cataract Refract Surg. 2013; 39 (12): 1803–1809

[3] Abulafia A, Barrett GD, Kleinmann G, et al. Prediction of refractive outcomes with toric intraocular lens implantation. J Cataract Refract Surg. 2015; 41(5): 936–944

[4] Registration Snapshot IRIS. Use of relaxing incisions. Eye-Net. 2020: 42

[5] Budak K, Friedman NJ, Koch DD. Limbal relaxing incisions with cataract surgery. J Cataract Refract Surg. 1998; 24(4): 503–508

[6] Lim R, Borasio E, Ilari L. Long-term stability of keratometric astigmatism after limbal relaxing incisions. J Cataract Refract Surg. 2014; 40(10): 1676–1681

[7] Lam DK, Chow VW, Ye C, Ng PK, Wang Z, Jhanji V. Comparative evaluation of aspheric toric intraocular lens implantation and limbal relaxing incisions in eyes with cataracts and ≤ 3 dioptres of astigmatism. Br J Ophthalmol. 2016; 100(2): 258–262

[8] Ouchi M. High-cylinder toric intraocular lens implantation versus combined surgery of low-cylinder intraocular lens implantation and limbal relaxing incision for high-astigmatism eyes. Clin Ophthalmol. 2014; 8: 661–667

[9] Freitas GO, Boteon JE, Carvalho MJ, Pinto RM. Treatment of astigmatism during phacoemulsification. Arq Bras Oftalmol. 2014; 77(1): 40–46

[10] Leon P, Pastore MR, Zanei A, et al. Correction of low corneal astigmatism in cataract surgery. Int J Ophthalmol. 2015; 8 (4): 719–724

[11] Gauthier L, Lafuma A, Robert J. Long term effectiveness of limbal relaxing incision (LRI) during cataract surgery to correct astigmatism. Value Health. 2011; 14(7): A261

[12] Monaco G, Scialdone A. Long-term outcomes of limbal relaxing incisions during cataract surgery: aberrometric analysis. Clin Ophthalmol. 2015; 9: 1581–1587

[13] Incisional Corneal Surgery. In: Hamill MB, ed. Refractive surgery, basic and clinical science course 2017–2018. Vol. 13. San Francisco, CA: American Academy of Ophthalmology; 2017: 54

[14] Intraocular Refractive Surgery. In: Hamill MB, ed. Refractive surgery, basic and clinical science course, 2017–2018. Vol. 13. San Francisco, CA: American Academy of Ophthalmology; 2017: 147

[15] Nichamin LD. Management of astigmatism in conjunction with clear corneal phaco surgery. In: Gills JP, ed. A complete surgical guide for correcting astigmatism: an ophthalmic manifesto. Thorofare, NJ: Slack; 2003: 41–47

[16] Stodola E. Handling posterior corneal astigmatism. Eye-World. https://www.eyeworld.org/article-handling-posteri-or-corneal-astigmatism. Published August 2015. Accessed April 27, 2020

[17] Sheen Ophir S, LaHood B, Goggin M. Refractive outcome of toric intraocular lens calculation in cases of oblique anterior corneal astigmatism. J Cataract Refract Surg. 2020; 46(5): 688–693

[18] Arraes JC, Cunha F, Arraes TA, Cavalvanti R, Ventura M. Incisões relaxantes limbares durante a cirurgia de catarata: resultados após seguimento de um ano. [Limbal relaxing incisions during cataract surgery: one-year follow-up]. Arq Bras Oftalmol. 2006; 69(3): 361–364

[19] Haripriya A, Smita A. A case of keratitis associated with limbal relaxing incision. Indian J Ophthalmol. 2016; 64(12): 936–937

[20] Haripriya A, Syeda TS. A case of endophthalmitis associated with limbal relaxing incision. Indian J Ophthalmol. 2012; 60(3): 223–225

[21] Roberts HW, Wagh VK, Sullivan DL, Archer TJ, O'Brart DPS. Refractive outcomes after limbal relaxing incisions or femtosecond laser arcuate keratotomy to manage corneal astigmatism at the time of cataract surgery. J Cataract Refract Surg. 2018; 44(8): 955–963

[22] Visco DM, Bedi R, Packer M. Femtosecond laser-assisted arcuate keratotomy at the time of cataract surgery for the management of preexisting astigmatism. J Cataract Refract Surg. 2019; 45(12): 1762–1769

[23] Chang JSM. Femtosecond laser-assisted astigmatic keratotomy: a review. Eye Vis (Lond). 2018; 5: 6

[24] Donnenfeld ED. Correcting corneal astigmatism with laser incisions. Cataract & Refractive Surgery Today. 2014: 30–31. https://crstoday.com/articles/2014-may/correcting-corneal-astigmatism-with-laser-incisions/#. Published May 2014

[25] Donaldson KE. Femtosecond laser-assisted cataract surgery. In: Hovanesian JA, ed. Refractive cataract surgery. 2nd ed. Slack; 2017. Chapter 9 The toric intraocular lens. Page 95–113

[26] Ganesh S, Brar S, Reddy Arra R. Comparison of astigmatism correction between anterior penetrating and intrastromal arcuate incisions in eyes undergoing femtosecond laser-assisted cataract surgery. J Cataract Refract Surg. 2020; 46(3): 394–402

[27] Nichamin LD. Limbal relaxing incisions transition to femtosecond laser-based technique. Ocular surgical news U.S. edition. August 10, 2014

7 散光矫正型人工晶状体

Toric Intraocular Lenses

Fuxiang Zhang, Alan Sugar, and Lisa Brothers Arbisser

摘要

散光管理是屈光性白内障手术的两个主要目标之一；散光矫正型人工晶状体（intraocular lens，IOL）植入是术中治疗散光的主要手段。本专题重点讨论了几个关键性问题，如：如何确定散光矫正型IOL是否合适（散光的大小和轴向），如何确定术源性散光，如何帮助那些在使用散光矫正型IOL时仍未考虑角膜后表面散光的眼科医师，直接测量角膜后表面散光的利和弊，飞秒激光和术中像差测量在散光矫正型IOL植入术中的作用，散光矫正型IOL旋转的原因，如何预防和处理偏位的细节探讨，以及术前散光矫正型IOL的选择标准。

关键词

散光矫正型IOL，散光矫正，屈光性白内障手术，散光矫正型IOL旋转，囊袋张力环，反向光学区夹持，角膜后表面散光

7.1 引言

美国第一枚商用散光矫正型人工晶状体（IOL）是 1998 年获得 FDA 批准的 STAAR 散光矫正型 IOL[1]。2017 年欧洲白内障与屈光手术学会（European Society of Cataract and Refractive Surgery，ESCRS）调查指出，IOL 植入术中，7% 是散光矫正型 IOL，6% 是老视矫正型 IOL[2]。根据 2018 年 ESCRS 调查[3]，11% 有临床显著意义散光的白内障患者植入了散光矫正型 IOL，如果不考虑费用问题，44%（而不是 11%）的患者愿意接受散光矫正型 IOL 植入。2019 年 ESCRS 临床调查发现，2019 年多焦点 IOL 使用率为 9%，与以往的几年相比并没有明显增加[4]，相比而言，白内障手术中散光矫正型 IOL 的使用率显著增加，达 14%。2018 年美国白内障与屈光手术协会（American Society of Cataract and Refractive Surgery，ASCRS）的受访者调查报道，调查患者中，20% 接受了散光矫正型 IOL 的植入。未

植入散光矫正型 IOL 的最常见原因是患者的费用问题、术者的手术训练不足以及没有散光矫正型 IOL 的获得途径。根据 David Chang 博士对 2018 年 ASCRS 调查的评论，"超过 30% 的受访者认为没有受到足够的培训，无法将散光矫正型 IOL 应用到临床实践"。在美国的受访者中，这一数据惊人地跃升至 39%，这可能反映了住院医师培训之间的重大知识差距[5]。

7.2 如何确定散光大小和陡峭轴向

多大的散光需要矫正以及轴向应该在哪里？本专题讨论的原理也适用于手动角膜缘松解切口（limbal relaxing incision，LRI）/ 激光弧形角膜切开术（laser arcuate keratotomy，AK）。由于不同机器的算法不同、对角膜测量的位置不同，无论用多先进的手段，K 值都可能不同。即使使用相同的仪器测量，对于同一只眼，在不同时间所得结果也可能不同。对于一个眼表条件良好的

健康角膜，尽管不同测量结果间有所差异，散光的轴向和大小也应该相似。大多数手术医师会使用多种工具测量散光。Browne 和 Osher[6] 的一项研究发现，使用多种设备测量，通过消除异常值，可以提高柱镜轴向和大小的精度和准确性。

多年来，手动角膜曲率计一直被认为是测量角膜散光的首选方法，虽然不是金标准。这种方法依赖于技术人员且耗时，新的技术更新使其几乎被淘汰。2018 年 ESCRS 调查显示，64% 的人使用光学生物测量，而只有 25% 的人主要依靠手动角膜曲率计[7]。2019 年 ASCRS 调查显示，只有 15% 的人主要依靠手动角膜曲率计（图 7.1）[8]。

通常通过 LenStar 和 IOLMaster 等光学生物测量来确定需要矫正的散光大小和轴向，但有这些测量还不够，角膜地形图的测量结果不可或缺。断层扫描技术可以同时测量角膜前表面和后表面，将来可能会成为主要测量手段。术中像差仪如 ORA（optiwave refractive analysis）有助于角膜后表面的测量，但最好在术前对角膜后表面进行测量以便于在手术规划时将其考虑进去。

角膜曲率的数值是基于生物测量的结果，但标准的角膜地形图轴向曲率图应关注角膜地形图的曲率分布。理想情况下，散光应该是规则且对称，即穿过角膜顶点中心的两个散光瓣每个可以

绘制一条中心线。这就像"信用卡子午线"，即沿着陡峭轴画一条直线（类似于信用卡或尺子的边缘），最适合平分地形图上沙漏样陡峭测量值（详见"4 角膜地形图和角膜断层扫描仪"）。

我使用的方法是将所有检查结果放在一起［尽管有电子健康记录（electronic health records，EHR）］，包括患者目前佩戴的眼镜屈光状态，如果眼镜中柱镜矫正度数明显。通常考虑柱镜的平均值，柱镜大小变化不宜过大。散光轴向，如果是两个或多个测量结果，特别是角膜地形图和 LenStar/IOLMaster，彼此相差应在 10° 以内，且轴位应该集中在小区域内，关键是一致性，一般来说我采用生物测量来测量散光 / 轴向，采用地形图仪测量轴向 / 散光。当患者所佩戴眼镜的柱镜大小（如果散光很明显）与生物测量、角膜地形图或者断层扫描结果相匹配时，是件开心的事，说明已为植入散光矫正型 IOL 做好了准备，尽管有时晶状体散光会影响整个视觉效果。如果这些仪器所测量的散光轴位差别很大，测量结果是准确的，且眼表条件良好，这通常说明散光非常小或者不规则，则不考虑植入散光矫正型 IOL 或者 LRI。

植入散光矫正型 IOL 后如果没有获得良好的屈光效果，应认真地探讨其中的原因，当然需要

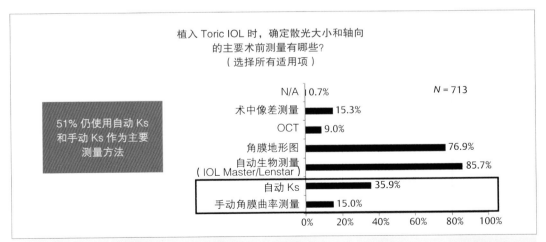

图 7.1　2019 年 ASCRS 调查结果。当手术医师被问及他们在植入散光矫正型 IOL 时让他们确定散光大小和轴向的首选术前测量，85.7% 的医师表示会选择自动生物测量，而 76.9% 使用角膜地形图。调查发现，51% 的受访者仍然会选择自动 Ks 和手动 Ks 作为主要测量标准。经许可引自：ASCRS

观察散光矫正型 IOL 的散光轴向和晶状体位置。可能的原因包括：残余散光、早期后囊膜混浊（posterior capsular opacification，PCO）、眼表疾病、黄斑病变、或像差 / 眩光问题。有时原因可能是第一步对散光的认识：散光不够规则，或者角膜地形图上的散光陡峭轴向不对称。手动角膜曲率计、IOLMaster 和 LenStar 非常适合观察中央部角膜，但地形图提供了全部角膜的情况。因此，利用手动角膜曲率计、IOLMaster 和 LenStar 来排除圆锥角膜和边缘性角膜变性有些困难。生物测量仪仅测量中央角膜的一小部分，而角膜地形图测量的是全部角膜。因此，角膜地形图可以确定角膜的规则性和对称性，是测量散光陡峭轴位方向的最准确方法。"在 90% 的情况下，IOLMaster 或 LenStar 检查就可以足够准确，地形图可以不用检查[9]。"

由于算法上的差异，多种设备测量各有其优点，是成功的屈光性白内障手术（refractive cataract surgery，RCS）不可或缺的。一般来说，自然界的许多事情都遵循概率论。正态分布（贝尔曲线）是一个随机变量值的一种连续概率分布，当多数的测量结果与某些参数相一致时，我们可以删除那些异常值，即可得到更想获得的数值。

7.3 保留术源性散光（surgically induced astigmatism，SIA）的传统概念还是使用 Centroid 值

白内障手术医师使用 Centroid 值作为术源性散光去计算散光矫正型 IOL，取代传统的测量方法，可以获得更准确的结果。传统测量方法，即从一系列病例中获得术前和术后平均散光大小的差异。传统方法侧重于散光的大小，但被忽略的是，散光的矢量变化是非常大且不可预测的。尤其是在手术切口小于 3 mm 的情况下，传统方法计算一个手术医师左右眼术前术后散光的变化成效较低。相比之下，Centroid 值是一组向量的几何平均值，因此在计算 SIA 时，Centroid 值还计算了每个非常不可预测的矢量轴向的情况。使用

Centroid 值来分析这些角膜小切口对术源性散光的影响似乎远小于使用传统的平均值计算方法。最近的研究和学术交流似乎也更倾向于使用 Centroid 值而不是传统的方法来记录 SIA[10, 11, 12, 13]。

通常 SIA 的 Centroid 值约为 0.1 D，在计算散光矫正型 IOL 时，这个值更为适合。基于 35 000 例患者的数据计算出的 Centroid 值范围为 0.08～0.14 D[10]。Centroid 值概念目前已经常规用于散光矫正型 IOL 的计算公式中来计算 SIA，如 Barrett Toric 计算器和 ASCRS 在线 Toric 计算器。目前尚无准确的方法来计算角膜总散光。因此，没有准确的方法来测量角膜上的实际 SIA[14]。SIA 大小通常很小，没必要直接测量和计算。

日本一项通过视频角膜摄影术观察切口相关角膜变化的研究也显示，在术后第 2 天，透明角膜切口周围的全角膜和角膜前表面是变平的，而角膜后表面变陡，但在数月内迅速恢复[15]。

讨论这个话题的重点是，现状可能难以在短期内改变，根据 2018 年 ASCRS 调查，尽管 Douglas Koch 和他的同事在大约 10 年前就发表了一项具有深远意义的重要研究，近 30% 的白内障手术医师在矫正散光时仍然没有将角膜后表面散光（posterior corneal astigmatism，PCA）的影响纳入手术规划中。2019 年一项 ESCRS 的调查显示，31% 的受访者在使用散光矫正型 IOL 时仍不考虑 PCA，只有不到 70% 的受访者会考虑 PCA[16]。在 Centroid 时代之前，我在行颞侧透明角膜切口常规操作时，增加 -0.35 D 的逆归散光。例如，如果 LenStar 和 Tomey/Atlas 地形图仪显示一眼在 180° 有 0.5 D 的散光，我不会增减散光度数，因为我认为手术切口会使 180° 轴位处的角膜变平（SIA 会增加 -0.35 D，补偿了 0.50×180 的大部分）。最终，最可能的结果是这只眼会残留明显的未矫正的 ATR 散光。

7.4 为什么角膜后表面散光（posterior corneal astigmatism，PCA）重要

我们知道，如果我们想要一眼在用单焦点人

工晶状体的情况下裸眼看远清晰，或者使多焦点人工晶状体（multifocal IOL，MFIOL）/焦深延长型（extended depth of focus，EDOF）/三焦点 IOL 获得最佳视觉优势，必须有效地矫正散光。0.75 D 的残余散光一般不太可能提供满意的视觉效果，根据 Koch 等的研究[17, 18]，如果不考虑角膜后表面散光，会过矫顺归（with-the-rule，WTR）散光 0.5 D，欠矫逆规 ATR 散光 0.3 D。在 435 例患者的 715 眼中，86.6% 的眼陡峭轴向在垂直方向，由于角膜后表面是负透镜，垂直方向的陡峭轴会导致 ATR 散光。这一预测在患者每年的随访中得到了验证，在这一发现之前，许多患者的 WTR 过矫，ATR 欠矫。Koch 和他同事的关于角膜后表面对散光影响的发现，明显改善了散光矫正型 IOL 的临床效果[19, 20]。那么斜归散光又怎么样呢？澳大利亚最近的一项研究证实，斜归散光在计算散光矫正型 IOL 时无须考虑后表面散光的影响[21]。

根据 2018 年 ASCRS 调查，29% 的受访者不知道如何计算 PCA 或者不了解其重要性[5]，在美国以外，这一比例甚至更高。根据 2018 年 ESCRS 的调查[3]，仍然有 35% 的受访者在计算散光矫正型 IOL 时不考虑 PCA。这一点必须改变，而且已经很大程度上发生了改变，特别是那些阅读了这本书的人。

其他因素也会导致 WTR 过矫和 ATR 欠矫。晶状体和囊袋内 IOL 的固有倾斜度约为 5°，鼻侧沿着垂直子午线向前方旋转，这可能会引起所谓的晶状体散光[22]。矫正 WTR 散光时散光矫正型 IOL 是垂直排列的，其较高屈光度呈水平排列，这种情况下，水平倾斜会增加 ATR 散光，且可能导致 WTR 过矫；另外，矫正 ATR 散光水平排列的散光矫正型 IOL 高屈光度是垂直排列的，水平倾斜会导致 ATR 欠矫[22]。

7.5 有必要直接测量角膜后表面散光（posterior corneal astigmatism，PCA）吗

根据目前可用的角膜地形图和大多数生物测

量，角膜后表面曲率的大小不是直接测量的，而是利用公式来进行矫正的。新的 IOL 计算公式（如 Barrett Toric 预算公式和 Abulafia Koch/Hill Toric 计算公式）在散光矫正型 IOL 度数预算中考虑了 PCA 的影响，显著改善了临床预算准确性，使术后残余散光大小明显低于传统计算公式的预测大小[23, 24, 25, 26, 27]。

由于角膜后表面散光大小在 0~0.8 D[28]，大多数人群属于我们所说的平均值，理想的情况是获得直接角膜后表面测量结果。目前的测量方法包括 Scheimpflug 技术，如 Galilei（Ziemer，Port，Switzerland）、Pentacam（Oculus Pentacam，South San Francisco，CA）和扫频光学相干断层扫描（optical coherence tomography，OCT），如 IOLmaster 700（Zeiss Meditec，Jena，Germany）等。然而，在撰写本文时，这些仪器的准确性和可重复性可能仍是个问题。

Serels 等[29] 2020 年在 ASCRS 会议上发表了一项回顾性研究，探讨了 Barrett Ture-K 公式对角膜前表面测量是否和对全角膜曲率（TK）测量一样准确，一共有近视 LASIK 术后 109 只眼，其中 46 只眼获得并分析了 TK 值，使用 TK，Wang-Koch 公式预期等效球镜屈光误差在正视眼 0.50 D 和 1.00 D 范围内的比例最好（分别为 57% 和 87%）。角膜前表面 K 值和 Barrett True-K 公式在正视眼 0.50 和 1.00 D 范围内百分比最高（分别为 64% 和 92%），但并不明显优于 Wang-Koch 公式在正视眼 0.50 D 和 1.00 D 范围内百分比（$P > 0.2$）。作者得出结论，在现有的 LASIK 术后计算公式中使用测量全角膜曲率（TK）并没有意义。使用 Barrett True-K 公式和角膜前表面测量仪可以得到最准确的预算结果。

其他多项研究也显示，使用 Barrett Toric 计算公式可以获得比直接测量更准确的结果[12, 19, 24, 25, 27, 30, 31, 32]，这表明我们仍然无法可靠、可重复地直接测量患者的角膜后表面[13, 33, 34, 35, 36]。

然而，未来的趋势将是直接测量 PCA。随着技术的进步，预计未来直接测量将会比预测值更为准确。目前直接测量可能为某些患者，如

角膜屈光术后和圆锥角膜患者等，提供了额外价值。

JCRS 杂志 2020 年 12 月上的一项最新研究显示，IOLMaster 700 测量角膜后表面曲率具有高度可重复性，甚至超过了其对角膜前表面曲率测量的重复性。但使用 IOLMaster 700 获得的角膜后表面测量结果一直比使用 Galilei G4［一种基于 Scheimpflug-Placido（S-P）盘双重的断层成像仪 / 地形图仪］获得的测量结果更平坦，但两者不能互换[37]。

最近发表在 2020 年 7 月期 JCRS 上的一项研究[38]（50 例患者 50 只眼）比较了 4 组患者：有病史、测量的角膜后表面曲率，有病史、有预测的后表面曲率，无病史、有测量的角膜后表面曲率，无病史、有预测的后表面曲率。Barrett True-K 公式，有历史记录，利用 Scheimpflug 相机（Pentacam）测量角膜后表面曲率，预测误差（prediction error，PE）的标准差最低，绝对误差中值和平均值最低，眼占比最高，分别为 ±0.25 D（54%）、±0.50 D（70%）和 ±0.75 D（84%）范围内。Barrett True-K 公式无病史、有预测角膜

后表面曲率组得出的屈光结果最差。比较四组结果显示，中位绝对误差（P=0.001 7）和 PE 在 ±0.25 D 内的眼百分比（P < 0.000 1）具有显著统计学差异。

另一项回顾性连续队列比较研究（50 例患者 75 只眼）也显示，IOLMaster 700 通过增加角膜后表面值的测量，增加了角膜屈光术后 IOL 度数预算的准确性。在没有屈光病史的情况下，使用全角膜曲率计再加上 Barrett True-K 公式可以弥补预算误差[39]。

7.6 单角图和双角图的概念

散光数据的传统记录方法是使用单角图，正确的散光分析需要将散光角加倍后将散光数据转换成 360° 笛卡尔坐标[14]。用双角图更容易显示数据和阅读文献，在单角图中，ATR 散光眼是分开排列的（图 7.2）。使用单角图，ATR 数据在图的两侧分开；使用双角图，WTR 和 ATR 数据都进行了相应的分组，从而可以方便查看趋势、Centroid 数据、置信区间和标准偏差。

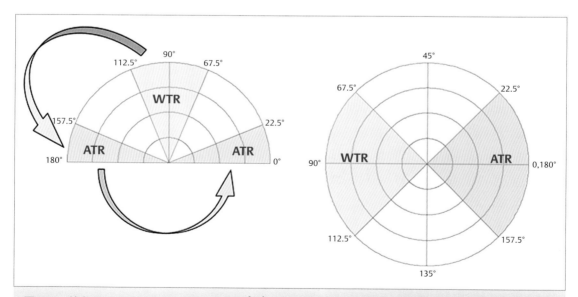

图 7.2　单角图（左侧）和双角图（右侧）[26]。在双角图中，规则散光（WTR）眼在集中分布在图的左侧，而逆归散光（ATR）眼集中分布在右侧。经许可引自：Abulafia A, Koch DD, Holladay JT, Wang L, Hill W. Pursuing perfection in intraocular lens calculations IV. Rethinking astigmatism analysis for intraocular lens-based surgery: Suggested terminology, analysis, and standards for outcome reports. J Cataract Refract Surg 2018; 44(10): 1172, with permission from Elsevier

7.7 严重眼表疾病（ocular surface disease，OSD）患者是否适合进行屈光性白内障手术（refractive cataract surgery，RCS）

OSD 在白内障患者中非常常见，那么这样的患者能否进行 RCS 呢？这取决于多个因素，如果简单、可保持／可持续的眼表治疗即可维持眼表足够健康，这样的患者仍然适合进行 RCS。一些患者可以通过泪点栓塞、睡前周期性地使用抗生素眼膏或者每天 2 次在不适合耐药微生物的眼睑上喷洒次氯酸（如 Avenova），结合口服 omega 3 补充剂，低致敏性且可杀死蠕形螨。这就是可保持且可持续的治疗方案。

OSD 只有在强化治疗后才能得到很好的改善，如每天热敷、滴用润滑液／凝胶／眼膏、泪点栓塞、眼睑清洁、局部类固醇／环孢素和口服补充 omega 脂肪酸。这些日常强化治疗通常由家属完成。强化治疗后，复查角膜地形图可见结果明显改善，但需要质疑的是，"这样的治疗策略对于患者及其家属以后是否可以可持续地合理地实施下去？"很多时候，一旦围手术期结束，患者就不会再继续治疗，严重的 OSD 会再复发。

我们的方法是，在对 OSD 进行合理的治疗后，当角膜地形图的可重复性得到良好的改善，且治疗对患者来说不会造成抗拒（治疗不能依靠家属，因为大多数情况下不现实），这时患者则可以考虑 RCS。如果 OSD 和角膜地形图的重复性都可以，但治疗对于患者及其家庭来说无法持续，由于远期的实际结果不太可能理想，则不会推荐昂贵的操作／功能性 OL。

7.8 飞秒激光白内障手术对散光矫正型 IOL 是否有帮助

LENSAR 平台的 IntelliAxis 功能在这方面优于其他飞秒激光机器，它可以在连续环形撕囊（continuous curvilinear capsulorhexis，CCC）边缘形成永久可见的对称标记。由于眼球／头部位置以及角膜和散光矫正型 IOL 之间的距离（视差角），角膜上的标记不像 CCC 边缘上的标记那么容易准确对齐。在这点上，IntelliAxis 功能似乎是所有眼科设备中为散光矫正型 IOL 提供了最准确的标记，且不会影响晶状体囊袋切开术的强度和完整性。通过精准的术前测量和最准确的 IOL 预算公式，IntelliAxis 即使不需要术中像差仪，也可以获得良好的术后效果，且节省了许多额外的手术步骤（图 7.3）[40]。

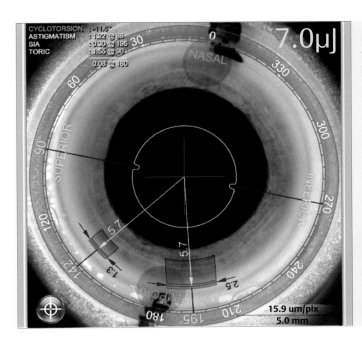

图 7.3 LENSAR 激光系统特有的 Streamline 软件，带有 IntelliAxis 屈光撕囊术。经许可引自：LENSAR

其他激光机器如 LenSx（Alcon）发现，在陡峭轴上切削 15° 30%～50% 角膜厚度的切口是有帮助的。这实际上可以在术中节省一步，因为不需要使用其他设备（如 Cionni 环或 Mendez 量规）再次标记，尽管标记的宽度为 15° 而不是点标记。对于纯粹基质内切口，激光产生的气泡可以消散，因此当你需要观察时，气泡可能已经看不见了。Toric 浅层标记更有用，如果需要，可以使用荧光素染色使其可见。对于散光矫正型 IOL，飞秒激光辅助白内障手术（femtosecond laser-assisted cataract surgery，FLACS）还可以提供其他的优势：近乎完美的撕囊术，当患者躺下时数据自动输入可避免并矫正抄录错误和解决旋转的问题（详见"17 飞秒激光辅助白内障手术"）

7.9 是否有必要让每例病例都达到不建议旋转（no rotation recommended，NRR）

如果散光曲率大小 < 0.5 D，或轴位偏差在 5° 以内，则 ORA 显示 NRR（请注意"或"而不是"和"，说明术中像差系统的不完善）（与 Alcon ORA 团队的个人沟通）。有些手术医师常跳过人工晶状体测量阶段，仅使用无晶状体版来测量散光矫正型 IOL 而不是使用人工晶状体版来实现 NRR。IOL 居中性、晶状体倾斜和其他因素都会影响 NRR 的实现。纽约进行的一项前瞻性随机研究[41]纳入 40 例双眼白内障手术联合散光矫正型 IOL 植入，一眼仅进行无晶状体测量，另一眼同时进行无晶状体和人工晶状体测量。在残余散光方面，两种方法之间没有差异，人工晶状体平均测量时间是 3 分 46 秒。

7.10 术后旋转多少度是可以接受的

残余散光的原因很多。一项欧洲综述总结了 2000—2011 年的 20 项研究指出，散光矫正型 IOL 植入术后，> 10% 的眼仍有 1.0 D 以上的残余散光，30% 的眼有 0.5 D 以上的残余散光[42]。

散光矫正型 IOL 植入术后旋转对散光矫正型 IOL 的柱镜度数影响非常大。文献表明，轴位偏离 10° 将减少 1/3 的矫正效果；偏离 15° 矫正效果降低 50%，偏离 30° 时则 100% 没有矫正效果。偏离 90° 将使术前散光增加一倍[43]。30° 是多少呢？我们都知道，1 小时的刻度测量结果就是 30°。

Németh 在 JCRS 杂志 2020 年 3 月的论文中质疑了这一说法的有效性[44]。根据 Alpins 矢量分析和其他文献综述，作者认为 45° 的偏离将引起散光矫正效果 100% 丧失，而不是长期以来认为的偏离 30% 的观点。30° 的旋转可能导致散光矫正型 IOL 50% 矫正效果的丧失，< 10° 的旋转对视觉质量的影响产生非常小。论文的结论认为，由于文献的不恰当使用，导致带有错误数据的教条被植入常识中。针对 Németh 的观点，Holladay 和 Koch 进行了进一步的讨论和澄清，认为他们的原始声明是正确的[45]。

这个问题应该以不同的方式提出。低柱镜度数散光矫正型 IOL 不同于高柱镜度数散光矫正型 IOL。一个 T3 散光矫正型 IOL（角膜平面的有效柱镜为 1.03 D）可以很好地耐受 10° 的旋转，而一个 T6 散光矫正型 IOL（角膜平面的有效柱镜为 2.57 D）则可能会导致严重的视觉问题。对于相同角度的旋转，散光矫正度数 6 D 的 IOL 的残余散光是散光矫正度数为 1 D 的 IOL 残余残光的 6 倍[45]。< 5° 的旋转被认为是理想状态，特别是高散光矫正度数散光矫正型 IOL。如果患者对视觉效果满意，即使旋转更大，也不必重新调位散光矫正型 IOL，因为很难预料第二次手术的效果。在权衡决定重新调位旋转的散光矫正型 IOL 时，还应考虑患者的年龄、对侧眼的情况以及其他因素。根据 2017 年的调查，47% 的 ESCRS 受访者认为，10° 偏离是可以接受的[2]。2018 年 ASCRS 针对同一问题的调查显示，超过 65% 的受访者认为 5° 或以下的偏离是可以接受的，16% 的受访者认为 10° 或以上的偏离可以接受[5]。

7.11 散光矫正型 IOL 最容易发生旋转的时间

日本的一项研究详细说明了术后 1 年内的旋转时间和旋转范围[46]。他们共纳入 72 只眼植入 Tecnis 散光矫正型 IOL（裂隙灯墨水标记），术后即刻用数码拍照，然后是 POH1（术后 1 小时）、POD1（术后 1 天）、POM1（术后 1 个月）、POM3（术后 3 个月）和 POY1（术后 1 年）。POY1 的平均总旋转度为 6.67°。术中发生旋转 1.87°（28%），POH1 旋转度数为 4.09°（61%），POY1 为 0.71°（11%）。因此，89% 的旋转发生在手术后 1 小时内（图 7.4）。

7.12 旋转散光矫正型 IOL 重新调位采用什么方法更好

如果需要对散光矫正型 IOL 重新调位，Berdahl 和 Hardten 计算器（http://astigmatismfix.com）既简单又有用。该计算器也可以在 ASCRS 网站的在线工具选项中获得。该教程内容丰富，非常有教育价值。Barrett Rx 公式也可以用于确定理想的散光轴向，从而减少 IOL 调位后的残余散光。如果使用 astigmatismfix.com，则需要以下信息：

- 主觉验光。
- IOL 品牌和度数。
- 最初计算的 IOL 轴向。

- 目前 IOL 轴向。

关键因素是主觉验光，需要尽可能准确。计算器会计算出残余散光的量，并给出新的轴向建议。

有时，由于残余散光太大或球镜度数不准确，可能需要更换散光矫正型 IOL。如果患者的 SE < ±0.50 D，将 IOL 旋转至理想的散光轴向，即可减少或消除残余散光。如果预测的残余 SE > ±0.50 D，则可以进行 IOL 置换和（或）旋转第 2 片 IOL 至理想的子午线上，来改善目标屈光度。可以在 astigmatismfix.com 程序中改变散光矫正型 IOL 度数，来确定这样的改变能否产生更好的效果，能否更接近目标屈光度，以及能否使残余散光更接近零；其他选项包括手动 LRI 或激光辅助矫正。

astigmatismfix.com 也有它的缺陷，还有空间去优化这个非常有用又受欢迎的工具。一个是"最初计算的 IOL 轴向"，如果最初用于计算 IOL 轴向的计算公式没有考虑角膜后表面散光，那么由 astigmatismfix.com 推荐度数的准确性将会受损。因此，这个网络软件工具为用户提供了两种选择：考虑 PCA 的 Toric 公式和不考虑 PCA 的 Toric 公式。这个软件还可以自动整合那些没有使用更新公式的平均 PCA 数据；优化精准性的另一个步骤是将 PCA 数据整合到其自身的计算系统中（与 John Berdahl 医学博士的个人交流）。

同样重要的是，要了解散光矫正型 IOL 旋转可能不是残余散光的唯一因素，可能由一系列因

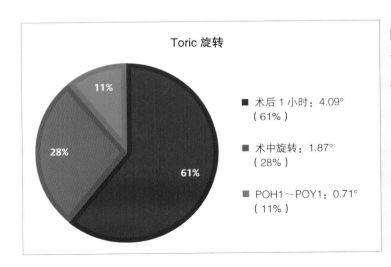

图 7.4 大多数散光矫正型 IOL 旋转（89%）发生在术后 1 小时以内[46]。POH1，术后 1 小时；POY1，术后 1 年。经许可引自：Tetsuro Oshika, MD

素共同引起：切口的位置和愈合状态、角膜后表面散光、晶状体偏中心、晶状体倾斜等，即所谓的总 SIA[47]。即使是眼球的生理性倾斜（α 角 = 5.2°）和平均颞侧偏心（0.2 mm）也会导致大约 0.2 D 的 ATR 散光[47]。

7.13 最后一步散光矫正型 IOL 散光调位时，如何处理逆时针小范围的反向调位

至少有 3 种方法可以做到：

- 按顺时针旋转 360°。
- 用 Sinskey 钩将晶状体主襻拉向术者，这样就可以将 IOL 稍微逆时针向旋转。
- 通过主切口放入 I/A 针头后前房和囊袋膨胀，使 IOL 更容易旋转。这个方法似乎最有效。

7.14 怎样预防散光矫正型 IOL 旋转

- 将 IOL 后面的眼用黏弹剂彻底吸除干净。
- 轻轻按压 IOL，使其与后囊膜紧密相贴。
- 手术结束时避免眼压过高，眼压过高为 IOL 旋转提供了更多空间，但眼压过低也不可取。青光眼患者，经常让眼压稍偏低。这不利于散光矫正型 IOL，眼压偏低时，挤压或揉眼时 IOL 容易发生旋转。
- 术毕立即让患者仰卧 20～30 分钟。
- 术后第一晚让患者仰卧睡觉。
- 术后第一周内避免剧烈的体育活动。
- 可考虑植入囊袋张力环（capsular tension ring，CTR），常规 CTR 或者 Henderson CTR。Henderson CTR 形状呈波浪形，可能比常规 CTR 效果更好。但新型 15 号"常规"CTR 效果也很好，这种 CTR 的前端有一个柔和的弯头，提供了与囊膜赤道部较宽的接触区域，更容易滑至赤道部，且减少了钩住或刺破囊袋的风险[48]。
- EyeJet CTR 的独有特征是 15 号预装式 CTR，

具有一个明显的、柔和的导向弯头，在植入过程中基本可见，所以术者不必担心钩住或刺破囊袋的风险。图 7.5 中的红色箭头以及视频 7.1 可见，在 CTR 植入过程中弯头的可视性。

- 一个新设计（图 7.6）：当存在悬韧带疾病或散光矫正型 IOL 植入时，囊袋内植入 CTR 后再植入后房型人工晶状体（posterior chamber intraocular lens，PCIOL）。可将这两个步骤合二为一，对于散光矫正型 IOL 亦可如此。散光矫正型 IOL 通常为一体式晶状体，这种 360° 襻的三体式 IOL 设想可能是一个合理的解决方案。欢迎 IOL 公司来开发设计，可联系 fzhang1@hfhs.org。

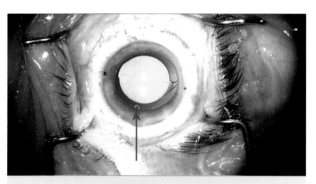

图 7.5　EyeJet 新型 15 号 CTR，带有明显、柔和的导向弯头

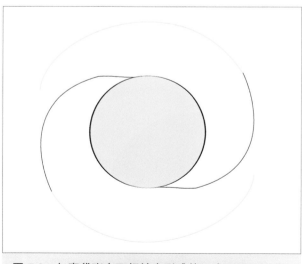

图 7.6　与囊袋张力环相结合形成的 1 个 360° PCIOL 新设计

根据研究报道，CTR 在大眼球或大囊袋患者中很有帮助[49, 50, 51]。植入 CTR 帮助提高散光矫正型 IOL 稳定性的基本原理是，理论上可以加强囊袋的对称性、拉伸囊袋赤道部，从而使囊袋前后表面变平。CTR 还可增加 IOL 襻与囊袋的摩擦从而增加其稳定性[49]。CTR 使囊袋由椭圆形变成圆形，减少了 IOL 向最窄方向旋转的趋势[51]。设想两个椭圆形呈平行关系则更容易发生旋转，这样更容易理解原理。但如果外侧的椭圆形变成了圆形，旋转就会变得困难。

- 反向光学区夹持（ROC；见图 7.7）：

另一种选择是如图 7.7 所示使用 ROC。该患者眼轴长度分别为：OD 28.32 mm，OS 26.92 mm。术前屈光度：OD 为 −12.75 + 3.00 × 065，OS 为 −9.75 + 2.75 × 075。OD 既往巩膜扣带 s/p 视网膜脱离手术。OD 和 OS 的 WTW 均为 13.55 mm。LenSx 激光辅助 CCC 大小为 5.2 mm。水密主切口并保持一个合适的 IOP 值，再用 Sinskey 钩在两个红色箭头位置推动 CCC 边缘，如图 7.7 所示，将 CCC 边缘移到 IOL 光学区后面。该方法说起来容易做起来难。在 AC 中注入内聚性 OVD，更容易形成 ROC。

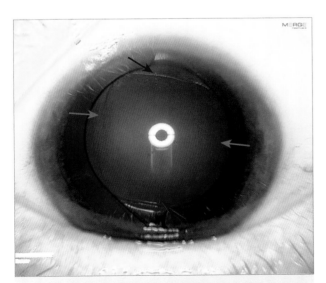

图 7.7　反向光学面夹持以预防术后散光矫正型人工晶状体（IOL）旋转的风险。红色箭头显示连续环形撕囊（CCC）边缘后面的晶状体光学区。蓝色箭头显示散光矫正标记，CCC 在 IOL 的前面

CCC 的先驱者 Howard Gimbel 博士介绍了一种他称之为"襻塞入的反向光学区夹持"的新技术固定散光 IOL，用于后囊膜破裂病例[52]。当存在较大的后囊撕裂导致囊袋开放时，这种新技术可以用于一片式丙烯酸酯散光矫正型 IOL 的囊膜固定。"散光矫正型 IOL 首先被送入睫状沟，每一个襻都分别折叠塞入前面的 CCC 开口下，而光学区便位于囊膜上方。这种创新技术的美妙之处在于：当有后囊膜破裂导致脱位的风险时，我们可以不用将 IOL 放在囊袋中[52]。"最终的结果与标准的 ROC 相同。

7.15　反向光学区夹持（reverse optic capture，ROC）会导致色素播散综合征（pigment dispersion syndrome，PDS）吗？我们需要改变植入度数吗

ROC 是否会因虹膜和方形边缘的一片式丙烯酸酯晶状体的相互作用而导致色素播散，但根据我们的经验，这似乎是相当安全的。我们使用这项技术已经超过 10 年了，迄今为止还没有发生 1 例 PDS。这可能是因为襻在囊袋中，并且这些眼睛比平均更大，其虹膜和囊袋之间有很深的空间。我们不能说 PDS 一定不会发生，只能说其发生的可能性很小。

将一片式丙烯酸酯 IOL 整个植入睫状沟可能导致虹膜摩擦伴色素播散，葡萄膜炎-青光眼-前房积血（uveitis-glaucoma-Hyphema，UGH）综合征和反复性玻璃体出血。这些并发症可能是与睫状沟内厚大的襻以及其黏性的疏水丙烯酸表面有关。ASCRS 委员会在 2009 年发表了一篇关于一片式丙烯酸酯 IOL 植入睫状沟引起并发症的论文[53]。当放置在睫状沟时，这种笨重的单片襻大而厚，足以接触虹膜后部。尖锐的襻边缘和虹膜后血管之间的接触也可能导致慢性葡萄膜炎和反复性前房微量积血，从而损害视力并突然升高眼压，发生 UGH 综合征。

Jones 等评估了 ROC 在白内障超声乳化术和有后囊破裂的 IOL 中使用一片式后房型丙烯酸酯 IOL 的临床结果[54]。对接受 ROC 的 16 只眼进行了回顾和分析。12 例患者在未进行 ROC 的情况下进行超声乳化术的对侧眼作为对照组。在平均 19 个月的随访中，ROC 组中 94% 的眼睛以及对照组中 92% 的眼睛达到 20/25 或更好的最佳矫正视力。ROC 组 94% 的眼睛和对照组 100% 的眼睛获得术后等效球镜在预期屈光度的 ±1.00 D 范围内。两组的屈光度在 1 个月至最终随访期间均稳定。在所有实施 ROC 的眼睛中，IOL 通过安全的光学区夹持，保持了不错的居中性。整个随访过程中没有损害视力的并发症[54]。

当 IOL 前移时，我们是否需要降低 IOL 的球镜度数？理论上是需要的，特别是对于高度数 IOL，但大多数长眼轴眼睛需要更低度数的 IOL。对于长眼轴眼睛，不改变度数是很安全的。ROC 时，当两个襻都放置于 CCC 后面的囊袋内，光学位置的前移及导致的近视漂移，其后果是最小的[52, 54]。在这种情况下，我们不调整 IOL 度数。

7.16 与过矫相比，零散光或欠矫更好吗

对未矫正的远视力不满意的患者通常在眼镜平面有 > 0.50 D 散光。

- 对于大多数功能性 IOL 和 IOL 单眼视（又称"双眼融视"）患者的看远眼，我们的目标是零散光。多焦点、EDOF 和三焦点 IOL 会导致对比度、灵敏度的降低，而任何残余散光都会更差。

- 如果您不能做到零散光，则保留少量的顺规散光（WTR）是一个不错的选择。我们仍然尝试为大多数老年患者进行零散光矫正，因为我们希望在术后立即拥有良好的视力。对于 60 岁及以下的患者，我们应该考虑让其顺规散光更接近 0.3 D，以补偿未来的散光

漂移。在 10 年的时间里会有少量平均约为 3/8 D 的逆规散光（ATR）出现[55, 56]。这对使用散光矫正型 IOL 的年轻患者是重要的。在这种情况下翻转轴是合乎逻辑并且合理的。

- 对于任何年龄组，要尽可能减少逆规散光。

对于常规 IOL 单眼视中的看近眼，无须零散光。少量散光对远视力的影响大于近视力。尤其是顺规散光实际上可以提供更好的焦深，从而帮助阅读。残余散光也被证明能增强焦深，实际上对近视力有好处[57]。让我们来思考一个人工晶状体眼单眼视的例子，其将 $-2.0+1.00 \times 90$（等效于 $-1.0-1.0 \times 180$）作为视近眼。如果优势眼是正视眼，远视力好，而视近眼在不矫正 1-D 柱镜的情况下也会表现良好，则该患者应表现良好。视近眼在 90° 子午线有 -1.0 D，在水平轴 180° 有 -2.0 D，这将导致焦深增加。这可能是一种双赢的局面；节约费用，获得增强景深，而不必购买散光矫正型 IOL，或不必为 LRI 付费。如果我们使用非球差矫正晶状体（无内置负球差），如 SN60AT/SA60AT（Alcon）和 Sensar 1 片式 AABOO（Johnson & Johnson）用于看近，则可以预期近视力眼具有更好的焦深。

7.17 您是否给圆锥角膜患者使用散光矫正型 IOL 或 LRI

理论上，圆锥角膜患者由于其不规则性，不适合使用散光矫正型晶状体或 LRI 矫正散光。对于角膜有明显的瘢痕，或者佩戴隐形眼镜且不能用眼镜矫正的患者，我使用散光矫正型晶状体或 LRI。我从未对圆锥角膜患者进行过激光 LRI，因为担心操作可能会进一步削弱圆锥角膜，导致不稳定和不可预测的结果。由于角膜厚度不均匀，手工 LRI 可能会增加穿孔的风险。当柱镜大小和轴位在几年内保持相当一致和稳定时，我在少数圆锥角膜患者中使用散光矫正型 IOL 确实取得了不错的效果。虽然结果不会像我们对经典蝴蝶结散光病例所期望的那样完美，但仍可以显著

减轻散光，并且只要进行良好的术前沟通，患者仍然会非常乐意接受手术结果。他们必须明白，他们再也不能在散光矫正型 IOL 上佩戴硬性接触镜，因此不能使用这种方法来减少不规则性并提高视觉清晰度。

7.18　谁能成为前几例使用散光矫正型 IOL 的患者

参照表 7.1 为初学者选择前几例散光矫正型 IOL 患者的参考条件。

表 7.1　初学者早期选择散光矫正型 IOL 患者的参照标准

项　目	适合的患者	需要避免的患者
屈光状态	远视患者很容易使其满意	严重远视可能有弱视或眼轴很短的眼睛
眼部病史	无激光视力矫正史	S/P LASIK/PRK/RK
眼表	健康并且泪膜良好	严重干眼和（或）MGD，或伴有明显的 EBMD、翼状胬肉、Salzmann 结节
Placido 环	清晰	明显不规则
前房深度和眼轴长度	正常范围内	超长眼轴；ELP 对眼轴非常短的眼睛至关重要；散光矫正型 IOL 在非常大的眼睛中容易旋转
瞳孔	扩大良好	Flomax 和其他 α1 阻滞剂会缩小瞳孔，使术中难以看到 Toric 标记
散光矫正型晶状体植入	单焦	MFIOL/EDOF/三焦点的散光矫正型晶状体版本；仍需要进行 LRI
IOL 的环曲面性	低至中度，如 T3 至 T4	高度，如 T6 或更高；高环曲面性对旋转非常敏感
性格	容易相处	完美主义者

缩写：EBMD，上皮基底膜营养不良；EDOF，精神延长型；ELP，有效晶状体位置；IOL，人工晶状体；LRI，角膜缘松解切口；MFIOL，多焦点人工晶状体；MGD，睑板腺功能障碍

（荣先芳　李昊　译，季樱红　卢奕　审校）

参考文献

［1］ Bylsma S. Staar toric IOL. Cataract & refractive surgery today. Published August 2009. Accessed April 19, 2021. https://crstoday.com articles/2009-aug/crst0809_15-php/

［2］ ESCRS 2017 Clinical trends survey. EuroTimes. Accessed April 19, 2021.https://www.eurotimes.org/escrs-2017-clinical-trends-survey-results/

［3］ 2018 ESCRS Clinical trends survey. EuroTimes. Accessed April 19, 2021.https://www.eurotimes.org/escrs-2018-clinical-trends-survey-results/

［4］ Presbyopia & astigmatism correcting IOLs: Key clinical opinions & practice patterns. EuroTimes. Published July 2020. Accessed April 19, 2021.https://www.eurotimes.org/presbyopia-astigmatism-correcting-iols-key-clinical-opinions-practice-patterns/

［5］ ASCRS Clinical survey 2018. EyeWorld. Published November 20, 2018. Accessed April 19, 2021. https://supplements.eyeworld.org/eyeworld-supplements/december-2018-clinical-survey

［6］ Browne AW, Osher RH. Optimizing precision in toric lens selection by combining keratometry techniques. J Refract Surg. 2014; 30(1): 67–72

［7］ Morselli S. Precise preoperative planning optimizes premium IOL outcomes. Strategies for success with toric & presbyopia correcting IOLs. EuroTimes. 2019 April Suppl: 1–2

［8］ ASCRS. 2019 Clinical survey. ASCRS Database

［9］ Arshinoff S. Turning to topography. EuroTimes. 2020; 25(10): 13

［10］ Hill WE. Centroid value, posterior cornea info adds game for toric calculators. Ophthalmology Times. Published May 18, 2017. Accessed April 19, 2021. https://www.ophthalmologytimes.com/view/centroid-value-posterior-corneainfo-adds-game-toric-calculators

［11］ Koch DD. Presented at EyeWorld/ASCRS reporting live from the BRASCRS meeting. Sao Paulo, Brazil. May 18, 2018

[12] Chayet A, et al. Treating astigmatism: how low can you go? Rev Ophthalmol. 2018; XXV(7): 48–50

[13] Koch DD. Astigmatism correction. EyeWorld. 2018; 23 (7): 68–73. Reporting from the 2018 BRASCRS annual meeting

[14] Abulafia A, Koch DD, Holladay JT, Wang L, Hill W. Pursuing perfection in intraocular lens calculations: IV. Rethinking astigmatism analysis for intraocular lens-based surgery: Suggested terminology, analysis, and standards for outcome reports. J Cataract Refract Surg. 2018; 44(10): 1169–1174

[15] Hayashi K, Yoshida M, Hirata A, Yoshimura K. Changes in shape and astigmatism of total, anterior, and posterior cornea after long versus short clear corneal incision cataract surgery. J Cataract Refract Surg. 2018; 44(1): 39–49

[16] ESCRS Clinical Trends Survey 2019. EuroTimes. Accessed April 19, 2021.https://www.eurotimes.org/escrs-2019-clinical-trends-survey-results/

[17] Koch DD, Jenkins RB, Weikert MP, Yeu E, Wang L. Correcting astigmatism with toric intraocular lenses: effect of posterior corneal astigmatism. J Cataract Refract Surg. 2013; 39 (12): 1803–1809

[18] Koch DD, Ali SF, Weikert MP, Shirayama M, Jenkins R, Wang L. Contribution of posterior corneal astigmatism to total corneal astigmatism. J Cataract Refract Surg. 2012; 38(12): 2080–2087

[19] Koch DD. The enigmatic cornea and intraocular lens calculations: the LXXIII Edward Jackson Memorial Lecture. Am J Ophthalmol. 2016; 171: xv–xxx

[20] Reitblat O, Levy A, Kleinmann G, Abulafia A, Assia EI. Effect of posterior corneal astigmatism on power calculation and alignment of toric intraocular lenses: comparison of methodologies. J Cataract Refract Surg. 2016; 42(2): 217–225

[21] Sheen Ophir S, LaHood B, Goggin M. Refractive outcome of toric intraocular lens calculation in cases of oblique anterior corneal astigmatism. J Cataract Refract Surg. 2020; 46(5): 688–693

[22] Jacob S. Everything you ever wanted to know: toric IOL implantation. EuroTimes. 2020; 25(9): 12–13

[23] Gundersen KG, Potvin R. Clinical outcomes with toric intraocular lenses planned using an optical low coherence reflectometry ocular biometer with a new toric calculator. Clin Ophthalmol. 2016; 10: 2141–2147

[24] Abulafia A, Koch DD, Wang L, et al. New regression formula for toric intraocular lens calculations. J Cataract Refract Surg. 2016; 42(5): 663–671

[25] Abulafia A, Hill WE, Franchina M, Barrett GD. Comparison of methods to predict residual astigmatism after intraocular lens implantation. J Refract Surg. 2015; 31(10): 699–707

[26] Abulafia A, Barrett GD, Kleinmann G, et al. Prediction of refractive outcomes with toric intraocular lens implantation. J Cataract Refract Surg. 2015; 41(5): 936–944

[27] Abulafia A, Koch DD, Wang L, et al. A novel regression formula for toric IOL calculations. Paper presented at: European Society of Cataract and Refractive Surgeons Congress; September 5–9, 2015; Barcelona, Spain

[28] Weikert M, Hill W, Findl O, et al. Hitting the refractive target. ASCRS 20/Happy in 2020 webinar. August 15, 2020.

https://ascrs.org/20 happy/agenda/hitting-the-refractive-target

[29] Serels CM, Sandoval HP, Potvin R, Solomon KD. Evaluation of IOL power calculation formulas using different keratometries in post-refractive surgery cases. Paper presented at: ASCRS Virtual Annual Meeting. May 16–17, 2020. https://ascrs.org/clinical-education/cataract/2020-pod-sps-110-65874-evaluation-of-iol-power-calculation-formulas-using-different-kerato

[30] Ho YJ, Sun CC, Lee JS, Lin KK, Hou CH. Comparison of using Galilei Dual Scheimpflug Analyzer G4 and Barrett formula in predicting low cylinder preoperatively for cataract surgeries. Eur J Ophthalmol. 2020; 30(6): 1320–1327

[31] Hill WE. Toric IOL planning and alignment. 2020 spotlight on cataract: complicated phaco cases: Part II. Presented at American Academy of Ophthalmology 2020 Virtual Conference. November 15, 2020. https://www.aao.org/annual-meeting-video/2020-spotlight-on-cataract-complicated-phaco-cases-2

[32] Abulafia A. Managing astigmatism. Euro Times. 2018; 23 (2): 6

[33] Savini G, Negishi K, Hoffer KJ, Schiano Lomoriello D. Refractive outcomes of intraocular lens power calculation using different corneal power measurements with a new optical biometer. J Cataract Refract Surg. 2018; 44(6): 701–708

[34] Savini G, Hoffer KJ, Lomoriello DS, Ducoli P. Simulated keratometry versus total corneal power by ray tracing: a comparison in prediction accuracy of intraocular lens power. Cornea. 2017; 36(11): 1368–1372

[35] Dell S. Diagnostics in refractive cataract surgery: corneal topography. EyeWorld. 2018; 23(7): 57–58

[36] Wang L, Cao D, Vilar C, Koch DD. Posterior and total corneal astigmatism measured with optical coherence tomography-based biometer and dual Scheimpflug analyzer. J Cataract Refract Surg. 2020; 46(12): 1652–1658

[37] Lu AQ, Poulsen A, Cui D, et al. Repeatability and comparability of keratometry measurements obtained with swept-source optical coherence and combined dual Scheimpflug-Placido disk-based tomography. J Cataract Refract Surg. 2020; 46(12): 1637–1643

[38] Savini G, Hoffer KJ, Barrett GD. Results of the Barrett True-K formula for IOL power calculation based on Scheimpflug camera measurements in eyes with previous myopic excimer laser surgery. J Cataract Refract Surg. 2020; 46(7): 1016–1019

[39] Lawless M, Jiang JY, Hodge C, Sutton G, Roberts TV, Barrett G. Total keratometry in intraocular lens power calculations in eyes with previous laser refractive surgery. Clin Exp Ophthalmol. 2020; 48(6): 749–756

[40] Visco DM, Hill WE, Mckee Y. Prospective evaluation of iris registration-guided femtosecond laser-assisted capsular marks for toric IOL alignment during cataract surgery. Paper presented at ASCRS Virtual Annual Meeting. May 16–17, 2020

[41] Modi SS. Clinical outcomes after aphakic versus aphakic/pseudophakic intraoperative aberrometry in cataract surgery with toric IOL implantation. Int Ophthalmol. 2020; 40 (12): 3251–3257

[42] Visser N, Bauer NJ, Nuijts RM. Toric intraocular lenses: historical overview, patient selection, IOL calculation, surgical techniques, clinical outcomes, and complications. J

Cataract Refract Surg. 2013; 39(4): 624−637

[43] Kohnen T, Derhartunian V, Kook D, Klaproth OK. Toric intraocular lenses for correction of astigmatism in primary cataract surgery. In: Kohnen T, Kock DD, eds. Cataract and refractive surgery. Springer; 2009: 67−80

[44] Németh G. One degree of misalignment does not lead to a 3.3% effect decrease after implantation of a toric intraocular lens. J Cataract Refract Surg. 2020; 46(3): 482

[45] Holladay JT, Koch DD. Residual astigmatism with toric intraocular lens misalignment. J Cataract Refract Surg. 2020; 46(8): 1208−1209

[46] Inoue Y, Takehara H, Oshika T. Axis misalignment of toric intraocular lens: placement error and postoperative rotation. Ophthalmology. 2017; 124(9): 1424−1425

[47] Holladay JT, Pettit G. Improving toric intraocular lens calculations using total surgically induced astigmatism for a 2.5 mm temporal incision. J Cataract Refract Surg. 2019; 45 (3): 272−283

[48] Zhang F. New type 15 EyeJet ® capsular tension ring. Industrial Case Show. Presented at American Academy of Ophthalmology 2020. November 13−15, 2020

[49] Sagiv O, Sachs D. Rotation stability of a toric intraocular lens with a second capsular tension ring. J Cataract Refract Surg. 2015; 41(5): 1098−1099

[50] Zhao Y, Li J, Yang K, Li X, Zhu S. Combined special capsular tension ring and toric IOL implantation for management of astigmatism and high axial myopia with cataracts. Semin

Ophthalmol. 2018; 33(3): 389−394

[51] Rastogi A, Khanam S, Goel Y, Kamlesh, Thacker P, Kumar P. Comparative evaluation of rotational stability and visual outcome of toric intraocular lenses with and without a consular tension ring. Indian J Ophthalmol. 2018; 66(3): 411−415

[52] Gimbel HV, Marzouk HA. Haptic tuck for reverse optic capture of a single-piece acrylic toric or other single-piece acrylic intraocular lenses. J Cataract Refract Surg. 2019; 45 (2): 125−129

[53] Chang DF, Masket S, Miller KM, et al. ASCRS Cataract Clinical Committee. Complications of sulcus placement of single-piece acrylic intraocular lenses: recommendations for backup IOL implantation following posterior capsule rupture. J Cataract Refract Surg. 2009; 35(8): 1445−1458

[54] Jones JJ, Oetting TA, Rogers GM, Jin GJC. Reverse optic capture of the single-piece acrylic intraocular lens in eyes with posterior capsule rupture. Ophthalmic Surg Lasers Imaging. 2012; 43(6): 480−488

[55] Hayashi K, Hirata A, Manabe S, Hayashi H. Long-term change in corneal astigmatism after sutureless cataract surgery. Am J Ophthalmol. 2011; 151(5): 858−865

[56] Ho JD, Liou SW, Tsai RJ, Tsai CY. Effects of aging on anterior and posterior corneal astigmatism. Cornea. 2010; 29(6): 632−637

[57] Kieval JZ, Al-Hashimi S, Davidson RS, et al. ASCRS Refractive Cataract Surgery Subcommittee. Prevention and management of refractive prediction errors following cataract surgery. J Cataract Refract Surg. 2020; 46(8): 1189−1197

8 白内障术后单眼视的成功设计
Engage Successfully in Pseudophakic Monovision

Fuxiang Zhang, Alan Sugar, and Lisa Brothers Arbisser

摘要

虽然我们常用"单眼视"这个术语，但其实用词不当，"混合视"可能更合适。白内障术后单眼视目前还是常用于解决白内障患者老视的一种方法。因为其高质量的对比敏感度成像、高脱镜率、低费用和较低的人工晶状体（intraocular lens，IOL）置换率的优点，它成为大多数刚设计屈光性白内障手术医师的起点。这一专题会聚焦于一些常见问题，帮助初学者更扎实地奠定好屈光性白内障手术的基础。在我们以往的出版物 *Pseudophakic Monovision: A Clinical Guide* 中有更详细的讲解[1]。IOL单眼视设计未来也不会随着更多、更好的 IOL 出现而消失。随着 IOL 单眼视的知识和技巧的丰富，屈光性白内障手术的道路也越来越宽，也能让其他功能性 IOL 的应用更容易、更灵活。

关键词

屈光性白内障，白内障术后单眼视，IOL 单眼视

8.1 白内障术后单眼视被白内障手术医师广泛应用于屈光性白内障手术

随着科学和技术的发展，越来越多的老视矫正型人工晶状体（IOL）上市，但白内障术后单眼视（又称"双眼融视"）仍是治疗白内障患者老视问题常用的手术方法之一。2016 年欧洲白内障与屈光手术学会（European Society of Cataract and Refractive Surgery，ESCRS）的调研显示，仅 6% 的患者使用老视矫正型 IOL，而 43% 的患者采用 IOL 单眼视来解决白内障术后的老视问题[2]。2019 年美国 ASCRS 的临床调查也显示，美国微单视（近视离焦＜ 1.0 D 患者占 15%；图 8.1）和"真性"单眼视（近视离焦≥ 1.0 D：占到 12% 以上；图 8.2）占白内障手术的 27%，而老视矫正型 IOL 仅占 10% 左右（图 8.3）[3]。这其中可能是由于人工晶状体费用、视觉质量、患者满意度等因素（图 8.1～图 8.3）。

单眼视，特别是微单视（−0.50 D 至−0.75 D）和中度单眼视（−1.00 D 至−1.50 D），具有视觉质量高、价格低、IOL 置换风险小的优点。患者满意度和脱镜率也非常高。某项研究表明，患者满意率超过 80%，并且几乎完全脱镜或者只需要眼镜备用的患者占 70%～90%[1, 4, 5, 6, 7]。几乎没有任何大的缺点。大部分单眼视的患者仍有良好的立体视[4, 5, 6, 8]，即使存在轻微受损，也不影响患者的日常生活。如果有必要的话，患者也可以通过备用眼镜重新获得完整的双眼立体视（只要我们在推荐的范围内避免屈光参差）。相比于多焦点 IOL，单眼视最独特的优点是使用多焦点 IOL 的患者如果出现严重不适，只能通过 IOL 置换来解决。

单眼视的适用患者范围相比其他功能性 IOL 也更加宽泛。单眼视对白内障患者的性格要求低于多焦点 IOL，只要术前做到充分的沟通。在原本存在眼部病变的患者中，IOL 单眼视设计比多焦点 IOL 的耐受性更好，对于白内障术后远期出现眼底病变也同样适用。随着患者年龄的增长，

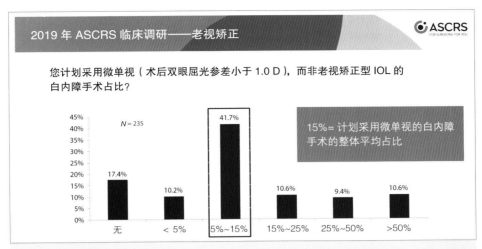

图8.1　2019年美国白内障与屈光手术协会的临床调研[3]。微单视15%。经许可引自：ASCRS

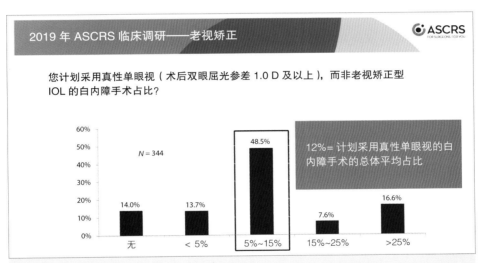

图8.2　2019年ASCRS临床调研。[3]真性单视眼12%。经许可引自：ASCRS

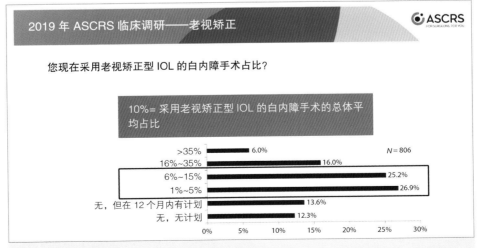

图8.3　2019年ASCRS临床调研。[3]老视矫正型IOL 10%。经许可引自：ASCRS

与年龄相关的眼部并发症，例如年龄相关性黄斑变性，视网膜前膜、糖尿病性视网膜病变和干眼综合征，可能会逐渐恶化。患者也可能随着年龄出现更多的逆规散光。众所周知，相比于植入单焦点 IOL 的患者，这些持续的变化对已经植入多焦点 IOL 的患者有更大的负面影响。

考虑到白内障术后单眼视设计的上述优点，也不难理解大多数接受调查的眼科医师表示，如果他们需要白内障手术，他们会为自己的眼睛选择单眼视设计[9, 10]。

8.2 为什么我们推荐初学者从单焦点 IOL 开始

与单焦点 IOL 相比，多焦点 IOL 对于住院医师和初学者具有更多需要克服的障碍。包括：

- 图像对比敏感度降低。
- 视觉障碍，尤其是在弱光环境下。
- 传统多焦点 IOL 在远视力和近视力之间的视觉障碍。
- 瞳孔大小的影响。
- IOL 倾斜和偏心的影响。
- 对健康的眼表和黄斑功能的高要求。
- 神经适应性不良的存在。
- 需要考虑 α 角和 κ 角。
- 对于术后不满意的患者，采用眼镜矫正通常无效。

8.3 除了使用单焦点 IOL，白内障术后单眼视还需要注意什么

一个常用的方法是在开始之前，先让患者完成一份问卷，让患者告诉我们他们的需求，包括以下要点：

- 他们的工作。
- 他们的爱好。
- 生活方式，包括是否夜间开车。

- 对于远、中、近距离的脱镜需求。
- 戴眼镜阅读的意愿。
- 如果需要使用备用眼镜的意愿。
- 患者性格：属于容易相处或性格挑剔者。

基于问卷，如果患者倾向于部分或完全脱镜，再向患者与其家属成员讨论更多的细节。

如果患者倾向于常规的手术和 IOL，我们不需要再进一步讨论太多，但是我们会让患者了解及签署知情同意，表示我们有提供老视矫正的选择。

如果患者倾向于拥有良好的远视力，并且不介意戴眼镜阅读书籍，我们可以设计双眼看远或者微单视（一只眼不预留度数，另一眼预留 $-0.25 \sim -0.50$ D，方便看汽车仪表盘和 GPS）。

如果患者倾向于拥有良好的近视力，并且不介意戴眼镜驾驶，我们可以计划第一眼预留 -1.50 D。第二眼的预留度数取决于第一眼在术后 2 周时不戴眼镜情况下是否能视物清晰。如果患者用手术眼单眼看，对于近视力满意，那就根据患者的意愿第二眼预留 $-1.25 \sim -1.75$ D。有时患者会改变他们的主意，想第二眼可以不戴镜看远。值得注意的是，询问患者习惯的阅读距离非常重要。例如，高度近视患者常倾向于用于看近的眼在 $-2.0 \sim -2.50$ D，而非 -1.5 D。

这些策略也属于屈光性白内障手术，因为也能降低对眼镜的依赖。当然这种单眼视设计属于部分屈光性白内障手术，可作为住院医师和初学者的屈光性白内障手术的起点。在这个阶段，我们只需要用单焦点 Toric 晶状体或角膜缘松解切口来矫正散光，我们不需要用任何多焦点 IOL，三焦点或者焦深延长型（extended depth of focus，EDOF）IOL。

如果 1 例患者想要完全脱镜，但是又会经常夜间开车，并且不接受任何眩光或晕光，选择哪种手术策略更好呢？虽然新型的 IOL，比如 Vivity（Alcon）和 Eyhance DIBOO（Johnson & Jognson），也能达到这个目的，但一眼目标屈光度为正视的单眼视设计也是一种好的选择。

8.4　和你的患者进行术前沟通时，你必须说明的目前单眼视设计的三大缺陷

每次关于屈光性白内障手术的咨询都应该告知患者，我们是对人体器官进行操作，虽然有许多现代的设备和科学技术，但是我们仍无法完全掌控人眼和脑的活动。因此，没有人可以保证一个绝对好的结果。即便有95%的确定性，仍有5%的可能是结果不理想。我们可以保证我们会尽全力去控制变量，并尽力帮助患者获得尽可能好的结果。因此，白内障术后变化的一些不确定性要体现在和患者的谈话中。

- 在IOL单眼视术前，你必须告诉患者最重要的事情是术后如果不戴眼镜比较双眼的远视力，视近眼的远视力会较视远眼差一些。如果你在术前没有让患者理解和接受这个事

实，这个问题可能是最主要的"负面"评价。临床医师也应该减少患者对这种情况的担忧，因为我们生活是用双眼看，而且视近眼如果配戴眼镜也可以拥有良好的远视力。由于这个缺点，有一些患者不喜欢传统的IOL单眼视。一个补偿视近眼的远视力的方法是第二眼使用EDOF晶状体来达到良好的远视力和中视力，我们称之为改良或者混搭的IOL单眼视。本专题的最后"改良IOL单眼视的概念"会再详细讨论。

病例报告（1）：70岁女性，咨询白内障治疗。她右眼有黄斑前膜，左眼不明显（图8.4和图8.5）。术前验光结果：右眼−1.00 DS／+0.50 DC×10°=20/40（远视力），左眼 +1.25 DS／+0.75 DC×180°=20/30（远视力）。孔卡试验检测右眼是主视眼。她说："我平时主要用右眼看。"她不接

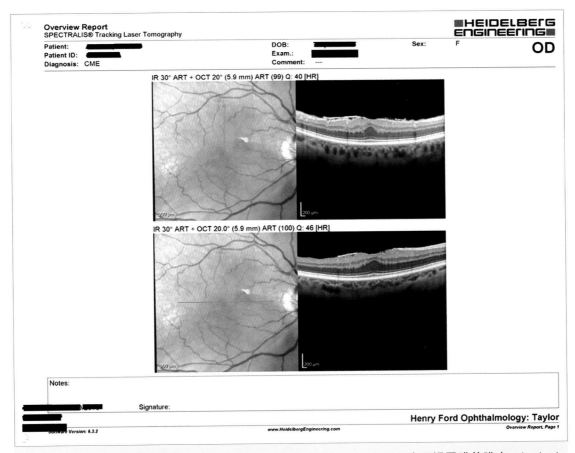

图 8.4　光学断层扫描（Optical coherence tomography，OCT）显示右眼视网膜前膜（epiretinal membrane，ERM）

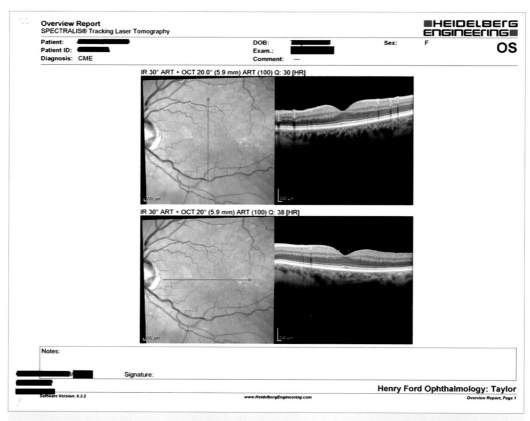

图 8.5　光学断层扫描（Optical coherence tomography，OCT）显示左眼接近正常的黄斑

受术后出现任何的视觉不良。在 2017 年 11 月行了右眼手术，没有预留任何度数。左眼在 1 个月后也进行了手术，预留了−1.50 D。她非常满意右眼的视力，但在她左眼术后 2 周，她感到比较失望。她说："我的左眼没有右眼好。"裸眼远视力右眼 20/25，左眼 20/50。验光结果：右眼 −0.50 DS/+0.25 DC×127°=20/20（远视力），左眼−1.50 DS=20/25（远视力）。良好的裸眼近视力并没有让她满意。这个病例教会我们的一点是即使术前进行了详细清晰的解释，患者仍可能抱怨视近眼的远视力不如视远眼。另外一点是如果是明确的主视眼，即使术前就存在眼部病变仍可以选择设计为远用眼。她唯一抱怨的是"我的左眼没有右眼好"。她之后没有再进行随访（图 8.4 和图 8.5）。

- 患者需要了解单眼视无法保证 100% 脱镜。虽然大多数时间眼镜只是备用，但他们可能仍然需要眼镜，比如用于夜间开车或者长时间阅读小字。基于我们 IOL 单眼视设计手术 10 年的调查数据[1]，约 42% 的患者是完全脱镜，39% 的患者只需要眼镜备用，18% 有时需要佩戴眼镜，但频率较术前少，还有 1.5% 的患者一直需要佩戴眼镜。在一些研究中，大概 1/3 的 IOL 单眼视患者夜间开车需要佩戴眼镜，2/3 夜间开车不需要任何眼镜。

- 在精细立体视觉方面需要妥协。患者穿针时可能需要佩戴眼镜，但对于深度感知，例如台阶、楼梯和马路边缘，他们应该没问题。基于我们 10 年的调查数据，只有 0.5% 的 IOL 单眼视患者为了更好的立体视需要一直佩戴眼镜[1]。这个观点对一些患者是十分重要，比如飞行员、职业高尔夫球手、棒球和台球运动员。充分的术前沟通显然非常必要。对于上面这些特殊职业的患者，我们的建议是不要超过−0.50 D 的近视离焦。同样重要的是解释清楚这个离焦的原因是为了顾及仪表板和 GPS。我们注意到一些患者无法接受任何单眼视的负面影响，因此他们选择双眼目标屈光度都是平光。当然在我医院治疗的大多数患者还是选择预留−0.25～−0.50 D。如果我们一开始忽略了患者的职业或爱好，选择留很少的度数或不留度数，都可能会出现错误。因此，每例来咨询白内障手术的患者都需要填写一个术前调查，告诉我们他们的工作和三个主要的爱好。

8.5　术前强烈推荐的三项检查

8.5.1　遮盖−去遮盖试验

这项检查对于保证 IOL 单眼视的高成功率十分重要。轻度隐性斜视无大碍，但显性斜视的患者会影响双眼视，严禁使用 IOL 单眼视设计。如果我们对显性斜视的患者跳过这项检查，IOL 单眼视设计可能会导致眼外肌协调性更差，导致一些本来隐形斜视的患者产生医源性显著斜视增大的并发症，虽然一些患者没有意识到这是单眼视的副作用。

美国和发达国家的医院都应该对大多数白内障患者进行这项检查，除了对于非常严重的白内障患者，因为他们的视力太差，无法注视目标，这项检查没有用。如果一只眼由于长期进展的白内障或者外伤性白内障而视力太差，我们期望能修复这只眼睛，那就需要和患者讨论术后可能发生的暂时的或永久性的复视，甚至需要行斜视手术。这种情况也是严禁使用单眼视，以便让我们给大脑一个机会去克服知觉性外隐斜或连续性外隐斜。

8.5.2　孔卡试验检查主视眼

这项检查可以让你知道你是要做传统 IOL 单眼视还是交叉 IOL 单眼视。交叉单眼视比传统单眼视有更多的禁忌证。如果你没有排除禁忌证，患者不仅不能脱镜，甚至可能还需要手术去除 IOL 单眼视。本专题"在交叉 IOL 单眼视中我们需要注意什么"会再详细讨论。

8.5.3　加镜片模拟测试

有几种方法进行这项术前单眼视模拟测试[1]。主要是让患者有机会体验模拟单眼视状态：将+1.50 D 镜片放入视近眼前方。该患者将体验模拟的单眼视状态，视近眼看近更好，看远不太清楚。患者的反馈对决策很重要。如果患者无论是坐着阅读或者行走时都不喜欢这种 IOL 单眼视状态的话，可能单眼视设计就不适合他。这个测试还有一个优点就是告知患者 IOL 单眼视不是完美的，它确实有一些需要权衡。

8.6　我知道一名白内障手术医师，他给他很多白内障患者也做了单眼视，但是他没有做你推荐的检查。这些检查重要性如何？你自己或者你组内的医师是否都做这些检查

相比不做任何检查，进行这三项检查可以获得更高的成功率和患者满意度。不推荐在术前不进行任何检查情况下，忽略主视眼，而常规的把第一眼（视力更差的眼）设计为看远，第二眼设计为看近。这种方案大概率会导致忽略潜在的禁忌证，例如单眼注视综合征、显著的隐斜和弱视，导致理论上的"注视转换成复视"，当然可能是无症状。在我们团队，我们的技师做这三项检查的前两项，我自己会给患者在扩瞳前做遮盖−去遮盖试验。这些检查是会花费一些时间，通常也无法收费，但是术后效果会更好。我们还常规进行立体视测试，但这可能对于大多数常规病例不是必要的。

8.7　是否有必要给大多数白内障术后单眼视患者进行角膜接触镜试戴

试戴角膜接触镜对于大多数常规单眼视的设计不是必要的。角膜接触镜试戴对于近视激光手术如 LASIK/PRK 的单眼视设计，是常见的术前项目。IOL 单眼视设计不同于近视激光单眼视。

我们的经验发现老年患者比年轻患者更容易接受IOL单眼视。日本的一项研究也表明老年患者白内障术后单眼视有更高的成功率[11]。角膜接触镜试戴在下述情况中会比较困难和不现实：

- 有严重的散光。
- 患者由于全身或眼部的疾病，无法佩戴角膜接触镜。
- 年纪太大。
- 患者拒绝。
- 白内障太重导致视力太差。自己佩戴角膜接触镜的操作对于他们来说非常困难，而且会让大多数老年患者感到沮丧，因为他们之前从未用过角膜接触镜。

这么多年，我遇到刚开始学习白内障术后单眼视的医师最常问的问题是："术前是否有必要进行角膜接触镜试戴？"我们通常的回答是："虽然理论上这是合理的，但是实际对于大多数患者不是必需的。"对于那些性格挑剔的患者进行角膜接触镜佩戴更合理，也更推荐。通过近20年数千例的IOL单眼视病例，我（FZ）仅仅对2例患者在术前单眼视设计决定之前试戴角膜接触镜[1]。众所周知的白内障术后单眼视的先锋者Jay McDonald教授从未给他的单眼视患者进行角膜接触镜试戴[12]。

8.8 如何选择视远眼和视近眼

对于这个问题，应该考虑以下因素：
（1）主视眼测试。
（2）双眼的远视力和白内障严重程度。
（3）双眼的屈光状态。
（4）既往单眼视的经历。
（5）长期较弱的眼。
（6）眼部并发症。

8.8.1 主视眼测试

传统的单眼视方法是设计主视眼看远，非主视眼看近。这种设计主要是基于光学文献的传统

信息，而非眼科文献。我们知道，缺少前瞻性的随机同行评价证据验证这种设计。设计主视眼看近，非主视眼看远被称为交叉单眼视。有证据表示传统单眼视方法的视觉满意度、脱镜率高，猜测是因为主视眼更容易抑制非主视眼看远时的视物模糊[13, 14]。也有研究表明交叉单眼视也有不错效果[7, 15]，但是如果忽略潜在的禁忌证，比如症状不明显的单眼注视综合征，交界性隐斜和弱视，那么交叉单眼视更容易导致注视诱导性复视[16, 17, 18, 19]。除了后续讨论的特定情况，推荐通过孔卡试验明确主视眼。

8.8.2 双眼的远视力和白内障严重程度

主视眼并不是恒定的[20, 21]。我们往往会发现远视力较好的一眼会成为主视眼。较致密的白内障眼通常术前视力更差。如果术前视力和白内障致密程度保持一致，通过孔卡试验很容易确定哪只眼为主视眼，但如果他们不匹配，我们还是会遵循孔卡试验的结果来做决定。

8.8.3 屈光状态

术前近视程度轻的一眼常常会用于看远，而近视程度重的一眼常常用于看近。远视也类似，但是它可能有更多的变化。没有散光或者散光更小的一眼常常术前看得更清楚。在白内障术后应该也保持和患者术前一样的状态。

8.8.4 既往单眼视的经历

如果1例患者之前有过较长时间的单眼视经历，而且视觉效果比较好，没有任何不满意，那无论他的单眼视是来自原发的单眼视、佩戴角膜接触镜或者近视激光矫正，无论主视眼测试是什么结果，都仍延续术前原来的状态。而且也无所谓是传统单眼视还是交叉单眼视。当既往长时间的单眼视模式与主视眼测试结果冲突时，以往的经验告诉我们最好参照患者过去的单眼视模式。

病例报告（2）：1例女性患者在她70多岁的时候有戴角膜接触镜单眼视的经历，左眼用于看近大概10年。"单眼视没有任何问题。"她过

去几年因为"干眼"没有再佩戴接触镜。通过询问既往情况和遮盖-不遮盖试验，她没有 IOL 单眼视的禁忌证。她的右眼视力比左眼视力差，因为更重的白内障和近视增长。通过孔卡试验，发现左眼是她的主视眼。基于孔卡试验结果，决定选择主视眼左眼用于看远，非主视眼右眼用于看近。双眼手术都非常顺利，也没有散光需要矫正。术后不矫正，右眼用于看近，左眼用于看远，视力都很好。

在她因为慢性阻塞性肺疾病（chronic obstructive pulmonary disease，COPD）住院一段时间后，她回来复查时抱怨"有点不太对，我在阅读的时候感觉不太舒服。"眼部检查没有发现斜视和隐斜。

给她配一副常规用于阅读的眼镜，阅读的时候左眼可以获得比较好的近视力。她除了抱怨不想戴这副近用阅读眼镜，没有其他的不舒服："它们伤害了我的耳朵，两个眼镜腿压着我的耳朵了。"她也拒绝再次使用角膜接触镜。她选择了驼背性 IOL 植入来改变左眼屈光度，让左眼用于阅读，右眼用于看远。因为 COPD，她基本上只能坐轮椅，阅读是她主要的爱好，因此我们先给她的左眼做了驼背式 IOL 植入，用于阅读。左眼可以阅读后她没有了抱怨，因此就取消了右眼的手术。

通过这例病例，我们可以学习到一些东西。过去患者因为戴角膜接触镜导致单眼视状态 10 年，体验也非常好，左眼看近的习惯早于她白内障的形成。她的右眼更像是她实际上的主视眼。当她的右眼因为白内障加重导致近视增加和更差的远视力，她的左眼才成为主视眼。这也表明主视眼会随着视力改变而改变[22]。这个病例告诉我们当患者以往因为佩戴接触镜或近视激光矫正而拥有比较好体验的单眼视时，可能更建议维持既往的单眼视模式。这仅仅只是我们的临床经验，我们并不知道在这个方面同行的文献研究。主视眼试验，比如孔卡试验，在视力改变或屈光状态改变时，会发生变化。

8.8.5 长期较弱的一眼

建议在进行 IOL 单眼视设计之前让每例患者思考以下问题：回忆一下你是否有一只眼一直比另一眼弱。如果有，需要关注遮盖-不遮盖试验；做一个最佳矫正状态的立体视觉测试，包括阅读加光后的立体视觉；做 Worth 4 点测试和 4△BO 测试，去确定患者没有弱视或单眼注视综合征。如果没有发现禁忌证，不要选择弱的眼睛去看远。较弱的眼可能是因为更多的散光，或者更多的近视或远视屈光误差。应避免选择较弱的眼用作看远。

8.8.6 眼部并发症

有严重眼部并发症的患者不适合 IOL 单眼视设计。一些之前做过近视激光矫正的患者会非常积极，特别渴望脱镜；如果这种情况下 UCDVA 可能达到 20/30 至 20/40，考虑 IOL 单眼视比较合理。但是患者也必须理解它的局限性和未来需要戴镜的可能性。在没有太多选择的情况下，眼部并发症如黄斑病变更重的一眼常常被选做视近眼。我们可以在第一眼术后根据第一眼结果再重新评估。

8.9 推荐的屈光参差度数和分级

最好的方法是进行个性化定制。在分类方面没有达成共识。有文献推荐下述基于双眼焦点距离差的 IOL 单眼视的分类方法[1]。

（1）微单视（有时称为轻度）：$-0.50 \sim -0.75$ D。

（2）适度单视（有时称为中度）：$-1.00 \sim -1.5$ D。

（3）完全单视（有时称为传统或经典）：$-1.75 \sim -2.5$ D。

8.9.1 IOL 微单视 $-0.50 \sim -0.75$ D

大多数微单视的患者（屈光参差 <1.00 D）拥有良好的远、中视力，但是通常阅读需要帮助，特别是长时间阅读小字。

通常来说，微单视的患者只要视远眼达到预期或者是接近无屈光误差，并且散光得到矫正，以及在术前沟通时告知了他们阅读小字需要佩戴眼镜，通常对效果比较满意。这些患者应该没有立体视和对比度的问题。在这一组，如果排除了禁忌证，传统单眼视和交叉单眼视差异不大。术前筛查在这一组没有适度单视组和完全单视组中那么重要。微单视用于出租车司机和卡车司机，且没有阅读爱好的患者效果较好。我们预测这种选择在未来会逐渐增加，因为现代数字设备，比如电脑、便签、手机和GPS，使用越来越多。

我们常常不会把双眼都设计为正视，即使在患者希望双眼远视力都好的情况下。我们更倾向于视远眼目标屈光度为0，另一眼预留−0.25～−0.50 D。术前我们会向患者解释这样做的原因。我们以前有过少数术后远视力很好，双眼都不留任何度数的患者抱怨他们开车的时候看仪表盘不满意。如果术后还发生屈光意外，产生低度远视的话，这个问题就会更明显。尽管在家阅读的时候可以佩戴近用眼镜，但开车的时候会带来困扰。

8.9.2 中度人工晶状体单眼视−1.0～−1.50 D

绝大多数的IOL单眼视设计属于这一组。我们的临床经验与文献研究中所报道的也基本一致。例如有患者想成功通过IOL单眼视设计实现脱

镜，且无明显屈光参差导致的不适，那他的屈光参差最佳设计度数为−1.25～−1.50 D[7, 23, 24, 25]。尽管可能还会需要一副用于长时间阅读小字的备用眼镜，但1.00～1.50 D的屈光参差水平能被绝大多数拥有良好双眼立体视觉和对比敏感度的患者所适应。手术后可建议这类患者去配一副医院开出的处方双光镜，我们会和他们这样解释：尽管在通过驾驶员考试时你并不需要。但在雨夜驾驶时，为了达到最佳视觉，你可能会需要这副双光镜；当然非处方的阅读眼镜貌似也挺好用，但为了避免视疲劳，长时间阅读很小的字时你可能也需要更精准的双光镜。而且保险一般都会报销白内障手术后的第一副处方眼镜。

中度设计的IOL单眼视优势有哪些？对于有一类术前检查不容易区分主视眼、视觉主导性非常强的患者，这一程度的屈光参差不易导致他们的视疲劳问题。这一程度的屈光参差几乎可以被视为生理性的，不会影响双眼视觉信息的叠加与融合，而且不像更高度数的屈光参差可能会导致一眼视觉信息被抑制（图8.6）。

与微单视和完全单视患者相比，这组患者的完全脱镜率最高[1]。绝大多数，不论是传统设计或交叉设计的中度IOL单眼视患者都可以实现很高的脱镜率以及患者满意度[7]。普遍观点认

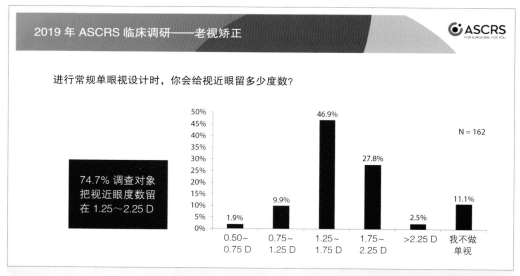

图8.6 2019年ASCRS临床调查。视近眼度数位于1.25～2.25 D范围的百分比。经许可引自：ASCRS

为低度数屈光参差往往更需要眼镜辅助，但我们的研究[7] 提示，在传统设计和交叉设计的两组 IOL 单眼视患者中，中度的屈光参差水平（平均约 1.15 D）能够实现很高的患者满意度（60 例参与研究的患者，有超过 95% 表示对术后效果"满意"或"很满意"）。

8.9.3 传统 IOL 单眼视−1.75～−2.50 D

患者视近眼度数在−1.75～−2.50 D 时，通常有很高概率无须阅读眼镜的辅助，但在精细立体视觉和夜间驾驶方面可能会受到明显的影响。通常对这一设计很满意的患者多是些年龄更大，爱好多为阅读／钩针编织／猜字谜等，他们并不太在夜间开车，但在家里的绝大多数日常活动，比如看电视时，倾向于不戴眼镜。

相较于微单视和中度单眼视患者，这组患者进行夜间驾驶时需要眼镜辅助的比例可能是最高的[1]。对于高度近视患者而言，询问他们偏好的术后阅读距离十分重要。由于白内障术前他们往往已经适应于很近的阅读距离，所以如果将他们的视近阅读眼度数定在−1.25 D，很可能会让他们不开心。如果他们确定倾向于较近的阅读距离，我们可以将视近阅读眼度数定在−2.0 D 甚至更高一点的度数；但同时也需要提醒他们，驾驶时尤其是在夜间，他们很可能需要戴一副远用眼镜。患者的身高和臂长也需要被纳入考量。比方说，对于一名 6 英尺（1 英尺 =0.305 m）高的男性，其阅读眼度数也许可以被设定在−1.25 D；但对于一名稍矮小一些的 5 英尺高的老年患者，这一度数可能需要被设定在−1.75 D。这一因素往往会影响患者白内障术后的满意度，因此在做术前屈光度预留前，应向患者充分解释传统 IOL 单眼视的优劣点。

Duke-Elder 医师认为双眼屈光度每相差 0.25 D，就会导致视网膜成像 0.5% 的大小差异，而 5% 的差异是人眼能够较容易适应的极限[26]。他同时还提到若患者有超过 2.00 D 的屈光参差，就有可能人为导致隐斜视，进而引起白内障术后的不适。

病例报告（3）[1]：1 例 65 岁受过良好教育的会计职业的女性患者，于 2014 年来医院进行白内障评估。主诉双眼视力下降，驾驶时尤为明显。她的裸眼远视力为右眼 20/200 和左眼 20/100；裸眼近视力为右眼 J1 和左眼 J1＋。她的矫正远视力为右眼 20/40 和左眼 20/30。术前屈光度为右眼−2.75 D 和左眼−2.25 D。卡孔测试和照相机测试提示右眼是她的主视眼。既往眼病史以及遮盖−不遮盖试验未发现 IOL 单眼视的禁忌证。她先前已有 15 年的右眼单眼佩戴角膜接触镜视远而左眼不戴用于视近的习惯。

她想要在术后保持单眼视的习惯。她的三大爱好是烹饪、骑行和购物。目标屈光度的制订基于她这几项爱好：右眼平光，左眼−1.25 D。右眼于 2014 年 6 月接受手术，左眼于同年 7 月完成手术。

两年后随访时，她的右眼没有度数视力 20/20，左眼戴−1.00 D 球镜视力可达 20/20。未矫正的近视力为右眼 J16，左眼 J7。她需要佩戴 +1.50 D 的阅读眼镜。她对于左眼的阅读能力不是很满意，想寻求如何摆脱阅读眼镜的方案。"让我的左眼看得更好些吧，这样我就不用再戴阅读眼镜了。"为了明确永久的完全单眼视是她真正想要的效果，我们让她进行了角膜接触镜试戴试验。相较于 +1.50 D，她更喜欢左眼戴 +1.75 D 的隐形眼镜。彼时市场上已不再有 0.50 D 度数梯度的"背驮式型"IOL，比如 Staar AQ5010，所以我们不得不在 +2.00 D 和 +3.00 D 的 Alcon MA60MA 三体式睫状沟植入 IOL 中进行选择。植入 +2.00 D 的 IOL 患者最后的屈光度数大约会在−2.25 D；植入 +3.00 D 的 IOL 则大约在−2.75～−3.00 D。经过详尽的讨论，患者强烈倾向于选择 +3.00 D。"+1.75 D 的隐形眼镜加在我−1.00 D 的近视眼上，我阅读没问题，因此−3.00 D 近视应该对我最合适。"（她对屈光度的了解令人惊叹）

手术是 2016 年 11 月做的（FZ 近 20 年第二例单眼视相关的背驮式 IOL 植入病例）。术后裸眼远视力：右眼 20/20，左眼 20/400；矫正远视力：右眼平光 20/20，左眼−2.75 D 看到 20/20。

裸眼近视力：右眼 J16，左眼 J1+。与中度单眼视相比，背驮式 IOL 植入后的完全单眼视的立体视觉和对比敏感度都有明显下降。详见表 8.1 和表 8.2。

表 8.1　术前术后的立体视觉对比

立体视觉	
术　前	**术　后**
4/9 圆环 140 弧秒	2/9 圆环 400 弧秒

来源：Pseudophakic Monovision: A Clinical Guide. Zhang F, Sugar A, Barrett G, ed. 1st Edition. Thieme; 2018

表 8.2　手术前后的对比敏感度比较

对比敏感度试验结果			
项目	**白　天**		**夜　晚**	
	术前	**术后**	**术前**	**术后**
右眼	1.35	1.35	1.20	1.20
左眼	1.35	1.05	1.35	1.05
双眼	1.65	1.50	1.50	1.35

来源：Pseudophakic Monovision: A Clinical Guide. Zhang F, Sugar A, Barrett G, ed. 1st Edition. Thieme; 2018

　　尽管 2.75 D 的完全单眼视有一些缺点，但患者对术后的整体情况仍十分满意，没有任何抱怨（她的丈夫晚些时候来找我，希望也做跟他妻子一样的手术）。然而，当被问到背驮式 IOL 植入前后是否有注意到其他变化时，患者承认她夜间驾驶时使用备用眼镜的频率有所升高，而且在看电脑时需要凑得更近些。这一情况与我们在先前发表的文章里所讨论的完全单眼视的非敏锐聚焦区相符[1]。后面几年的随访中，这例患者的情况一直不错，没有虹膜缺损透光或色素播散性青光眼的迹象。最初的白内障手术是在背驮式 IOL 植入术前 2 年做的；如果手术间隔时间短，在找不到理想的背驮式 IOL 时，IOL 置换也许是更好的选择。

8.10　哪些人会成为最初尝试 IOL 单眼视设计的理想候选人

　　见表 8.3。

表 8.3　人工晶状体单眼视初试者的患者选择要点

要　点	理想候选人	尽量避免
动机	讨厌眼镜	不介意眼镜
屈光状态	远视	轻度近视
病史	习惯了角膜接触镜或近视激光矫正形成的单眼视状态	习惯戴多焦点角膜接触镜
眼部并发症	健康眼	存在显著影响视功能尤其是远视力的眼部并发症
禁忌证	无	详见下文具体讨论
单眼视类型	普通单焦点 IOL	混搭或改良单眼视，与 EDOF 或可调节型 IOL 混搭
性格	随和	苛刻高要求

8.11　我们该避免在哪些患者中尝试 IOL 单眼视

　　规避禁忌证是成功应用 IOL 单眼视的三大关键因素之一（另外两个是术前沟通和尽可能矫正散光以准确达到目标屈光度）[1]。这似乎也是有些手术医师不愿意主动尝试 IOL 单眼视的主要原因，因为他们并不知道哪些情况应该避免（详见表 8.4）。

8.11.1　眼外肌相关（EOM 相关）

　　有明显显性斜视且融合不全的患者应避免 IOL 单眼视设计。有个别例外情况，比如超过 3 D 的屈光参差患者，利用神经抑制这一点，可以通过 IOL 单眼视设计改善长时间的复视[27]。对于有明显眼外肌问题的患者应当避免 IOL 单眼

表8.4　IOL单眼视的眼部禁忌证

IOL单眼视禁忌证	
EOM相关	显斜视
	≥8 PD隐斜视
	复视病史
	有三棱镜使用记录
	斜视病史和（或）眼外肌手术史
	单眼注视综合征
非EOM相关	单眼长时间致密的白内障
	严重黄斑病变
	严重周边视野缺损
	偏盲

缩写：EOM，眼外肌；IOL，人工晶状体

视这一点并不难理解，因为单眼视的屈光参差会给眼外肌增加额外的负担。

既往有过复视、三棱镜使用史，或眼外肌手术病史的患者，当进行单眼设计后可能会导致复视的复发（隐形眼镜佩戴或LASIK术后或后房型IOL植入术后）。总结12例非固视病例后得到如下结论："绝大部分尝试了单眼视设计的患者都能够达到理想效果，但是对于既往有斜视或者明显隐斜视的患者，应谨慎推荐单眼视设计[28]。"

Kushner[17]报道了16例获得性复视病例，均为儿时有过斜视或弱视病史的"固视转化性复视"。其中6例是由于矫正了单眼视所诱发的复视，非注视眼被纠正为注视眼。所有的16例患者，当予以屈光矫正恢复原本优势眼的注视时，复视症状就消失了。这种非交替性斜视，不论有无弱视，如果强行使用非习惯用眼进行注视，就可能引起复视。这种情况即为"固视转化性复视"[17, 19, 29, 30, 31]。据推测，由于抑制现象在斜视中不一定会发生，所以当使用非优势眼进行注视的时候，原本优势眼的视觉信息也不一定会被抑制[19, 30]。

单眼注视综合征是一种由于丧失双眼的注视功能或者中心凹融合功能导致的非注视眼呈现出中心凹绝对暗点的表现[16, 32, 33]。单眼注视综合征可以是特发性的，无任何明确病因，也可以继发于小角度斜视、屈光不正，或单眼黄斑损伤。当配镜处方错误、角膜接触镜或者植入IOL度数发生误差时，单眼注视综合征患者可能会发生复视。复视也可能发生在LASIK术后[34]。中心凹融合功能丧失是单眼注视综合征的主要特征，既可以发生在斜视眼中，也可以发生在正位眼中[32, 33]。1/3的单眼注视综合征患者在遮盖-不遮盖试验中眼位正常[33]。他们保持着良好的周边融合。2/3的单眼注视综合征患者被发现存在弱视，而另1/3没有[33]。

术前立体视觉检查、4PD基底向外三棱镜试验和6 m远的Worth四点融合检查对于明确诊断很有帮助，但如果白内障很重或患者视力很差时就不那么可靠了。保守起见，这种情况不要轻易尝试IOL单眼视设计。需要注意的是，近距离的Worth四点检查即便结果正常也不能排除单眼注视，因为周边融合仍可能存在[33]。由于单眼注视综合征患者的盲点范围绝大多数在3°左右，所以即便不是全部，他们绝大多数也能够在13英寸（1英寸=2.54 cm）远的Worth 4点检查时双眼融合，但当距离远达20英尺时，就没那么容易了[33]。如果一眼存在旁中心注视，那遮盖-不遮盖试验也可能无法发现任何眼位异常。

一个常规提问可能对情况的判别有一定帮助：过去你是否一直能明确感到一只眼睛比另外一只更弱？如果患者的回答是肯定的，那我们就应当谨慎提出IOL单眼视的方案，当然即便患者回答"是"，也并不一定意味着他（她）一定是个单眼注视者。因为这种感觉也可能是由于屈光不正所导致的。如果患者的回答是否定的，也并不意味着没有任何问题，因为患者自己可能对一些轻微的异常情况并不自知。困难就在于单眼注视综合征患者常常都是无症状的。他们的眼位可以是正的或者基本正位，有与双眼视正常人相当的融合辐辏能力以及明显的立体视觉，并且也不

会随年龄增长而恶化[33]。我们先前报道过两例单眼注视病例[1]，一例是 IOL 单眼视，另一例是透明晶状体摘除植入 ReSTOR 多焦点 IOL。当医师未能诊断出患者的单眼注视综合征又选择其非注视眼用于看远，单眼注视综合征的临床诊断意义就愈加突显。固视转化性复视的发生就是可能的后果之一。即便是传统单眼视设计，也有单眼视引起的屈光参差导致无症状单眼注视综合征原本稳定的平衡被打破的风险存在。

对于长期的单眼致密白内障，尤其是外伤性白内障，即便眼睛看起来没有斜视，患者的中心视力融合能力也可能已经受损。当然，如果患者已经表现出斜视，我们就不应该尝试 IOL 单眼视设计，尤其是交叉性 IOL 单眼视。由于致密白内障导致患者视力差、固视差，当他们的斜视度较小时，想要准确评估两眼的协同运动也就变得困难甚至不可能。这种情况下既往史就变得非常关键。手术医师应当留心所有手术操作的禁忌证，白内障也不例外。如果术前检查时就发现了长期单眼白内障引起的斜视，即便外伤是在成年后发生的，这例患者在白内障术后也有很大概率会发生复视[29, 30, 35]。这有可能是融合干扰所导致的。Pratt-Johnson[36] 报道了 1984—1988 年 24 例长期单眼外伤性白内障患者病例。这 24 例患者在 IOL 植入或者佩戴角膜接触镜后视力恢复至 20/40 或更好，但都发生了难治性的复视。而且他们中无一人在外伤前有过已知的双眼视功能障碍病史，受伤时的平均年龄是 18 岁（从 6 至 39 岁）。所有人的眼外伤也不伴有中枢神经系统的损伤。这项研究指出，如果从白内障形成到视力恢复的间隔期长达 2.5 年或更久，那么发生复视的可能性就会增加。作者同时也指出，这些患者的受伤眼在伤后 1 年或更久，往往会继发斜视。

8.11.2　非眼外肌相关的严重眼部合并症

严重的眼部合并症对视力造成的严重受损也会限制 IOL 单眼视的应用：比如湿性老年性黄斑变性和糖尿病性视网膜病变患者中心视力的严重损伤以及晚期青光眼、全视网膜光凝术后以及偏

盲患者的周边视野受损等情况都不能考虑 IOL 单眼视设计。绝大多数轻症以及一些中等程度眼病患者只要病变稳定不再进展还是可以很好地耐受 IOL 单眼视。部分有过角膜接触镜单眼视或激光手术单眼视成功经历的患者很可能仍有强烈的主观意愿在白内障手术后维持单眼视习惯。在这些情况下，只要有充分的术前咨询谈话和患者完整的既往病史记录，考虑进行 IOL 单眼视设计就顺理成章了。

8.12　单眼视的候选患者应避免哪些系统性疾病

但凡累及眼外肌功能的系统性疾病都应当被排除使用 IOL 单眼视。IOL 单眼视的手术进行了许多年后，我们才意识到这个问题的存在：这些患者往往并没有我们所预期的明确脱镜意愿。这是我们容易忽视的两个禁忌证中的一个（另一个就是单眼注视综合征）。眼科医师常常容易忽视一些非眼科的问题，除非他们有一个涵盖了所有系统的评估列表。帕金森病、Graves 病、重症肌无力和多发性硬化就是典型的例子。眼外肌功能和眼球的调节辐辏反射在这些疾病起病时或者进展阶段都有可能会被影响。

梅尼埃病虽然不是 IOL 单眼视的绝对禁忌证，但也需要谨慎对待。前庭系统包括了内耳部分和处理感觉信息以控制平衡、影响眼动的大脑。病变或者外伤导致这些处理部位受损就会导致前庭功能紊乱。梅尼埃病是一种常见的前庭功能障碍。对于任何曾经有过反复眩晕发作的患者，建议最好还是避免 IOL 单眼视，因为这类疾病本质多为慢性。单眼视的本身不见得会加重梅尼埃病，但引入的屈光参差也许会让平衡和视觉系统功能的情况变得更为复杂，而被认为是导致眩晕加重的原因。

8.13　弱视患者能够适应 IOL 单眼视吗

弱视和单眼注视综合征可以同时存在。弱视

患者在叙述病史时常常能提到这一诊断，因为弱视的体验总是令人印象深刻。弱视往往一眼有显著视力优势，患者会倾向于抑制非主视眼的视觉信息，不论它是否清晰。这类患者就不是 IOL 单眼视的理想尝试对象。这虽然并不会让弱视眼更差，但从脱镜角度来考虑，术后效果就没那么理想。在一些临界的隐斜视患者中，IOL 单眼视设计额外带来的屈光参差有可能破坏先前的双眼平衡，甚至直接诱导出显性斜视。

病例报告（4）：1 例双眼远视且右眼有弱视病史的 61 岁男性来院想要进行透明晶状体摘除手术，以期实现脱镜视远视近。他既往没有眼外肌手术、三棱镜使用或复视病史。术前验光是右眼 +5.75+0.25×039 → 20/40，左眼 +6.00 DS → 20/20。卡孔测试和照相机测试发现左眼是主视眼。眼部检查发现除了右眼有轻微的黄斑前膜，基本正常，OCT 上的表现也不太明显。近距离的 Worth 4 点检查中患者看到 4 个光点：2 个绿色和 2 个黄色（没有说看到红色）。远距离的 Worth 4 点检查中患者看到 2 个光点：1 个绿色和 1 个黄色。远距离戴镜的遮盖-不遮盖试验发现：在第一眼位、视左和视右，以及头向右和左偏斜时均有 4PD 的内斜视。

这例患者的单眼视设计规划：右眼预留 −1.00 D，左眼不留度数。双眼手术都很顺利。3 个月后裸眼远视力为右眼 20/50，左眼 20/20；裸眼近视力为右眼 J5，左眼 J3。矫正远视力是右眼 −1.25+0.50×027 → 20/25，左眼平光 20/20。患者自诉作为一名药剂师，他视远时无须戴镜，但在用电脑约一手臂视物距离时以及所有的近距离工作时都需要戴眼镜。为了方便，他索性一直戴着眼镜。他的视近功能未能达到最佳，可能与预留的屈光参差度数较小有关，但是右眼裸眼近视力是 J5，也比他左眼的 J3 更差。若不是因为右眼弱视的问题，他的裸眼近视力原本应该是右眼优于左眼。术后 1 年的随访中，他的眼睛状况没什么改变。IOL 单眼视设计在他身上未能达到理想的中视力和近视力效果。幸运的是，1 年后随访遮盖-不遮盖试验未发现变化，斜视并未加

重。他也乐于接受视近时戴眼镜，因为术后总体的视功能较术前显著改善。但是我们对于这一病例并不是很满意，毕竟患者花了钱来做透明晶状体置换是希望实现术后脱镜的。

8.14 人工晶状体单眼视设计中我们是否必须矫正全部散光

显著的角膜散光并不是 IOL 单眼视的禁忌证，但是如果不矫正散光，IOL 单眼视的效果就会打折扣。关于多大度数的散光对人工晶状体单眼视而言需要矫正，目前尚无定论。我们的经验是用于看远的眼睛最大散光度数不能超过 0.50 D。而用于看近的眼睛则稍有余地，即便是 1.0～1.5 D 的未矫正散光也常常可以实现较好的单眼视功能。我们目前尚未看到同行评议的发表研究证明顺规散光和逆规散光是否有差别。鉴于角放大率和能够将近距离目标物体来回调整至更好的角膜顶点距的能力，轻度的残余散光其实能够增加景深[37，38]。我们可以设想一下，假如患者的视近眼屈光状态是 −2.0+1.00×90（与 −1.0−1.0×180 一样），那么只要主视眼是正视状态且有良好的远视力，他的视功能应该就会良好，而且视近眼在不矫正 1.0 D 散光的情况下也能够良好视近。视近眼在 90° 子午线有 −1.0 D 散光，在 180° 子午线有 −2.0 D 散光，均可增加景深。

类似于"所有的散光都应该被矫正"这一说法，另外一个比较荒谬的观点就是关于球差的矫正。比较明确的是正球差的矫正能够提升看远的视觉质量，但是对于视近眼，余留一些正球差其实也可以增加景深。Alcon 的 SN60AT/SA60AT 和 Bausch Lomb 的 SofPort AO 就是零球差矫正的人工晶状体。

Eyhance IOL（Johnson & Johnson）是一款专门设计的能够轻微延长景深的单焦点人工晶状体。和其他 Tecnis IOL 一样，它拥有 −0.27 μm 的球差矫正力，不过这款新的 IOL 拥有连续的屈光学界面，屈光力从周边至中央呈平稳递增，从而实现了景深的延长。

8.15 既往动眼神经麻痹病史是否是人工晶状体单眼视的禁忌证

有过脑神经麻痹，比如第三对、第四对或第六对脑神经麻痹病史和短时间复视病史的患者并不是绝对禁忌证。但是即便他们并没有遗留任何明显的眼外肌协同障碍，我们也最好不要主动提出 IOL 单眼视。这里有双重的考量：眼外肌系统可能还残余些许功能障碍，以及神经麻痹在潜在系统性疾病的影响下还是有可能复发的。

8.16 IOL 单眼视应用患者的职业考虑

如果想尝试 IOL 单眼视设计，患者的职业和业余爱好必须被纳入考量。有些职业可能需要非常完美的立体视觉，我们就应当避免在这些患者中尝试单眼视。曾有一起飞机失事的医疗纠纷司法案件报道，就是与飞行员佩戴隐形眼镜的单眼视相关。医师没有意识到该患者职业的特殊性。卡车司机和职业运动员比如网球、棒球和高尔夫球运动员都不是完全单眼视的理想尝试者。每例患者的具体情况都应当被问及。

8.17 在交叉 IOL 单眼视中我们需要注意什么

如果选择进行交叉 IOL 单眼视设计，有两大问题需要我们关注。其一是要避免屈光参差度数在 2 D 左右的完全单眼视，其二就是要避免我们在前面所谈及的禁忌证。

我们有时的确会遇到需要交叉人工晶状体单眼视设计的情况：选择主视眼看近而非主视眼看远。比如，如果你先给患者的非主视眼进行了手术，目标屈光度设定为 -1.0 D，但术后实际变成了 -0.25 D，而且有良好的裸眼远视力，那么接下来你可能就需要选择交叉单眼视，让主视眼看近或者放弃原本的单眼视计划。患者有时会在第一眼手术后改变他们的主意，希望尚未开刀的那只眼睛能够填补第一眼在不戴眼镜时所有看不清

的不足。

总的来讲，只要避开禁忌证且屈光参差度数设定在很小或者中等水平，交叉 IOL 单眼视在绝大多数患者中都会有良好的效果[7, 15]。在微单视设计中，主视眼检查的必要性几乎可以忽略不计。基于这些知识和经验，临床医师能够利用微单视实现患者脱镜的机会翻倍。当第一眼植入功能性 IOL，如 EDOF Symfony 和 Crystalens/Trulign IOL 而未能达到目标屈光度时，交叉单眼视的知识就很有用处了。

2015 年 9 月 JCRS 上发表了一篇回顾性研究[7]，比较了 14 年间传统和交叉 IOL 单眼视的病例。访问此链接可阅读全文：http://www.ncbi.nlm.nih.gov/pubmed/?term=crossed+monovision+Zhang。

总的来讲，如果可以的话，我们还是更推荐传统单眼视设计，毕竟交叉单眼视的禁忌证更多，而且如果我们没能避开诸如单眼注视综合征、临界隐斜视、轻度弱视或长期单眼致密白内障等禁忌证，交叉单眼视也更有可能引起固视转化性复视，或者打破原本岌岌可危的双眼协同平衡[16, 17, 19, 33]。识别一些比较微妙的禁忌证可能是个挑战。具体策略可以参照我们先前发表的文章[1]。

8.18 为什么我们说单眼视的知识在功能性 IOL 应用中同样有用

功能性 IOL 的单眼视设计对一台成功的屈光性白内障手术非常有用且关键。随着中视程 IOL 的问世，比如 Crystalens（Bausch & Lomb）、EDOF Symfony（Johnson & Johnson Vision）和 Vivity（Alcon）人工晶状体等，想要提高视近眼的功能，微单视至关重要。第一眼术后未能达到目标屈光度对我们而言时有发生，尤其是那些角膜激光术后，或者眼轴非常短或非常长的患者，预测他们的人工晶状体有效位置（effective lens position，ELP）更加困难。在了解交叉单眼视可能与传统单眼视一样奏效后[7, 15]，我们就可以比

较放心地调整第二眼的目标屈光度，同样也可以让患者满意。

8.19 改良 IOL 单眼视的概念

我们有时会碰到这样的情况：患者一只眼睛在很久以前做了白内障手术，植入的是单焦点 IOL，有良好的裸眼远视力（uncorrected distance vision，UCDVA）或裸眼近视力（uncorrected near vision，UCNVA）。传统 IOL 单眼视有两大问题：视近眼不戴眼镜的话看远不清楚，且精细的深度知觉可能会打折扣。在日常生活中，深度知觉对 IOL 单眼视的影响几乎可以忽略[1]，但对一些患者而言，视近眼看不清远处会成为他们的困扰（见本专题病例报告 1）。如果这类患者不想尝试传统人工晶状体单眼视的话，我们还能做什么呢？如果人工晶状体眼有好的 UCDVA，那第二眼植入 EDOF Symfony 或者 Vivity 晶状体，把目标屈光度设定在−0.50 D 也许能有不错的效果：视近眼能够良好地兼顾视远，并且比视远眼有好得多的中、近视力。

根据我们最近有限的临床经验，即使是新患者，如果第一眼术后有很好的 UCDVA 和稍弱的 UCNVA，患者也可能会因为不想后面看近的眼睛看远不清楚，故而抗拒传统的 IOL 单眼视

设计，那这种组合方式看起来是个行之有效的办法（见下文病例报道 5）。如果人工晶状体眼在−1.00～−1.50 D 能有不错的 UCNVA，那 EDOF Symfony 或 Vivity 晶状体设定平光为目标屈光度应该也会效果不错。这就是我们所说的"改良或混搭 IOL 单眼视"。也有报道提到如果植入单焦点 IOL 的眼睛有着良好的裸眼远视力，那么混搭多焦点 IOL 的效果也会不错[40]。这与我们平时所观察到的情况一致。

我们的经验是当视远的主视眼对比敏感度更好、成像更清晰时，整体视觉功能会达到更佳，所以如果患者的非主视眼已植入单焦点 IOL，我们会尽量避免在主视眼中使用多焦点 IOL。我们目前正在进行一项前瞻性研究，比较传统非单眼视 IOL、单焦点 IOL 单眼视和 EDOF Symfony IOL 单眼视患者的视力、立体视觉及对比敏感度。

病例报告（5）：2018 年 4 月，一例双眼先天性后极部白内障的 31 岁男性转诊至我们这里进行白内障手术。他的视力一直还不错，直至就诊前 1 年他感觉视物越来越模糊，开车时尤为明显。他的远视力是右眼 20/30，验光−3.75+3.25×115 和左眼 20/25，验光−4.00+3.75×64。图 8.7 至图 8.9 展示了他两眼的后极部白内障以及角膜地形图。卡孔测试和照相机测试显示右眼是他的主视眼。他希望能够不戴镜看近看远。好的裸眼远

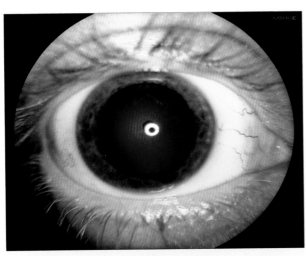

图 8.7　右眼边缘锐利的后极部白内障（白点是角膜反光）

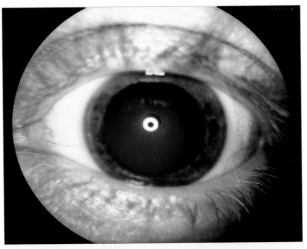

图 8.8　左眼边缘锐利的后极部白内障（白点是角膜反光）

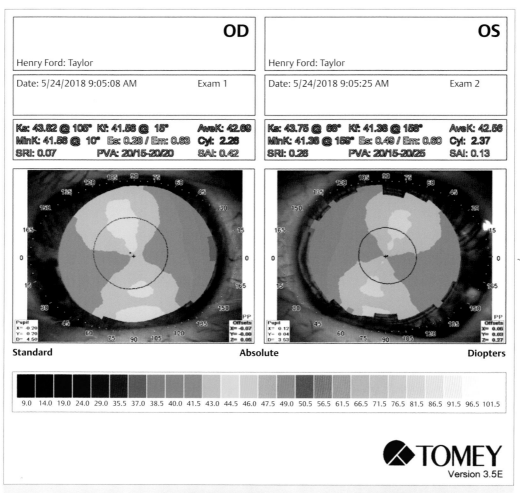

图 8.9　角膜地形图显示右眼和左眼都是顺规散光

视力是他的首要目标。由于后极部白内障术中发生后囊膜撕裂的风险很高，患者并不想花很多钱在 EDOF Symfony 人工晶状体上（当时美国 FDA 尚未批准三焦点 IOL），但他也同时希望尽可能对散光进行矫正。

右眼的手术在 2018 年 6 月进行，术中植入 1 枚单焦点 Toric 人工晶状体以矫正散光，没有发生并发症。术后 2 周随访时，他的 UCDVA 是 20/20，UCNVA 是 20/100。他开始抱怨他才 31 岁的年纪，使用右眼单眼看手机很困难，并明确地表示希望能够有更好的阅读视力，而且希望看近看远时都可以不戴眼镜。他同时还是名非常活跃的曲棍球运动员。

我们与这名活跃且健康的男士及其妻子进行了漫长而详尽的咨询讨论来决定究竟应该如何安排左眼的手术。他的妻子还是我们同一栋楼里验光部门的经理。由于用来看近的眼睛会牺牲裸眼远视力这一缺点，患者并不愿意接受传统单焦点 IOL 单眼视（部分受到其妻子观点的影响）。他想要有好的远视力以及好的中视力以满足平时用电脑 / 手机以及随意读点东西的需求。因为第一眼手术很顺利，并没有发生后囊膜的撕裂，所以第二眼手术他愿意为所有必要的项目买单以满足自己的愿望。最后我们决定给左眼植入 1 枚 EDOF Symfony Toric 人工晶状体。关于有可能发生的视觉干扰副作用，我们也进行了充分的讨论。2018 年 7 月我们进行了左眼的手术，植入 1 枚 ZXT 225 Symfony Toric 人工晶状体，手术未发生任何并发症。

术后 2 周的随访中，他的 UCDVA 为右眼

$20/20^{-2}$，左眼 $20/20^{-2}$。UCNVA 是右眼 20/200，左眼 20/25。他对开车，看电视、电脑、手机和常规字号书本没什么问题。他也并不介意在读很小的字时戴一副阅读眼镜。左眼植入 Symfony 晶状体之后，他表示的确感受到了一些光晕和眩光，但对他夜间驾驶基本没太大影响。由于后极部白内障后囊膜很脆弱，所以术中并没有对后囊膜进行充分的抛光，因而右眼术后早期就出现了后囊膜的混浊。但总体而言，能够在日常生活中基本脱离眼镜或者隐形眼镜让他十分开心。他也能够没有任何深度知觉问题地好好享受曲棍球（图 8.7 至图 8.9）。

8.20　你是否会向 IOL 单眼视设计的患者额外收费

在亨利福特医疗集团（Henry Ford Health System），我们并不针对 IOL 单眼视设计进行额外收费，但我们的确会在完成所有术前检查后多安排 1 次门诊就诊。主要目的是确认患者没有 IOL 单眼视的禁忌证。在先前的几次门诊中，患者在候检时就会被扩瞳。遮盖-不遮盖试验，以及必要时的 4PD 基底向外三棱镜试验都最好在未扩瞳情况下进行。在最后 1 次门诊，我们会分析所有的检查数据，接受患者详细具体的咨询，并做出最终的决定。如果有必要进行散光矫正，那么角膜缘松解切口 /Toric IOL 会被相应计入费用。许多保险公司并没有把一些 IOL 单眼视设计所需的术前检查，比如角膜地形图、主视眼检查、遮盖-去遮盖试验和戴镜耐受试验等纳入报销范围。一些诊所会对这些检查另行收费[41]。具体可以在 www.corcoranccg.com 向科克兰办公室（Corcoran office）详询。

（齐姣　杜钰　译，杨晋　审校）

参考文献

[1] Zhang F, Sugar A, Barrett GD. Pseudophakic monovision: a clinical guide. New York, NY: Thieme; 2018
[2] ESCRS Clinical Survey 2016. ESCRS. Accessed March 12, 2021. www.eurotimes.org/wp-content/uploads/2017/11/ET22-11_Clinical_Survey_supplement.pdf
[3] ASCRS Database; 2019
[4] Ito M, Shimizu K, Iida Y, Amano R. Five-year clinical study of patients with pseudophakic monovision. J Cataract Refract Surg. 2012; 38(8): 1440–1445
[5] Finkelman YM, Ng JQ, Barrett GD. Patient satisfaction and visual function after pseudophakic monovision. J Cataract Refract Surg. 2009; 35(6): 998–1002
[6] Zhang F, Sugar A, Jacobsen G, Collins M. Visual function and patient satisfaction: Comparison between bilateral diffractive multifocal intraocular lenses and monovision pseudophakia. J Cataract Refract Surg. 2011; 37(3): 446–453
[7] Zhang F, Sugar A, Arbisser L, Jacobsen G, Artico J. Crossed versus conventional pseudophakic monovision: patient satisfaction, visual function, and spectacle independence. J Cataract Refract Surg. 2015; 41(9): 1845–1854
[8] Hayashi K, Hayashi H. Stereopsis in bilaterally pseudophakic patients. J Cataract Refract Surg. 2004; 30(7): 1466–1470
[9] Gossman M. What intraocular lens would you want in your eyes. EyeWorld 2016; 21(7): 34. Published July 2016. Accessed March 12, 2021. www.eyeworld.org/what-intraocular-lens-would-you-want-your-eyes
[10] Logothetis HD, Feder RS. Which intraocular lens would ophthalmologists choose for themselves? Eye (Lond). 2019; 33(10): 1635–1641
[11] Ito M, Shimizu K, Amano R, Handa T. Assessment of visual performance in pseudophakic monovision. J Cataract Refract Surg. 2009; 35(4): 710–714
[12] McDonald JE, Rotramel G. Integrating Monovision into presbyopic intraocular lens surgery. In: Hovanesian JA, ed. Refractive cataract surgery. 2nd ed. Slack Incorporated; 2017: 177–188
[13] Jain S, Arora I, Azar DT. Success of monovision in presbyopes: review of the literature and potential applications to refractive surgery. Surv Ophthalmol. 1996; 40(6): 491–499
[14] Schor C, Erickson P. Patterns of binocular suppression and accommodation in monovision. Am J Optom Physiol Opt.1988; 65(11): 853–861
[15] Kim J, Shin HJ, Kim HC, Shin KC. Comparison of conventional versus crossed monovision in pseudophakia. Br J Ophthalmol. 2015; 99(3): 391–395
[16] Fawcett SL, Herman WK, Alfieri CD, Castleberry KA, Parks MM, Birch EE. Stereoacuity and foveal fusion in adults with long-standing surgical monovision. J AAPOS. 2001; 5(6): 342–347
[17] Kushner BJ. Fixation switch diplopia. Arch Ophthalmol.1995; 113(7): 896–899
[18] Parks MM. The monofixation syndrome. Trans Am Ophthalmol Soc. 1969; 67: 609–657
[19] Boyd TA, Karas Y, Budd GE, Wyatt HT. Fixation switch diplopia. Can J Ophthalmol. 1974; 9(3): 310–315
[20] Evans BJW. Monovision: a review. Ophthalmic Physiol Opt. 2007; 27(5): 417–439
[21] Pointer JS. The absence of lateral congruency between

sighting dominance and the eye with better visual acuity. Ophthalmic Physiol Opt. 2007; 27(1): 106−110

[22] Schwartz R, Yatziv Y. The effect of cataract surgery on ocular dominance. Clin Ophthalmol. 2015; 9: 2329−2333

[23] Hayashi K, Ogawa S, Manabe S, Yoshimura K. Binocular visual function of modified pseudophakic monovision. Am J Ophthalmol. 2015; 159(2): 232−240

[24] Pardhan S, Gilchrist J. The effect of monocular defocus on binocular contrast sensitivity. Ophthalmic Physiol Opt. 1990; 10(1): 33−36

[25] Naeser K, Hjortdal JO, Harris WF. Pseudophakic monovision: optimal distribution of refractions. Acta Ophthalmol. 2014; 92(3): 270−275

[26] Duke-Elder S, Abrams D. System of ophthalmology. Vol. 5.C.V. Mosby Co; 1970: 505−511

[27] Osher RH, Golnik KC, Barrett G, Shimizu K. Intentional extreme anisometropic pseudophakic monovision: new approach to the cataract patient with longstanding diplopia. J Cataract Refract Surg. 2012; 38(8): 1346−1351

[28] Pollard ZF, Greenberg MF, Bordenca M, Elliott J, Hsu V. Strabismus precipitated by monovision. Am J Ophthalmol. 2011; 152(3): 479−482

[29] Pratt-Johnson JA, Tilison G. Why does the patient have double vision? Management of strabismus & amblyopia: a practical guide. Thieme Medical Publishers Inc.; 1994: 242−246

[30] Pratt-Johnson JA, Wee HS, Ellis S. Suppression associated with esotropia. Can J Ophthalmol. 1967; 2(4): 284−291

[31] Richards R. The syndrome of antimetropia and switched fixation in strabismus. Am Orthopt J. 1991; 41: 96−101

[32] Weakley DR. The association between anisometropia, amblyopia, and binocularity in the absence of strabismus. Trans Am Ophthalmol Soc. 1999; 97: 987−1021

[33] Parks MM. Monovision: The case for two binocular vision systems. The 1999 Gunter K. von Noorden Visiting Professorship Lecture. Binocul Vis Strabismus Q. 2000; 15(1): 13−16

[34] Buckley EG. Diplopia after LASIK surgery. In: Balkan RJ, Ellis Jr. G.S., Eustis HS, eds. At the crossings: pediatric ophthalmology and strabismus. Kugler Publications; 2004: 55−66

[35] Ruben CM. Unilateral aphakia. Br Orthopt J. 1962; 19: 39−60

[36] Pratt-Johnson JA, Tillson G. Intractable diplopia after vision restoration in unilateral cataract. Am J Ophthalmol. 1989; 107(1): 23−26

[37] Kieval JZ, Al-Hashimi S, Davidson RS, et al. ASCRS Refractive Cataract Surgery Subcommittee. Prevention and management of refractive prediction errors following cataract surgery. J Cataract Refract Surg. 2020; 46(8): 1189−1197

[38] Lindstrom RL. Future looks bright for patients with cataract and their surgeons. Ocular Surgery News. Published January 10, 2021. Accessed March 18, 2021. https://www.healio.com/news/ophthalmology/20210104/future-looks-bright-for-patients-with-cataract-and-their-surgeons

[39] Nakagawara VB, Véronneau SJ. Monovision contact lens use in the aviation environment: a report of a contact lensrelated aircraft accident. Optometry. 2000; 71(6): 390−395

[40] Ito M, Shimizu K. Pseudophakic monovision. CRSTEurope. Published October 2009. Accessed March 18, 2021. https://crstodayeurope.com/articles/2009-oct/1009_14-php/

[41] McDonald JE, Rotramel G. Integrating monovision into presbyopic intraocular lens surgery. In: Hovanesian JA, ed. Refractive cataract surgery. 2nd ed. Slack Incorporated; 2017: 177−188

9　多焦点人工晶状体

Multifocal Intraocular Lenses

Fuxiang Zhang, Alan Sugar, and Lisa Brothers Arbisser

摘要

毫不夸张地说，多焦点人工晶状体（multifocal intraocular lenses，MFIOL）的问世是屈光性白内障手术的主要里程碑之一。它帮助许多患者摆脱了阅读者的困扰，但也给患者和外科医师带来了很多挑战。本专题将讨论患者的总体满意度，MFIOL 的主要视觉和光学权衡，如果患者对第一眼 MFIOL 不满意时应对的策略，像差分布的影响，中心环大小，α 角和 κ 角，神经适应过程和可靠性以及合适患者的选择。

关键词

多焦点人工晶状体，屈光性白内障手术，球差，α 角，κ 角，视觉干扰，光晕和眩光

9.1　双眼 MFIOL 患者的整体满意度和脱镜率为何

　　多焦点人工晶状体（MFIOL）的设计目的是改善裸眼近视力，同时最大限度地减少对远视力的影响，以减少对眼镜的整体依赖性。大脑选择最清晰的图像进行处理并回避复视，这使得这些策略对大多数人来说都是可以接受的。衍射技术允许入射光分裂，形成单独的距离和近焦点。由于这种分离，患者可以在没有意识到第二张图像的情况下同时看到远近，从而产生一种既能看远又能看近的感觉，对相对脱镜的满意度很高[1, 2, 3, 4]。三焦镜片有另一个焦点覆盖中间距离。例如，AcrySof IQ PanOptix（Alcon）光学衍射结构在 IOL 平面（分别表示大约 +1.65 D 和 +2.35 D），将入射光分成 +2.17 D 中间光和 +3.25 D 近附加光焦度[5]。2016 年一项对双侧多焦点人工晶状体患者的荟萃分析显示，约 80% 的患者真正脱镜[6]。一般来说，这些患者中的大多数是开心或非常开心，尽管他们中的一些人确实有抱怨，并且植入物取出率也不容忽视。

9.2　MFIOL 主要权衡什么以及我们如何降低 MFIOL 的取出率

- 对比敏感度降低：衍射技术不可避免地与一些光线的损失相关，从而导致不同程度的对比敏感度下降。当合并症已经影响对比度时，情况会更加复杂。MFIOL 的衍射结构导致约 20% 的光损失[7]。与 MFIOL 相关的对比敏感度损失约 30%，最佳矫正视力（0.1 logMAR）下降将近一行，通常从 20/16 到 20/20[8]。

- 视觉干扰：这是不满意的患者最常见的抱怨，尤其是在低光照条件下，远不止对比度降低，当双侧对称时难以察觉。光晕/眩光和其他不需要的光现象已在文献中得到充分记录，并有大量同行评议的研究。

- IOL 更换率增加：通过 ASCRS/ESCRS 在线调查报告的取出多焦点 IOL 数量相当高，其中绝大多数是由于视觉干扰而被移除[9]。高达 10% 的患者报告眩光和光晕使人衰弱，并且这些患者中有不同比例（高达 7%[10]）

需要更换晶状体来纠正这些症状[1, 11]。因此，我们的建议是，如果患者明确告诉您更换 IOL 的可能性是不可接受的，请不要为该患者选择 MFIOL。当天连续双侧手术似乎在白内障手术医师中越来越被接受，但我们担心这对于屈光性白内障手术可能不是最好的，因为我们经常需要进行一些调整，IOL 类型及 IOL 度数，甚至可能使用不同风格的人工晶状体（见下文讨论。）

- 图像间隙：远近之间也存在图像间隙，这与扩展焦深（extended depth of focus，EDOF）镜片和三焦点人工晶状体不同。在这方面，较低近附加的新型 MFIOL 更好，但这会导致近阅读视力变差。

- 眼科医师的权衡：为了清晰的视网膜眼底检查，我们的印象与视网膜玻璃体外科医师的研究相呼应；MFIOL 患者比单焦点 IOL 更难观察眼底[12]。从那项研究中，我们可以理解患者抱怨的原因，因为我们从外到内的视图反映了患者从内到外的视图。最终结果是降低了图像质量。

了解这些权衡特征后，您将知道哪些人是合适的患者。那些讨厌老花镜和双光眼镜的人可能会做得很好，但对于夜视非常重要的人，例如出租车和卡车司机，您可能会更加谨慎或最好避免使用 MFIOL。

9.3 如果患者对第一只眼的 MFIOL 不满意怎么办

- 确保每只眼睛都有适合 MFIOL 的可能，避免因并发症而被边缘化的患者。

- 如果患者对第一只眼的结果不满意，请在做出进一步决定之前确定病因并加以解决，包括第二只眼的决定。

- 视力欠佳通常是由于偏离目标屈光和（或）残留散光。可能需要激光视力矫正或手动

角膜缘松弛切口（limbal relaxing incision，LRI）增强视力。短暂的眼镜或隐形眼镜试验有助于找出患者不满意或不开心的原因。通过屈光矫正，如果患者仍然不满意，那么视力增强措施也无济于事。

- 后囊膜混浊（posterior capsular opacification，PCO）、黄斑囊样水肿（cystoidmacular edema，CME）等比较容易发现，但不规则散光和残余屈光异常可能是一个挑战。折射和显化在这里可能很关键。

- 如果主诉主要是夜间视觉干扰，远近视力良好，且主诉是轻微的，那么有两种常见的选择。一种是为对侧眼用同一家公司针对正视眼的单焦点 IOL。这种方法可能效果很好，特别是如果单焦点 IOL 眼是优势眼。在修改后的单视模型中，一项基于计算机的模拟研究还表明，这种修正后的单视组合模型比在视近眼中增加球差效果更好[13]。与单焦点 IOL 眼相比，患者可能会更喜欢 MFIOL 眼以更好地阅读。另一种选择是为对侧眼睛提供相同的 MFIOL（或具有较低的近附加）。双侧 MFIOL 有望更好地进行神经适应。大多数时候患者对双侧 MFIOL 更满意，因为大脑可以更轻松地消除噪声并调整信息，而不是只在一只眼睛中使用新的视觉系统，这会导致比较和延迟"神经适应"的过程。然而，问题在于没有保证。它们可能不起作用，然后你就会想要把两个人工晶状体都换掉！

- 如果患者告诉您不能接受视觉干扰，即使经过数周等待，视力良好且眼部状况最佳，也不要在第二只眼中植入相同的 IOL。唯一的选择可能是解释，尽管将 IOL 更换推迟到对侧眼接受单焦点 IOL 之后也无妨。有时，患者在第二眼手术后会改变主意，尤其是当他们意识到 MFIOL 眼可以更好地进行无辅助阅读时。

- 在 IOL 更换前充分解释眼镜依赖的后果。

9.4 MFIOL 近附加度数对你和你的患者意味着什么

- 并非所有 MFIOL 的作用方式都相同。不同的近附加度数具有不同的近焦点。我们不会讨论折射型 MFIOL，例如基本上已经失效的 ReZoom。

- ReSTOR（Alcon）非球面 4.0 人工晶状体近焦约 33～35 cm（13～14 英寸）。

- ReSTOR 3.0 人工晶状体的近焦约为 44 cm（约 17 英寸）。

- 更新的 ReSTOR+2.5 近视聚焦约 50 cm（约 20 英寸）。

- Tecnis ZMBOO+4.0（Johnson & Johnson）近焦约 35～37 cm（14～15 英寸）。

- ZLBOO+3.25 近焦约为 44～45 cm（17～18 英寸）。

- ZKBOO+2.75 近焦约 48～50 cm（19～20 英寸）。

这些数字从何而来？如果我们在 IOL 平面上使用焦距公式，数学公式是不合适的。我们都知道光学公式：

近焦距（cm）=100/镜头度数，单位为屈光度。

显然，制造商给出的 MFIOL 焦距不是从 IOL 平面计算的，而是从眼镜平面计算的。例如，使用 ReSTOR 4.0 近附加，在 IOL 平面的近附加度数为 4.0 D，在眼镜平面的透镜有效近附加度数约 3.0 D。

采用以下公式：

$$100/4.0\ D=25\ cm$$

这是在人工晶状体平面上计算的，当涉及患者的视觉距离时，这是不准确的，因为必须考虑顶点距离。

如果我们使用眼镜平面上的近附加度数计算公式，它将是：

$$100/3.0\ D=33\ cm$$

在这里我们想说的是让我们的住院医师知道我们需要熟悉这些近似，而不是一定要记住这些数字。视觉障碍和对比度损失是一种与近附加度数平行的现象，这就是为什么较低的新功率版本较低近附加更容易被容忍的原因。出于同样的原因，它们为近距离工作提供更小的放大倍率。

现在，这些数字对我们的患者意味着什么？在选择近附加时，要考虑患者的身高、手臂长度和阅读姿势习惯。要求患者演示他/她的阅读姿势与所需的阅读距离。这是最容易被忽略的一点，但如果我们注意的话，是可以避免的。如果你错过了这个因素，你可能会发现他们术后不太满意。一名渔民在黎明绑苍蝇将需要一个更高的添加，而音乐家想要看到乐谱在整个手臂的距离和指挥将需要一个较低的近附加 MFIOL。前者需要知道，除非她调整阅读距离，否则她将无法阅读桌面上的计算机文本，而后者将无法阅读小字。这就是为什么许多外科医师选择混合搭配，因为我们有机会混合双侧功能。

9.5 注意像差情况

直至过去几年，很少有人注意到 MFIOL 患者的像差情况。具有显著高阶像差（higher order aberrations，HOA）的患者可能不合适 MFIOL。研究表明，当存在典型的人工晶状体角膜 HOA 时，球差对 MFIOL 图像质量的影响最大[14]。高阶像差目前无法用眼镜矫正，而低阶像差，如球面、柱面和棱镜，可以用眼镜矫正。折射率整形和折射率指数是其他可能的未来解决方案。

由于其高屈光力，角膜是已知的 HOA 的主要贡献者。在典型的 6 mm 瞳孔直径下，角膜贡献约 +0.274 μm 球差（spherical aberration，SA），基于此，在某些 AcrySof IQ 镜片系列中构建了 −0.20 μm 球面校正，以补偿正角膜 SA[15]。另一项研究中 228 只眼睛（134 例屈光手术患者和白内障患者）的平均年龄为（50±17）岁（SD），结果表明角膜前部 4 阶球差（SA）的平均系数为（0.281 ± 0.086）μm[16]。

正球差会影响视网膜图像质量并导致眩光和光晕[17]。McCormick 研究[18]还发现，有症状的激光屈光手术术后角膜不规则患者的像差比无症状的 LASIK 术后患者高 2.3 倍，比正常术前眼高 3.5 倍。高阶像差超过 0.75 μm 的患者被认为不适合 MFIOL，因为他们的视网膜图像光学质量会进一步降低[19]。您可以使用 iTrace（Tracey）和 Galilei（Ziemer）来测量 HOA。Atlas（Zeiss）角膜地形仪也提供了这些信息。临床上重要的高阶像差项目包括球差、彗差和三叶形像差。当我们使用 Atlas 地形仪（Zeiss）时，我们的 MFIOL 临床截止值是球差 < 0.6 和彗差 < 0.3 μm。

波前分析技术的发展对理解和管理优质 IOL 的眼睛像差做出了重大贡献，但与其他要素（如眼轴长度和角膜屈光度测量）相比，波前测量仍处于早期阶段。Piccinini 等[20]的一项研究比较了两种常用设备，即 Scheimpflug 成像系统（Pentacam HR）和双 Scheimpflug-Placido 成像系统（Galilei G4）测量正常眼睛（105 例患者的 105 只眼睛）的 HOA。他们得出结论，Pentacam HR 和 Galilei G4 对所有评估的 HOA 产生了明显不同的值，但球差除外。然而，设备之间的相关性从中等至强。在使用 HOA 作为诊断或治疗目的终点测量的研究报告中，设备之间缺乏最佳一致性可能很重要。其他评估基于不同技术的设备之间的 HOA 测量一致性的研究也发现它们不可互换，但通常具有相当好的相关性[21, 22]。从中吸取的教训是为此目的坚持使用一种技术。

大多数无既往病史的眼似乎在高级 IOL 的决策中没有 HOA 问题。对于那些进行过角膜屈光手术的患者来说，它变得至关重要。更多讨论见"19 角膜屈光术后患者的屈光性白内障手术治疗"。

9.6 中央环尺寸意味着什么

中心环的直径对于选择患者也很重要。ReSTOR（Alcon）+3.0 为 0.86 mm[23]，+2.50 为 0.938 mm[24]。Tecnis ZMBOO+4.0 的中心环尺寸为 1.0 mm；ZLBOO+3.25 为 1.2 mm；ZKBOO+2.75 是 1.3 mm。Symfony 上的光学中心最大，为 1.6 mm[25]。中心环的尺寸与近附加度数有关，而近附加度数又与环的数量有关。近附加度数越高，需要的环越多，中心环直径越小[26]。较大的中心环对于 α 角和 κ 角的范围更宽容。如果 α 角或 κ 角 > 0.5 mm，我们在考虑 MFIOL 时需要谨慎。在手术结束时稍微向鼻侧轻推一体式 MFIOL 被认为有利于更好地将 IOL 的光学中心与视轴对齐。从这个角度来看，中心环尺寸较大的 MFIOL 可能更宽容。

Moshirfar 及其同事建议，如果 K 值角度大于中央光学区直径的一半，则不能使用 MFIOL[27]。基于这一假设，ReSTOR（Alcon）对 K 值角度容差约 0.4 mm，Tecnis MFIOL（Johnson & Johnson）约为 0.5 mm，FineVision（PhysIOL）约为 0.6 mm[28]。

9.7 什么是 α 角和 κ 角，以及如何测量

瞳孔中心与视轴之间的夹角称为 κ 角，而角膜光学中心与视轴之间的夹角称为 α 角。在临床上，以度数来测量它们是很困难的，但一些角膜地形图仪和生物测量仪使用瞳孔中心与角膜上 Placido 环反射中心之间的距离，通过软件自动计算 κ 角[28]。当自动地形图仪不能自动测量 κ 角时，角膜顶点和瞳孔中心之间的距离（X 和 Y 笛卡尔值）也可用于估计 κ 角。Pentacam（Oculus，Wetzlar，Germany）和 Atlas 9000（Carl Zeiss Meditec，Jena，Germany）显示角膜顶点和瞳孔中心之间的 X-Y 笛卡尔坐标。角膜顶点是观察目标时的最大高度点[29]。

总的 κ 角可以用数学方法计算出来。它是 x 和 y 的平方和的平方根（勾股定理）。在临床上，x 和 y 的和应该足够接近临床估计[30]。α 角和 κ 角都主要位于视轴的颞侧[31]（参见图 9.1 IOLMaster 700 Px 和 Py 中的笛卡尔点位置；图 9.2 Lenstar Pcx 和 Pcy；图 9.3 Atlas Pup 中心；图 9.4，iTrace。另见示意图：图 9.5 至图 9.8）。

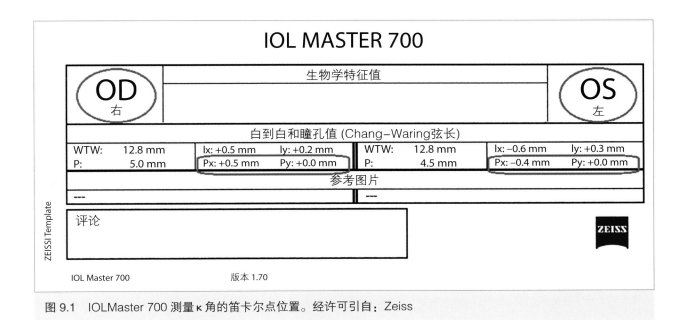

图 9.1　IOLMaster 700 测量 κ 角的笛卡尔点位置。经许可引自：Zeiss

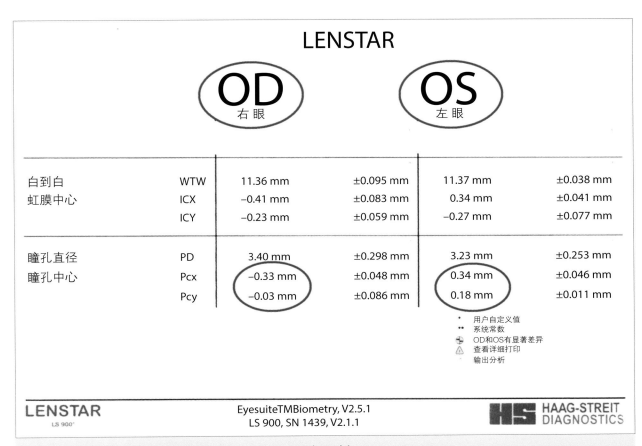

图 9.2　来自 LenStar 的 κ 角测量的笛卡尔点位置。经许可引自：Haag-Streit

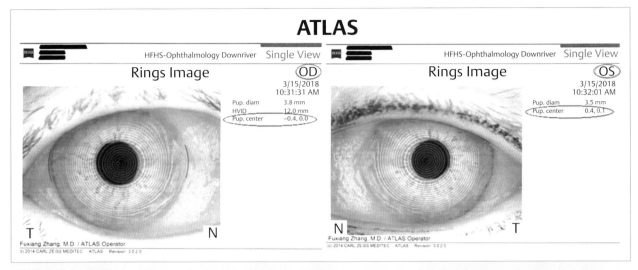

图 9.3　通过 ATLAS 测量 κ 角的笛卡尔点位置。经许可引自：Zeiss

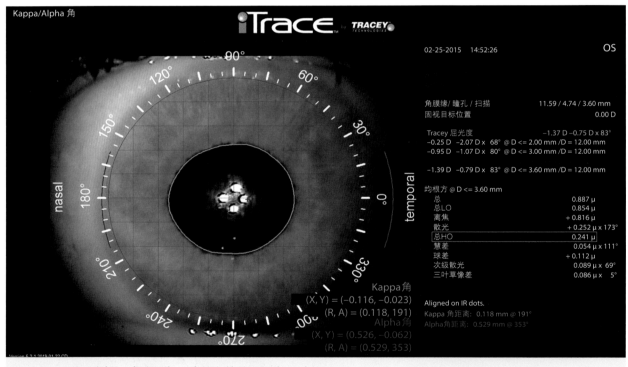

图 9.4　iTrace 测量 κ 角和 α 角，球差和彗差。经许可引自：iTrace

　　大 κ 角会导致 MFIOL 患者出现次优结果和光现象[29, 32, 33, 34]。Holladay 报告说，即使 MFIOL 居中良好，0.6 mm 或更高的 κ 角也会有更多的主观抱怨光晕和眩光[30]。Donders 列举了正常人群的 κ 角分布，正视眼为 5.1°（范围为 3.5°～6.0°），远视眼为 6.0～9.0，近视眼平均约为 2.0°[29]。这可以解释为什么远视患者除了对调节的需求更大之外，在阅读时比近视患者有更多的视疲劳抱怨。然而，我们的经验并未表明远视患者不是屈光性白内障手术的理想人选。Qi 等的一项研究指出，当 κ 角弦长 > 0.4 mm 时，植入 AT LISA 三焦点 IOL 的患者会出现更多眩光和光晕，而当弦

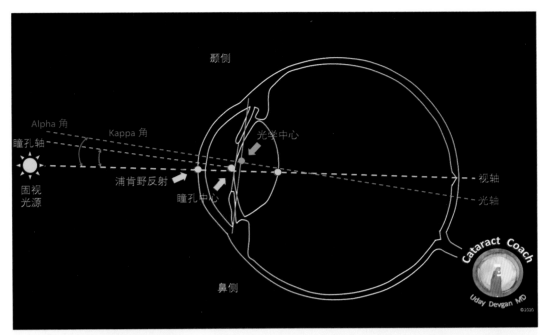

图 9.5 α 角是视轴和光学中心之间的距离。一种常见的做法是将一体式多焦点人工晶状体（MFIOL）稍微向鼻侧轻推，使 IOL 中央环与视轴对齐。经许可引自：Uday Devgan, MD. Image © 2021 by Uday Devgan MD/CataractCoach.com

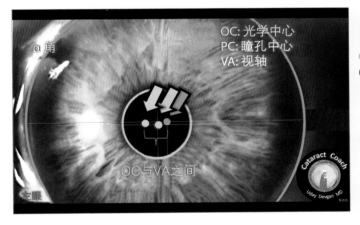

图 9.6 α 角示意图。经许可引自：Uday Devgan, MD. Image © 2021 by Uday Devgan MD/CataractCoach.com

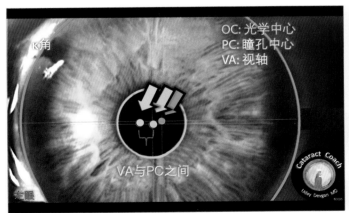

图 9.7 κ 角示意图。经许可引自：Uday Devgan, MD. Image © 2021 by Uday Devgan MD/CataractCoach.com

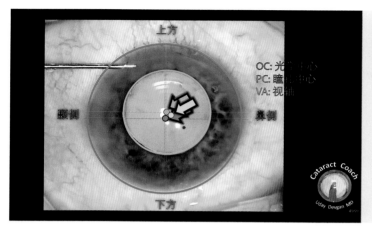

图 9.8　因 α 角和 κ 角较小，为多焦人工晶状体（MFIOL）的良好候选。经许可引自：Uday Devgan, MD. Image © 2021 by UdayDevganMD/CataractCoach.com

长＞ 0.5 mm 时，视觉质量会降低[35]。这并不难理解其中的原理，因为大 κ 角意味着瞳孔轴和视轴相距太远，不舒适。

　　α 角的测量可能不那么精确，因为角膜缘在大多数图像中并不能完全明显区分或一致，但据报道 iTrace（Tracey Technologies）和 OPD-Ⅲ（Marco）能够提供良好的 α 角测量（图 9.4）。

　　理想情况下，衍射环与瞳孔同心并与视轴对齐，因此光学中心、瞳孔中心和视轴都紧密地位于人工晶状体光学面内环的同一中心。α 角和 κ 角小的患者更适合 MFIOL 和三焦点 IOL。在罕见的零 κ 角眼中，IOL 的理想位置是同时以视轴和瞳孔中心为中心。然而，对于普通眼睛，最佳位置位于瞳孔中心和视轴之间（图 9.6 至图 9.8）。这就是许多外科医师在使用一体式 MFIOL 时经常将 IOL 稍微推向鼻侧的原因。这是使光学中心与视轴对齐的最常用方法。当表面麻醉患者注视显微镜，外科医师相应地手动定位抽吸装置时，通过使用浦肯野反射（使用 Zepto Precision Capsule 设备——Mynosys Cellular Devices，Inc. 最可靠）可以实现更好的撕囊居中。飞秒激光辅助白内障手术可能提供额外的价值。

　　基于 IOLMaster 700（Carl Zeiss Meditec AG，Germany）检查的 15 127 例白内障患者的 15 127 只眼睛，一项研究[31]显示平均 α 角和 κ 角的值分别为（0.45±0.21）mm 和（0.30±0.18）mm（有关示意图请参见图 9.6 和图 9.7）。更大的 α 角或 κ 角与年龄较大、角膜屈光力较低、较小白到

白以及前房深度较浅相关（$P < 0.05$）。α 角与 κ 角呈正相关。随着眼轴长度的增加，α 角以非线性方式逐渐减小并移至视轴的鼻侧，而眼轴长度＜ 27.5 mm 的眼中 κ 角减小，但眼轴长度较长的眼中 κ 角再次增加[31]。

　　在光学上，瞳孔只是一个孔径，并不总是与视轴相关，这意味着 α 角对图像质量的影响应该比 κ 角更大。几乎所有囊袋内 PCIOL 都设计为具有对称的、自定心的脚襻，在囊袋内自然居中。因此，假设囊袋中心与光学中心的相关性优于瞳孔中心，术前测量 α 角可能会预测术后 IOL 相对于视轴中心。Mayo[36]的一项研究使用 iTrace（Tracey Technologies）波前像差计/角膜地形图 α 角（术前和人工晶状体眼）测量了 11 871 只眼睛，并提供了非常有用的数据。对于 3 382 例患者，α 角幅度为（0.44±0.15）mm（中位数也为 0.44 mm，第 25 和第 75 个百分位数为 0.34 mm、0.53 mm）。α 角方向主要是水平的，在前后前视图中，3 382 只右眼的平均值为（186±32）°。基于角膜缘几何中心的 IOL 中心预期点在 3 212 只眼（95%）的视轴上、92 只眼（2.7%）的鼻部、56 只眼（1.7%）的下方和 22 只眼睛（0.6%）的上方。从这项大规模研究中得出的重要信息是，在 95% 的白内障人群眼睛中，相对于视轴的估计 IOL 位置在时间上偏移了约 0.44 mm，如果使用 0.5 mm 作为截止限值，可能会排除 32% 的眼睛植入多焦点人工晶状体。

　　在术前测量方面，目前尚缺乏标准的 κ 角

测量方法。我们不认为它可以在大多数测量中互换。上述两项大样本研究[31, 36]也表明测量结果可能无法互换。

9.8 MFIOL 能耐受多少残余散光

与单焦点 IOL 不同，MFIOL 无法容忍过多残余散光。一项关于离焦图像质量的研究表明，与其他几种单焦点 IOL 相比，MFIOL 因角膜散光导致的焦深下降最严重[14]。了解这一点后，如果不能控制柱镜，则不应尝试使用 MFIOL。

多少术后残余散光时可行 MFIOL 正常工作？这方面的研究文献有很多。Berdahl 等发现，如果植入 MFIOL 眼的残余角膜散光超过 0.50 D，则不太可能达到这些患者的预期[37]。根据 ASCRS 白内障临床委员会的说法，"散光处理对多焦点人工晶状体至关重要。根据经验，这些人工晶状体在＜3/4 的柱镜屈光度（D）时性能最好。除此之外，图像可能会降级至令人满意的水平以下，以实现适当的视觉功能[38]。"我们的经验也表明了这一点。Hayashi 等[39]的一项研究清楚地证明了散光对 MFIOL 的负面影响；随着模拟散光度数的增加，所有距离的视力都会下降。基于 17 152 例患者的 17 152 只优势眼，Schallhorn 及其同事的一项回顾性研究表明，与残留散光 0.0 D 的眼睛相比，残留散光 0.25～0.50 D 的眼睛在单焦和多焦 IOL 中无法实现 20/20 视力的概率分别增加了 1.7 和 1.9 倍（$P < 0.0001$）。对于 0.75～1.00 D 的残留散光，与无散光的眼睛相比，单焦人工晶状体未达到 20/20 视力的比值比为 6.1，多焦人工晶状体为 6.5（$P < 0.0001$）[40]。散光的方向在多变量分析中不是一个显著的预测因子。

在存在规则角膜散光的情况下，最好始终使用散光矫正的 MFIOL，例如 ActiveFocus（Alcon）或 ZXT 系列复曲面 IOL（Johnson & Johnson）。的确，与简单的 LRI 相比，使用散光矫正 MFIOL 需要更长的 OR 时间来获得不推荐旋转（no rotation recommended，NRR），但您会

更高兴地看到散光校正几乎永远持久的效果。只有当散光小于 MFIOL 的最低散光矫正时，才考虑手动或使用 FLACS 的 LRI。

9.9 您是否使用 ReSTOR 和（或）Symfony IOL 来增强近视力

是的，如果患者的一只眼是单焦人工晶状体的平镜，如果患者希望有更好的近视力但仍希望有良好的远视力，我们可以在另一只眼植入 MFIOL 或 Symfony IOL。这就是我们在"8 白内障术后单眼视的成功设计"中讨论的修正或混合 IOL 单眼视（又称"双眼融视"）的概念。部分单焦点 IOL 单眼视患者抱怨视近眼视远不清楚。

9.10 如果您在双眼植入 MFIOL，您的目光屈光度略有不同吗

对于 MFIOL 和三焦点 IOL，通常最好是每只眼的目标为平镜。如果你被迫选择一点正镜和一点负镜，最好选择一点负镜。在双侧 EDOF Symfony IOL 中应用微单眼视是很常见的。−0.50～−0.75 D 的非优势眼目标具有良好的耐受性，有助于提高近处的裸眼双眼视力。我们不建议冒险−1.0 D 或更多，因为由于过多的近视离焦导致更多的光晕，使图像落在视网膜前面，影响眼睛的视觉质量。尽管图 9.9 中的离焦曲线显示高达 1.50 的离焦，并且仍然有 20/20 的视敏度，但我们的实践经验表明情况并非如此（图 9.9）。

9.11 神经适应是真实的吗？它的可靠性如何

神经适应是一个过程，在这个过程中，我们的大脑通过适应变化来对感官输入做出反应，通过消除噪声和调整有用信息来适应外来刺激。当突然遇到与我们的"正常模式"截然不同的事情时（例如 MFIOL 对光线的处理），大脑会如何反应？探索这个问题是非常复杂的，但我们可能

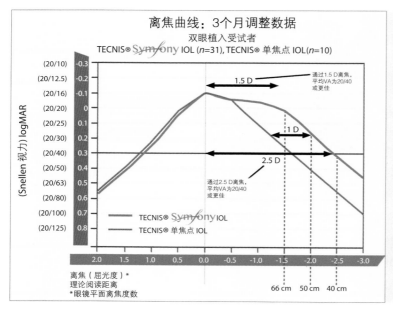

图 9.9　Tecnis Symfony 与 Tecnis 单焦人工晶状体（IOL）的离焦曲线比较。在离焦水平方面，Tecnis Symfony 人工晶状体比 Tecnis 单焦人工晶状体耐受性更好。经许可引自：Johnson & Johnson Vision

都经历过一种常见现象，比如背景噪声或气味，经过一段时间后，就会消失在无意识中，被忽略。与成年人相比，年轻人的神经系统可能更具可塑性和可调节性以适应干扰性的感官输入。神经适应可以发生在视觉系统内，也可以响应视觉障碍。挑战在于这种神经可塑性会随着年龄的增长而衰减[41, 42]，我们不能也不应该期望我们所有的患者都具有这种能力，尤其是那些完美主义者。

最近一项功能性磁共振成像（functional MRI，fMRI）研究[43]表明人脑视觉注意力和程序学习网络的募集。长期适应／功能可塑性导致术后 6 个月大脑活动向非努力模式规律化。这些变化在年龄匹配和性别匹配的对照组中不可见。这种 fMRI 适应变化与症状、视力和对比检测的改善有关。

除了神经可塑性之外，对患者接受次优视觉现象的另外一种解释是，使用任何人工晶状体的术后结果通常优于术前白内障视力。当然，这不适用于透明晶状体置换患者。幸运的是，大多数接受白内障手术的患者无论接受何种人工晶状体都感到满意。当替代方案涉及风险（IOL 交换）时，人类容忍不完美的本性也在最终满意度中发挥作用。对于特定的患者，可能很难判断它是真正的神经适应还是神经投降。

9.12　谁可以成为前几例 MFIOL 的良好候选人

参见表 9.1，以及图 9.10 和图 9.11。

表 9.1　MFIOL 的候选人选择

项　目	良好候选人	尽量避免[a]
病史	喜欢多焦点角膜接触镜	成功的 LASIK/PRK 或角膜接触镜 IOL 单眼视
生活方式和职业	偶尔或很少夜间驾驶	卡车和出租车司机，飞行员
动机	有强烈脱镜欲望	并不排斥阅读镜
个性	随和	A 型人格的吹毛求疵者；如果他／她已经在调查表上以书面形式问了几十个问题，你就知道你面对的是一个完美主义者

续　表

项　目	良好候选人	尽量避免[a]
屈光状态	远视，没有阅读器永远无法阅读	不戴眼镜近视力一直很好 生物测量法可能不能很准确地测量超长的近视眼眼轴长度，特别是当葡萄肿存在时
远距离视觉质量	不挑剔："只要不用戴眼镜，我就会很快乐。"	痴迷于清晰的远距离视觉，每次都要戴很多副眼镜
眼表 Placido 图像	光滑且清晰的圆环（图 9.10）	重度干眼，MGD、EBMD、Placido 环不清，变化不规则（图 9.11）
悬韧带和囊袋	健康	悬韧带弱 / 假性剥脱；人工晶状体移位可能导致手术效果不佳
视神经	健康	任何视神经疾病史都会进一步降低对比度
黄斑	需要一个正常的 OCT 黄斑	对于有明显黄斑病变的患者，不建议使用 MFIOL
散光	< 0.50 D	0.50 D 或以上，除非可矫正；不规则散光
球差	< 0.6 μm	≥ 0.6 μm
慧差	< 0.3 μm	≥ 0.3 μm
暗视瞳孔大小	3～5 mm	2.5 mm 或以下可能太小，无法拥有良好的阅读视力；5.5 mm 或以上将可能有更多的眩光 / 晕
κ 角	< 0.6 mm	≥ 0.6 mm
α 角	< 0.6 mm	≥ 0.6 mm

缩写：EBMD，上皮基底膜营养不良；IOL，人工晶状体；MFIOL，多焦点人工晶状体；MGD，睑板腺功能障碍；OCT，光学相干断层扫描

[a] 本栏"尽量避免"部分内容属于禁忌证，不仅仅是住院医师和初学者的前几位患者要避免

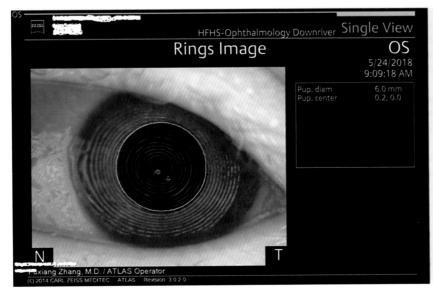

图 9.10　清晰且规则的 Placido 环像。优质人工晶状体（IOL）的良好候选

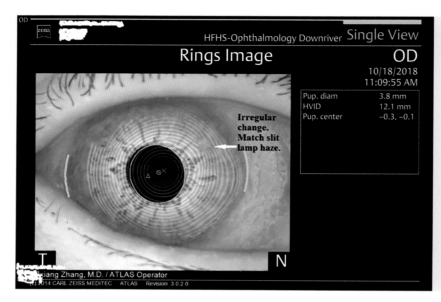

图 9.11　Placido 环图像上白色箭头所示的不规则变化。不适合多焦人工晶状体（MFIOL）

（赵镇南　译，方艳文　卢奕　审校）

参考文献

[1] Wilkins MR, Allan BD, Rubin GS, et al. Moorfields IOL Study Group. Randomized trial of multifocal intraocular lenses versus monovision after bilateral cataract surgery. Ophthalmology. 2013; 120(12): 2449–2455.e1

[2] Zhang F, Sugar A, Jacobsen G, Collins M. Visual function and patient satisfaction: comparison between bilateral diffractive multifocal intraocular lenses and monovision pseudophakia. J Cataract Refract Surg. 2011; 37(3): 446–453

[3] Labiris G, Giarmoukakis A, Patsiamanidi M, Papadopoulos Z, Kozobolis VP. Mini-monovision versus multifocal intraocular lens implantation. J Cataract Refract Surg. 2015; 41(1): 53–57

[4] Packer M, Chu YR, Waltz KL, et al. Evaluation of the aspheric tecnis multifocal intraocular lens: one-year results from the first cohort of the food and drug administration clinical trial. Am J Ophthalmol. 2010; 149(4): 577–584.e1

[5] Summary of Safety and Effectiveness Data (SSED). U.S. Food and Drug Administration. PMA P040020/ S087. https://www.accessdata.fda.gov/cdrh_docs/pdf4/ P040020S087B. pdf

[6] Greenstein S, Pineda R, II. The quest for spectacle independence: a comparison of multifocal intraocular lens implants and pseudophakic monovision for patients with presbyopia. Semin Ophthalmol. 2017; 32(1): 111–115

[7] Findl O. Intraocular lens materials and design. In: Colvard DM, ed. Achieving excellence in cataract surgery: a step-by-step approach. Self-Published; 2009: 95–108

[8] Holladay JT. Multifocal IOLs: patient selection and optical performance. Healio: Ocular Surgery News. Published on-line January 31, 2017. Published in print February 10, 2017. Accessed January 5, 2021. https://www.healio.com/news/ ophthalmology/20170125/multifocal-iols-patient-selection-and-optical-performance

[9] Chang DH. Interview: low-add multifocal and extended depth-of-focus IOLs. Cataract 360. 2016; 1(4): 11–14

[10] Kim EJ, Sajjad A, Montes de Oca I, et al. Refractive outcomes after multifocal intraocular lens exchange. J Cataract Refract Surg. 2017; 43(6): 761–766

[11] de Vries NE, Webers CA, Touwslager WR, et al. Dissatisfaction after implantation of multifocal intraocular lenses. J Cataract Refract Surg. 2011; 37(5): 859–865

[12] Bhavsar AR. Do multifocal optics compromise retinal treatment? In: Chang DF, ed. Mastering refractive IOLs. Slack Incorporated; 2008: 866–869

[13] de Gracia P. Optical properties of monovision corrections using multifocal designs for near vision. J Cataract Refract Surg. 2016; 42(10): 1501–1510

[14] Zheleznyak L, Kim MJ, MacRae S, Yoon G. Impact of corneal aberrations on through-focus image quality of presbyopia-correcting intraocular lenses using an adaptive optics bench system. J Cataract Refract Surg. 2012; 38(10): 1724–1733

[15] Karakelle M. The science behind the AcrySof IQ. Cataract Refract Surg Today. 2018: 4–5

[16] Wang L, Dai E, Koch DD, Nathoo A. Optical aberrations of the human anterior cornea. J Cataract Refract Surg. 2003; 29(8): 1514–1521

[17] Holladay JT, Piers PA, Koranyi G, van der Mooren M, Norrby NE. A new intraocular lens design to reduce spherical aberration of pseudophakic eyes. J Refract Surg. 2002; 18(6): 683–691

[18] McCormick GJ, Porter J, Cox IG, MacRae S. Higher-order aberrations in eyes with irregular corneas after laser refractive surgery. Ophthalmology. 2005; 112(10): 1699–1709

[19] Holladay JT. Small aperture IOLs will be helpful in patients with significant corneal higher-order aberrations. Ocular Surgical News. 2018: 32–33

[20] Piccinini AL, Golan O, Hafezi F, Randleman JB. Higher-order aberration measurements: comparison between Scheimpflug and dual Scheimpflug-Placido technology in normal eyes. J Cataract Refract Surg. 2019; 45(4): 490–494

[21] Xu Z, Hua Y, Qiu W, Li G, Wu Q. Precision and agreement of higher order aberrations measured with ray tracing and Hartmann-Shack aberrometers. BMC Ophthalmol. 2018; 18 (1): 18

[22] Hao J, Li L, Tian F, Zhang H. Comparison of two types of visual quality analyzer for the measurement of high order aberrations. Int J Ophthalmol. 2016; 9(2): 292–297

[23] Fisher BL. Presbyopia-correcting intraocular lenses in cataract surgery: a focus on ReSTOR intraocular lenses. US Ophthalmic Rev. 2011; 4(1): 44–48

[24] Hovanesian JA. The family of AcrySof IQ IOLs helps us customize the approach to vision correction. Cataract Refractive Surgery Today. Accessed April 29, 2021. https://crstoday.com/articles/my-journey-to-activefocus-optical-design-2019-jan/the-family-of-acrysof-iq-iols-helps-us-customize-the-approach-to-vision-correction-2/

[25] Millán MS, Vega F. Extended depth of focus intraocular lens: Chromatic performance. Biomed Opt Express. 2017; 8 (9): 4294–4309

[26] Cohen AL. Diffractive bifocal lens designs. Optom Vis Sci. 1993; 70(6): 461–468

[27] Moshirfar M, Hoggan RN, Muthappan V. Angle Kappa and its importance in refractive surgery. Oman J Ophthalmol. 2013; 6(3): 151–158

[28] Garzón N, García-Montero M, López-Artero E, et al. Influence of angle κ on visual and refractive outcomes after implantation of a diffractive trifocal intraocular lens. J Cataract Refract Surg. 2020; 46(5): 721–727

[29] Park CY, Oh SY, Chuck RS. Measurement of angle kappa and centration in refractive surgery. Curr Opin Ophthalmol. 2012; 23(4): 269–275

[30] Holladay JT. Premium IOL centration and patient suitability. Healio: Ocular Surgery News. Published online July 8, 2016. Published in print July 10, 2016. Accessed January 6, 2021. https://www.healio.com/news/ophthalmology/20160708/premium-iol-centration-and-patient-suitability

[31] Meng J, Du Y, Wei L, et al. Distribution of angle alpha and angle kappa in a population with cataract in Shanghai. J Cataract Refract Surg. Published ahead of print online November 19, 2020. DOI: 10.1097/j.jcrs.0000000000000490

[32] Sachdev GS, Sachdev M. Optimizing outcomes with multifocal intraocular lenses. Indian J Ophthalmol. 2017; 65(12): 1294–1300

[33] Karhanová M, Marešová K, Pluháček F, Mlčák P, Vláčil O, Sín M. [The importance of angle kappa for centration of multifocal intraocular lenses]. Cesk Slov Oftalmol. 2013; 69(2): 64–68

[34] Prakash G, Prakash DR, Agarwal A, Kumar DA, Agarwal A, Jacob S. Predictive factor and kappa angle analysis for visual satisfactions in patients with multifocal IOL implantation. Eye (Lond). 2011; 25(9): 1187–1193

[35] Qi Y, Lin J, Leng L, et al. Role of angle κ in visual quality in patients with a trifocal diffractive intraocular lens. J Cataract Refract Surg. 2018; 44(8): 949–954

[36] Mahr MA, Simpson MJ, Erie JC. Angle alpha orientation and magnitude distribution in a cataract surgery population. J Cataract Refract Surg. 2020; 46(3): 372–377

[37] Berdahl JP, Hardten DR, Kramer BA, Potvin R. Effect of astigmatism on visual acuity after multifocal versus monofocal intraocular lens implantation. J Cataract Refract Surg. 2018; 44(10): 1192–1197

[38] Braga-Mele R, Chang D, Dewey S, et al. ASCRS Cataract Clinical Committee. Multifocal intraocular lenses: relative indications and contraindications for implantation. J Cataract Refract Surg. 2014; 40(2): 313–322

[39] Hayashi K, Manabe S, Yoshida M, Hayashi H. Effect of astigmatism on visual acuity in eyes with a diffractive multifocal intraocular lens. J Cataract Refract Surg. 2010; 36(8): 1323–1329

[40] Schallhorn S, Hettinger KA, Pelouskova M, et al. Effect of residual astigmatism on uncorrected visual acuity and patient satisfaction in pseudophakic patients. J Cataract Refract Surg. Published ahead of print online December 18, 2020. DOI: 10.1097/j.jcrs.0000000000000560

[41] Kershner RM. Neuroadaptation. In: Chang DF, ed. Mastering refractive IOLs: the art and science. Thorofare, NJ: SLACK, Inc.; 2008: 302–304

[42] Alió JL, Pikkel J. Neuroadaptation. In: Alió JL, Pikkel J, eds. Multifocal intraocular lenses: the art and practice. Cham: Springer; 2014: 47–52

[43] Rosa AM, Miranda AC, Patrício MM, et al. Functional magnetic resonance imaging to assess neuroadaptation to multifocal intraocular lenses. J Cataract Refract Surg. 2017; 43 (10): 1287–1296

10 可调节性人工晶状体

Accommodating Intraocular Lenses

Fuxiang Zhang, Alan Sugar, and Lisa Brothers Arbisser

摘要

目前在美国，由 FDA 批准使用的可调节性人工晶状体（intraocular lens，IOL）仅包括 Crystalens 和 Trulign 两款。本专题介绍了这两款 IOL 在屈光性白内障手术中的独特作用，并对其植入术后屈光结果变异较大的可能原因进行了分析。同时，本专题还对可能影响可调节性 IOL 植入手术成功率的若干重要操作步骤进行了汇总。可调节性 IOL 的利与弊、优势与不足、临床特点及使用指征亦在本专题一一阐述。

关键词

Crystalens，Trulign，可调节性人工晶状体，屈光性白内障手术

10.1 引言

目前在美国，由 FDA 批准使用的可调节性人工晶状体仅包括 Crystalens 和散光矫正型 Crystalens（Trulign）（Bausch & Lomb，Inc.，Rochester，New York）两款。第三代可调节性 IOL 的功能性光学镜片（advanced optics，AO）采用非球面设计。Trulign 和 Crytalens 在外观、结构和原理等方面相互类似，两者最大的不同在于 Trulign 可矫正患者散光（图 10.1 和图 10.2）。

10.2 Crystalens 和 Trulign 在当代屈光性白内障手术中的地位如何

随着焦深延长型（extended depth of focus，EDOF）IOL 和多焦点 IOL（multifocal IOL，MFIOL）等新式功能性 IOL 的不断涌现，Crystalens 和 Trulign 的使用已不如以前广泛[1]。*Review of Ophthalmology* 2018 年的一项调查[2]指出：当前 Crystalens 占据的市场份额非常低。该文显示，Tecnis Symfony IOL（Johnson & Johnson）拥有的市场份额最大，

为 23%；AcrySof aspheric ReSTOR（+2.5 D）和 AcrySof aspheric ReSTOR（+3 D）分别占据着 22% 和 8% 的市场份额。相比之下，Crystalens AO 的市场份额最少，仅有 3% 左右。并且，PanOptix 三焦点 IOL（Alcon，Fort Worth，Texas）于 2019 年 8 月获得 FDA 批准。我们预计，PanOptix 三焦点 IOL 的获批将导致 Crystalens 的市场份额再度下降。此外，随着 Tecnis Eyhance IOL（Johnson & Johnson）和 Vivity EDOF IOL（Alcon）的面世，两者凭借其较少的术后副作用和较高的屈光可预测性，将对 Crystalens 的市场份额造成进一步挤兑。

目前，可调节性 IOL 仍然适用于部分患者。譬如，对于渴望在一定程度上脱镜，但因眼部其他疾病导致对比敏感度下降的患者，可调节性 IOL 为一款可选择的 IOL。如果患者的 κ 角或 α 角较大，不适合使用多焦点 IOL，也可以考虑单焦点的 Crystalens IOL。Trulign 因其设计特点而具有较高的旋转稳定性。在我院，既往在一眼植入 Crystalens 的患者往往会选择在对侧眼中植入相同的 IOL。

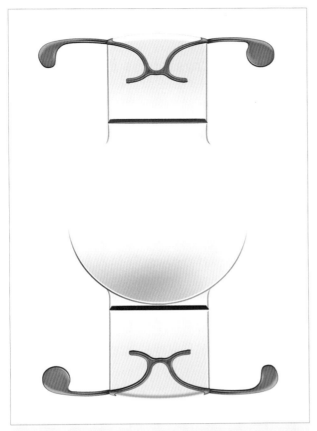

图 10.1　Crystalens 结构示意图。经许可引自：Bausch + Lomb

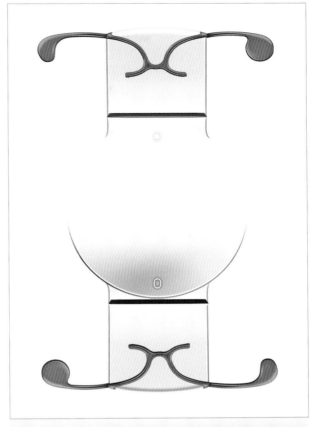

图 10.2　Trulign 结构示意图。经许可引自：Bausch + Lomb

一项研究表明，在 5 年期临床随访中，患者对 Crystalens 的满意度与对多焦点 IOL 的满意度相当[3]。在伦敦圣托马斯医院（St. Thomas Hospital）进行的另一项随机研究[4]入组了 32 例植入 Crystalens HD 的患者和 32 例植入 Tecnis ZCBOO 非球面单焦点 IOL（Johnson & Johnson）的患者，并对他们进行了为期 3 个月的随访。该研究统计了 IOL 移动度、焦点深度、中远视力、屈光度、远距和近距注视时瞳孔大小等多项指标。结果显示，Crystalens 组患者与 Tecnis ZCB00 组患者的远视力无统计学差异，但 Crystalens 组患者的近视力和中视力更佳（$P < 0.001$）。Crystalens 的上述屈光特性部分由 IOL 焦点深度决定，与 IOL 移动度无直接关联。为了描述可调节性 IOL 的屈光特性，研究人员创造了"可调节弓"这一术语，后者可能与可调节性 IOL 的焦点深度相关。

10.3　为何 Crystalens 不再受欢迎

在美国，最新一代的可调节性 IOL 可保证患者远、中视力，但其能提供的近视力有限。理论上，与 EDOF IOL、多焦点 IOL（MFIOL）和三焦点 IOL 不同，可调节性 IOL 要实现屈光度的改变，必须通过以下方式之一：IOL 移动、IOL 曲率增加、IOL 厚度增加以及双光学面 IOL 的光学面分离程度增大[5]。对于 Crystalens 和 Trulign 镜片，其光学部与襻的连接部位应保持一定的活动性，允许睫状肌收缩时 IOL 光学面可发生轻微的前移。然而，通过我们对 IOL 植入术后几个月的患者的观察研究，发现白内障术后囊袋纤维化极有可能导致可调节性 IOL 光学部与襻的连接部位失去活动性。

有研究指出，目前在美国使用的可调节性 IOL 和其他几种单光学面老视矫正 IOL 可能主要通过伪调节机制改善患者中近视力[6, 7]。一些基于激光光线追踪的像差仪、UBM 和三维 OCT 的研究表明，相当比例的可调节性 IOL 会在调节过程中发生光学面的后移，这和理论上调节时 IOL 光学面应该前移是相矛盾的[7, 8]。

既往，我们使用过三代 Crystalens 和 Trulign 的所有不同款式。就其屈光可预测性和屈光效果持久性而言，我们的体会与上述研究结论一致。也许因为我们有意为患者采取了微单视设计，大多数植入 Crystalens 或 Trulign 的患者对脱镜效果感到满意。此外，我们观察到：不同个体在使用 Crystalens 或 Trulign 时，其视力结果存在较大变异。许多患者收获了良好的裸眼远视力及裸眼近视力，但也有部分患者的裸眼近视力欠佳。好的视力结果主要是由于调节机制，还是因为微单视设计？仍然未知。植入 Crystalens 和 Trulign 时会采取的一种非常常用的设计是为非主视眼预留 −0.50～−0.75 D 的屈光度。众所周知，当我们使用传统单焦 IOL 时，如果使用微单视设计，仍然可使一部分患者实现脱镜。我们有一项研究对植入传统单焦 IOL 并进行单眼视（又称"双眼融视"）设计的患者进行了调查，基于 10 年的双盲调查结果，36.2% 的采用微单视设计的患者（−0.50～−0.75 D）可以完全实现脱镜。如果有一项研究可以在为非主视眼预留相同微单视度数的情况下，比较 Crystalens 和传统单焦 IOL 植入术后的裸眼近视力（uncorrected near visual acuity, UNCA）及脱镜率，这会是很有趣的。我们本可以完成这样的研究，无奈可调节性 IOL 组的样本量不足，难以产生有统计学意义的研究结论。

然而，有研究表明，囊袋大小并非一定与眼轴长度或白到白角膜直径正相关。目前 AO1UV 的总长度为 11.50 mm，AO2UV 的总长度为 12.00 mm。囊袋大小与 IOL 大小的关系会影响 IOL 植入术后临床疗效。这可能是 IOL 植入术后屈光效果存在较大个体差异的原因之一。对于囊袋较小的远视患者，其 IOL 光学面可能更多地向后拱起，导致术后发生远视漂移；相反，对于囊袋较大的近视患者，其 IOL 光学面可能并不太会

向后拱，造成患者的相对近视漂移。

10.4 既然 Crystalens 是单焦点 IOL，为何仍要关注患者瞳孔大小

Crystalens 的直径比大多数传统单焦 IOL 小，两者的直径分别为 5 mm 和 6 mm。这样设计可能有助于增加患者裸眼近视力，但 IOL 直径偏小的缺点在于其可能会不适用于瞳孔较大的患者。同时，小直径 IOL 也会影响夜间驾驶——1 例植入 Crystalens 的患者甚至因为这个原因进行了 IOL 置换。在将 Crystalens 置换为常规 6 mm 直径的单焦点 IOL 后，患者的不适主诉消失。由于这例患者术前 Crystalens 位置很正，未见明显倾斜或偏心，我们推测他不适主诉的来源在于其较大的瞳孔无法完全覆盖襻与光学部之间的连接部位。因此，理想情况下，在决定使用这种 IOL 之前，术前应常规测量患者的暗瞳直径。

10.5 为什么我们推荐 Crystalens 术中采用飞秒激光辅助撕囊

对于 Crystalens 和 Trulign IOL 来说，一个居中的圆形撕囊口相当重要，而飞秒激光在撕囊方面恰好具有独特优势。目前尚无对于撕囊口大小的共识。Crystalens 和 Trulign 的光学部直径为 5.0 mm，许多眼科医师认为 5～6 mm 直径的撕囊口效果较好[9]，因为这样的撕囊直径可使襻与光学部的连接处不被囊膜制动，以保障 IOL 的可调节性充分实现；其余的医师则主张制作 < 5 mm 的撕囊口，因其可以更好地覆盖 IOL 光学部，保障 IOL 居中，减少后囊纤维化和光学区倾斜的发生概率。

10.6 除了精准撕囊，还有哪些技术细节对 Crystalens 的术后效果至关重要

- 囊膜抛光是必要的，不仅是后囊，前囊也要抛光。良好的囊膜抛光（360°）将降低术后

囊袋纤维化及收缩的风险。"Z 综合征"为 Crystalens 术后特有的严重并发症之一。当囊袋发生不对称纤维化和收缩时，根据囊口边缘位置不同，可能导致一侧 IOL 板状襻向前移动，一侧板状襻向后移动。轻度的 Z 综合征可通过 ND：YAG 激光治疗，但严重的病例通常需要取出 IOL。如果不对 Z 综合征的重症患者进行处理，其散光度数可能会非常高。当术者学会通过侧切口和主切口进行全周囊膜抛光时，他必定会惊讶地发现，尽管已经进行了彻底的注吸以及囊膜低负压吸引抛光，仍有大量的细胞留存于囊膜上（图 10.3 ）。

- 与其他类型的 IOL 不同，Crystalens 必须完全地、均匀地放置在囊袋内，不可折叠，否则将会导致严重的 IOL 相关并发症。将 Crystalens 植入囊袋后，建议将 IOL 旋转 360°，以确保所有襻都在囊袋内并使 IOL 居中；黏弹剂应被彻底吸除，包括 IOL 后方的黏弹剂；IOL 的光学部应向后囊压一下，使 IOL 处于向后拱起的形态。这些技术细

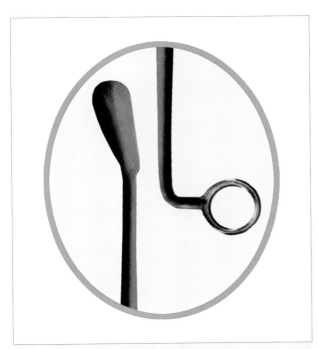

图 10.3　Singer 囊膜抛光器，也可通过侧切口进入眼内。经许可引自：Epsilon USA

节要求植入 Crystalens 时的手术切口比植入其他可折叠型 IOL 时略大，并且，在吸除黏弹剂之前就要保证切口的密闭性，以确保术中完全吸除黏弹剂后，不会发生前房变浅导致的 Crystalens 光学部前拱。结束手术前应再三确认 Crystalens 的光学部稳定于后拱形态。

- 密闭良好无渗漏的手术切口对于 Crystalens 术后的屈光效果至关重要。术后房水渗漏可能会导致 Crystalens 的后拱形态发生前移。一些医师会常规在 Crystalens 植入术后缝合切口，但实际上，对于结构良好、隧道形的切口，缝合并非是必需的。如果切口直径为 2.2 mm，术者需要在植入 Crystalens 前扩大切口；如果切口直径为 2.75 mm，植入 Crystalens 前则无须扩大切口；植入 Crystalens 时，应留意 IOL 襻的圆形尖端和椭圆形尖端须分别位于术者右侧和左侧，以避免 IOL 被反向植入（图 10.1 和图 10.2 ）。

- 一些手术医师会常规植入囊袋张力环（capsular tension ring，CTR），并将其视作减少 Crystalens 术后屈光意外的唯一方法。据我们所知，这一观点尚无研究证实。

- 有关 Crystalens 术后使用阿托品是否有效的问题，目前仍存在很大的争议。阿托品可使睫状肌麻痹，阻止睫状肌发挥调节功能，以保障 IOL 的后拱形态从术后即刻开始一直保持到 IOL 在囊袋内稳定下来并开始与囊袋发生纤维化。根据我们的文献检索（包括文献管理员的正式搜索），我们无法找到关于这方面的同行评议研究。

- 取出 Crystalens 时，常需要将它的襻留在囊袋内。用于替换的 IOL 最好是三片式 IOL，并将其光学部夹持在前囊口的前方。这样可以避免残留的 Crystalens 的襻从囊袋中脱出，或使新植入的 IOL 在术后发生倾斜。如果连续环形撕囊（continuous curvilinear capsulorhexis，CCC ）的直径较大，则建议使用光学部直径大一些的三片式 IOL。由于

对 Crystalens 植入效果不满意的患者大多已接受过 ND：YAG 激光后囊膜切开术，因此在此类患者中开展 IOL 置换手术具有较高难度。

10.7　对于初学者，如何选取 Crystalens 植入术的候选患者

见表 10.1。

表 10.1　Crystalens 植入术患者入选标准

项　目	合适的候选患者	尽　量　避　免
视觉要求	要求远、中距离视力；需要使用电脑及电子产品	需要阅读小字体纸本图书
眼表 Placido 环成像特点	边界清晰的光滑圆形 Placido 环	边界不清，形状不规则的 Placido 环
散光度数	＜ 2.0 D	≥ 2.0 D Trulign 能矫正的最高散光度数为 2.75 D（相当于角膜平面＜ 2.0 D）
暗瞳大小	＜ 5 mm	≥ 5 mm
囊袋和悬韧带	健康	囊袋和（或）悬韧带欠佳，如假性剥脱综合征和外伤史应作为 Crystalens 植入术的禁忌证
视神经和黄斑	健康	轻度病变可以考虑植入；重症者视力预后不佳
是否采用飞秒激光辅助白内障手术	配合度高，可平躺，头位正，睑裂大小适当	焦虑者；小睑裂；颈部疾患导致头位不正；不能平躺；深眼窝；过于小的角膜直径

（苗傲　译，方艳文　卢奕　审校）

参考文献

[1] Monthly Pulse. Current and future IOL choices. EyeWorld. 2018; 23(3): 106–108
[2] Bethke W. Surgeons share their views on IOLs. Review of Ophthalmology. Published January 10, 2018. Accessed on April 26, 2020. https://www.reviewofophthalmology.com/article/surgeons-share-their-views-on-iols
[3] Hovanesian JA. Patient-reported outcomes of multifocal and accommodating intraocular lenses: analysis of 117 patients 2–10 years after surgery. Clin Ophthalmol. 2018; 12: 2297–2304
[4] Dhital A, Spalton DJ, Gala KB. Comparison of near vision, intraocular lens movement, and depth of focus with accommodating and monofocal intraocular lenses. J Cataract Refract Surg. 2013; 39(12): 1872–1878
[5] Glasser A, Hilmantel G, Calogero D, et al. Special report: American Academy of Ophthalmology Task Force recommendations for test methods to assess accommodation produced by intraocular lenses. Ophthalmology. 2017; 124(1): 134–139
[6] Pérez-Merino P, Birkenfeld J, Dorronsoro C, et al. Aberrometry in patients implanted with accommodative intraocular lenses. Am J Ophthalmol. 2014; 157(5): 1077–1089
[7] Pepose JS, Burke J, Qazi MA. Benefits and barriers of accommodating intraocular lenses. Curr Opin Ophthalmol. 2017; 28(1): 3–8
[8] Marcos S, Ortiz S, Pérez-Merino P, Birkenfeld J, Durán S, Jiménez-Alfaro I. Three-dimensional evaluation of accommodating intraocular lens shift and alignment in vivo. Ophthalmology. 2014; 121(1): 45–55
[9] Weinstock RJ. Accommodating implants: The Cyrstalens. In: Hovanesian JA, ed. Refractive cataract surgery. 2nd ed. SLACK, Inc.; 2017: 199–212

11 焦深延长型人工晶状体

Extended Depth-of-Focus Intraocular Lenses

Fuxiang Zhang, Alan Sugar, and Lisa Brothers Arbisser

摘要

我们可将焦深延长型（extended depth-of-focus，EDOF）人工晶状体视为介于传统单焦点 IOL 和众多多焦点人工晶状体（multifocal intraocular lenses，MFIOL）特点之间的一款人工晶状体，比如我们常用的 Symfony IOL（Johnson & Johnson Vision）。EDOF 技术有一段可延伸至中距离的远焦区域，可提供连续焦线范围内较好的远中视力，而非衍射型多焦点技术那样，两个焦点之间存在模糊区域。EDOF 人工晶状体试图弥补单焦点与多焦点人工晶状体之间的差距，找到一个较好的平衡点，既可以平衡远距离视觉质量，又尽量满足脱镜的中 / 近距离视力，同时减轻对比敏感度的损失和视觉干扰。EDOF 的特点是能够提供更好的裸眼中距离视力，以便社交和数字阅读（如现代社会中非常重要的仪表盘、电脑 / 平板和手机）。但遗憾的是，双眼 EDOF 人工晶状体患者通常需要放大镜来阅读印刷小字。尽管如此，EDOF 技术在整个屈光性白内障手术中仍具有独特而重要的作用。本专题将简要讨论不同的 EDOF 人工晶状体，重点讨论 Symfony 和 Vivity 人工晶状体的光学设计、晶状体选择和视觉干扰分析，并将为如何提高近距离阅读能力提供技巧分享。

关键词

焦深延长型人工晶状体，EDOF，屈光性白内障手术，Symfony IOL，Vivity，IC-8 小孔成像型人工晶状体，Mini Well，AT LARA

11.1 如何定义一款 IOL 为 EDOF IOL

美国眼科协会（American Academy of Ophthalmology，AAO）列出以下 EDOF 研究的标准[1]：

- EDOF 组样本量应 > 100 人，对照组样本量应相近，便于比较。
- 非劣性研究中（非劣性界限为 0.1 logMAR），EDOF IOL 应提供与单焦点 IOL 等效的单眼平均最佳矫正视力（BCVA）。
- 术后 6 个月明光状态下，与单焦点 IOL 相比，EDOF IOL 可提供更优的 66 cm 中距离视力，至少 50% 的眼可达到单眼中距离视力等同或优于 logMAR 0.2（20/30）。

- 在 logMAR 0.2（20/30）视力处，EDOF 眼单眼焦深要比单焦点 IOL 的焦深至少长 0.5 D。

有意思的是，AAO 并没有对 EDOF 的视觉干扰提出标准。

11.2 市场上主流的 EDOF IOL

目前市场上至少有 5 种类型 EDOF IOL。本专题中，我们主要讨论 Symfony EDOF（Johnson & Johnson Vision）和 Vivity EDOF IOL（Alcon）。IC-8 IOL 将在 "14 小孔径人工晶状体" 讨论，另两款 EDOF IOL 目前在美国尚未通过 FDA 批准。

- IC-8 为小孔设计单片疏水性丙烯酸酯后房型 IOL（AcuFocus Inc.，Irvine，California）。小孔设计通过 3.23 mm 宽的不透明罩阻挡了分散的外围光线，同时允许中心和偏中心的光线通过 1.36 mm 的中央光圈[2]。这种独特设计理论上对于那些有角膜明显不规则散光的患者非常合适，如 s/p 放射状角膜切开术（radial keratotomy，RK）、角膜移植术后等。IC-8 IOL 尤其适用于主视眼已植入传统单焦点 IOL 且主视眼目标为正视的非主视眼。详见"14 小孔径人工晶状体"。

- Mini Well（SIFI MedTech Srl）是一款具有三个非球面操作区域的折射型 EDOF IOL[3]：具有正球差的中心区，具有负球差的中间区以及单焦点的外围区。

- AT LARA 是另外一款衍射型设计的一片式亲水性 EDOF IOL（Carl Zeiss Meditec AG）。它具有平板式设计，根据我们使用 Staar 平板式 Toric IOL 的经验，它具有更好的旋转稳定性。

- Symfony EDOF（Johnson & Johnson Vision）（图 11.1）：通过像差补偿和对比敏感度增强，Symfony IOL 提供了一个基础的远焦点和一段 +1.75 D 附加衍射度的中距离焦线，基础远焦点和附加度数的中间差异决定了其扩展的焦深[4]。Symfony 和传统多焦点 IOL（MFIOL），如同一公司的 ZKB00+2.75 D，具有统一的 −0.27 μm 负球差非球面光学表面，但其后表面的衍射光栅阶梯不同。

- AcrySof IQ Vivity IOL（Alcon Surgical，Inc.）（图 11.2a 和 b）：AcrySof IQ Vivity IOL 是一片式疏水性非球面后房型 IOL，具有蓝光滤过和紫外线保护作用。它于 2020 年 2 月被 FDA 批准[5]，但直到 2021 年春天才开始在美国全面商业化。Vivity IOL 是一种采用波前像差技术的非衍射 EDOF IOL。它在中心 2.2 mm 光学区有一个轻微的凸起（1 μm 高），这产生了一个双表面过渡（X-WAVE），引起波前的"延伸和转变"[6, 7]。因此，它没有分光且视觉干扰更小。考虑到它是非衍射型 IOL，κ 角要求并不像衍射型多焦点 IOL 那样严格[7]。FDA 数据也表明 Vivity 对倾斜和偏心耐受性较好[8]。因为 X-WAVE 技术，同步表面过渡产生了一段连续的焦深扩展范围，可以覆盖中距离视力甚至近距离视力。AcrySof IQ Vivity 前表面设计为 −0.2 μm 负球差设计，与 AcrySof IQ 单焦点 IOL 相同（SN60WF）[7]。

11.3 屈光性白内障手术医师什么时候开始使用 Symfony 或者 Vivity IOL

大部分 Symfony IOL 患者均可感觉到视觉干扰现象，特别是在暗环境下，但是其严重程度比 MFIOL 轻得多[9, 10]。虽然文献检索和 google 搜索我们的卫生系统图书馆没有给出 Symfony IOL 的具体植入比例数据，但 Symfony EDOF IOL 的植入率预期比传统 MFIOL 低得多。Symfony EDOF

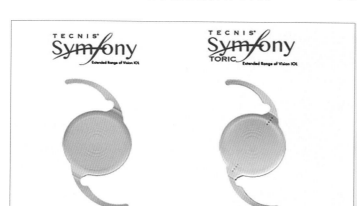

图 11.1　Symfony EDOF IOL（Johnson & Johnson Vision）：左侧为 Symfony ZXR00，右侧为 Symfony ZXT Toric。经许可引自：Johnson & Johnson Vision

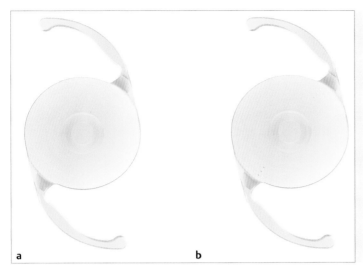

图 11.2　AcrySof IQ Vivity 焦深延长型（EDOF）IOL（Alcon）。左侧为非球面型 IOL（a），右侧为 Toric IOL（b）。经许可引自：Alcon

IOL 对术后残留散光也有较好的包容性[11,12]。从这个角度来看，Symfony EDOF IOL 对于屈光性白内障手术初学者来说是一个不错的选择，这部分屈光性白内障手术医师已经可以很熟练地完成 Toric IOL 和手工 / 激光周边角膜松解术（limbal relaxing incisions，LRI），但是还没有开始 MFIOL 或者三焦点 IOL 手术。Vivity 的早期报告也非常有发展前景[7,8]，但我团队有限的使用经验无法提供有用的经验，特别是该人工晶状体对术前眼部合并症、术后屈光误差如术后残留散光等的包容性。

11.4　如何管理 Symfony IOL 患者的像差以提高视觉质量

11.4.1　球差（spherical aberration，SA）

研究表明，年轻人晶状体的球差（SA）为负值，数值与角膜的正球差基本相同[13,14]。随着年龄增长，眼内总 SA 增加，主要是由于晶状体纤维的不断增长和密度增加[13,14]，晶状体形态改变。对于角膜 SA 是否随年龄增长而增长，不同研究得出了不同结论，但毫无疑问的是，人类角膜球差为正球差[14,15,16,17,18]。角膜 SA 随着角膜散光增加而增加[19]。

角膜具有高屈光性，是高阶像差（higher order aberrations，HOA）的主要贡献者。在 6 mm 瞳孔直径范围内，角膜可产生 +0.274 μm 的 SA[14]。另外一项研究对 134 例（228 只眼）行屈光性手术和年龄为（50±17）岁（SD）的白内障患者进行分析，前角膜的平均 SA 为（+0.281±0.086）μm[16]。正球差会降低视网膜成像质量，产生眩光和光晕[20]。

一项实验室研究[21]表明，总体来说，在各种瞳孔直径下，在 ISO2 模型角膜球差（+0.28 μm）条件下，由于 Symfony 内在的负球差成分，Symfony IOL 较 AT LARA（Zeiss，Germany）EDOF IOL 表现更优（图 11.3a 和 b）。

目前，Symfony IOLs 有固定的负 SA（-0.27 μm）来抵消角膜的平均正 SA。AcrySof IQ Vivity 的前表面设计为 -0.2 μm 负 SA，与 AcrySof IQ 单焦点 IOL 相同（SN60WF）[7]。如果 IOL 内在的负球差度数可以个性化定制，它将产生更好的视觉效果。德国的一项关于 Invidua-aA（Humanoptics AG）IOL 的早期研究已得到了验证，这种方法是可行且很有发展前景的[22]。

11.4.2　色差（chromatic aberration，CA）

不同波长的可见光聚焦在视网膜不同点上会产生色差（图 11.3b）。Symfony 前表面非球设计是为了抵消角膜的正球差，而后表面的衍射光环设计是为了抵消色差[23]。白内障手术医师相对比较熟悉 Symfony IOL 的 -0.27 μm 负球差来抵消角膜的正球差，Symfony EDOF IOL 拥有更成

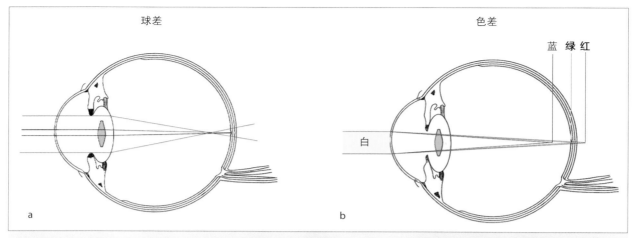

图 11.3　a. 左侧为球差，周边光线较中心光线产生过度折射。b. 右侧为色差，不同波长光线产生不同焦距

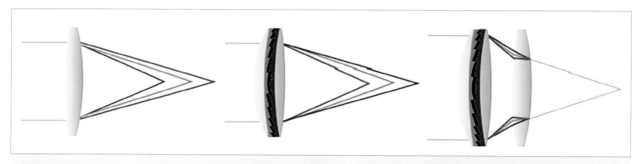

图 11.4　Symfony IOL 独特的消色差设计。经许可引自：Johnson & Johnson Vision

熟的一项设计，通过专利精细的 Echelette 衍射光栅设计消除色差，提高对比敏感度[23, 24, 25]。这一独特设计使红光损失多而蓝光损失少，是减少色差的关键（图 11.4）。一项研究[3]发现 Symfony EDOF IOL 由于其 Echelette 衍射光栅设计，比 Mini Well EDOF IOL 的折射设计具有更好的色差耐受性。

11.4.3　对比敏感度（contrast sensitivity，CS）

我们认为 Symfony EDOF IOL 的对比敏感度（CS）不如其同一公司的单焦点 IOL[26]，但研究表明 Symfony IOL 的 CS 比其他包括三焦点在内的功能性 IOL 更好[26]。一项意大利的非随机对照研究表明，60 例（120 只眼）行双眼白内障手术的患者分别植入 3 种不同类型 IOL：Symfony（40只眼）、PanOptix（40 只眼）以及 AT LISA（40 只眼）。研究者分析了其术后 3 个月的视力、眩光

CS 及暗光 CS、双眼阅读技能（MNREAD 表）和患者满意度。与 PanOptix（Alcon）和 AT LISA（Zeiss）两款三焦点 IOL 相比，Tecnis Symfony IOL 的眩光 CS 及暗光 CS 表现更优（$P < 0.001$）[27]。另一项研究也同样报道了 Symfony IOL 患者比 PanOptix 患者术后 CS 更优[28]。

11.4.4　焦深延长

除了像差矫正外，衍射光学设计也延长了焦深[25]。由于存在衍射光学元件，一些学者认为 Symfony EDOF IOL 是"多焦衍射 /EDOF 混合型"，而非单纯 EDOF IOL[29]。西班牙的一项研究[30]表明，与多焦点 IOL（Tecnis ZMB 和 ZLB）、三焦点 Finevision IOL（PhysiIOL）和 AT LISA（Zeiss）、EDOF Mini Well（SIFI MedTech）相比，Symfony EDOF IOL 拥有更好的主观、客观景深（$P < 0.001$）（图 11.5）。

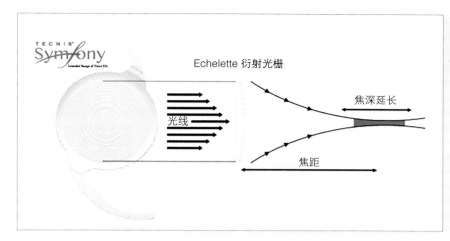

图 11.5 Symfony EDOF IOL 焦深延长原理。经许可引自：Johnson & Johnson Vision

很多研究也显示了 Symfony IOL 的优越性[12, 31, 32, 33]。根据 Eyeworld（2018）的 Pulse 月度调查显示，EDOF IOL 成为成人白内障患者老视矫正中最受欢迎的人工晶状体类型，而目前的可调节性 IOL（Crystalens）是最不受欢迎的人工晶状体类型[34]。约 28% 的被调查手术医师选择 EDOF IOL 为老视矫正型 IOL，而 18% 选择 IOL 单眼视（又称"双眼融视"）设计。据我们所知，这是被调查医师群中第一次功能性晶状体超过单焦点 IOL 单眼视设计。但是，随着三焦点 IOL 的出现，这种流行 / 偏好又发生了变化。详见"12 三焦点人工晶状体"。

11.5 Symfony IOL 可以耐受更多的残留散光吗

由于其扩景深设计，EDOF 晶状体应该比传统 MFIOL 和三焦点 IOL 可耐受更多的残留等效球镜（spherical equivalent，SE）和残留散光。

意大利一项单中心前瞻性对比研究纳入的 80 只眼植入了 4 种不同类型 IOL：AcrySof ReSTOR＋2.5 D（20 只眼）、AcrySofReSTOR＋3.0 D（20 只眼）、AcrySof PanOptix（20 只眼）（Alcon）、Tecnis Symfony ZRX00（20 只眼）（Abbott Medical Optics，现为 Johnson and Johnson）。患者进行了术后 3 个月的随访。在附加低度负度数柱镜状态下，AcrySof ReSTOR＋2.5 D 和 Symfony IOL 维持基线裸眼视力，而 AcrySof

ReSTOR＋3.0 D 和 PanOptix 的视力表现轻度下降。在附加中度数柱镜状态下，Tecnis Symfony IOL 仍维持较满意的视力。PanOptix IOL 是受残留散光影响最大的 IOL，视力和满意度也随之下降。Symfony 组对−1.5 D 散光引起的像散畸变和模糊的耐受度最高，该组表现出较少的视觉不满意和视力下降。作者得出结论，Symfony EDOF IOL 植入后 1.0 D 以内的残留散光对视力和患者满意度影响非常轻微[11]，这也减少了该 IOL 植入后再行屈光矫正的必要性。

法国的另一项研究表明，Symfony IOL 植入后，0.75 D 以内的残留散光对单眼和双眼视力均影响极小[12]。也有研究发现，Symfony EDOF IOL 对于等效球镜（SE）误差的耐受性也优于单焦点 IOL[35]。

我们对于 MFIOL 和三焦点 IOL 同样建议严把散光关，因为我们注意到那些抱怨术后视觉干扰或者术后效果没有真正改善的患者，他们的角膜地形图通常表现为一定程度的残留散光。

11.6 Symfony IOL 和 PanOptix 三焦点 IOL，哪种患者满意度最优，包容性最好？如果我从未植入过老视矫正型 IOL，我该选择哪种 IOL

Symfony EDOF IOL（J&J）不会像 PanOptix（Alcon）那样提供非常优秀的裸眼近视力（uncorrected near vision，UNVA）。尽管如此，由

于以下原因，Symfony IOL 更包容：

- 从材料角度来看，PanOptix 的高反射率、闪辉和色差均会影响视觉质量[36]。
- 与三焦点 IOL 相比，Symfony EDOF IOL 的离焦曲线为单一宽峰，对于散光和目标屈光度误差包容性更大。
- Symfony EDOF IOL 的低附加衍射度数，视觉干扰偏少。
- Symfony EDOF IOL 的中心环直径偏大（1.6 mm）[23]，比大部分传统衍射型多焦点 IOLs 更大，对 α 角/κ 角和 IOL 偏心更包容。

11.7 角膜屈光术后患者是否可以植入 Symfony IOL

这取决于患者的眼部条件（特别是角膜地形图/像差指标）、患者期望值、性格特点以及手术医师能够达到目标屈光度的能力。

角膜屈光术后的患者治疗意愿最强烈，但他们却需要相对保守治疗。葡萄牙一项研究[32]表明，22 例（44 只眼）患者行近视眼 LASIK 术后成功进行了 Symfony IOL 植入术，与同一公司的单焦点 IOL ZCB00 相比，患者表现出相似的裸眼远视力和对比敏感度（CS），但双眼裸眼中近视力更优。主观抱怨包括：轻度光晕两组相同（13.6%），但是 Symfony 组（22.7%）的轻度眩光比 ZCB00 组（9.1%）更多。

我们关于近视眼 LASIK 术后行 Symfony EDOF IOL 植入的体验有好有坏，主要取决于患者的角膜曲率：健康角膜患者的术后效果非常好，但有角膜不规则散光的患者就不那么好了。彗差和球差（SA）是主要评估指标。远视 LASIK 术后患者由于角膜负球差增加，Symfony EDOF IOL 设计的目的是抵消角膜的正球差，因此反而加重了已经存在的负球差，可能术后效果不好。最好精准测量这些患者的 SA 大小，对于轻度远视 LASIK 术后患者，手术导致的负球差最小，这些患者对 EDOF IOL 耐受性很好。

对于切口较少（4～6 条）、规则稳定 K 值

的 RK 术后患者，我们发现使用单焦点 Toric IOL 很成功。我们没有在 RK 术后患者中使用 EDOF IOL，主要原因是患者出现彗差概率较大。也有报道显示，RK 术后植入 EDOF IOL 是成功的[37, 38]。Thompson 眼科的一项研究显示，末次随访时，24 只眼中有 15 只眼（62.5%）位于目标屈光度 0.5 D 范围内，24 只眼中有 20 只眼（83.3%）位于目标屈光度 1.0 D 范围内。总计 79% 的眼（19/24）达到裸眼远视力（UCVA）≥ 20/40。调查中，78% 的患者对术后视力表示满意，44% 的患者表示可以各种工作完全脱镜[38]。

11.8 "白内障手术植入 Symfony IOL，我还需要阅读配镜吗?"，你该如何回答患者

Kohnen 的一项研究显示：26 例双眼植入 Symfony EDOF IOL 的患者，100% 可以远中距离完全脱镜，但近距离工作仅有 71% 患者可以完全脱镜[39]。另一项对照研究中，25 例患者双眼植入 Symfony EDOF IOL，23 例患者植入混搭多焦点 IOL（ReStor+2.5 D/+3.25 D，Alcon），两组远视力和近视力相近，Symfony 组中距离视力更优[40]。挪威的一项 Symfony Toric 纳入 30 例患者，目标屈光度为正视状态，结果显示：50% 的患者从不需要眼镜，远、中、近距离完全脱镜的患者比例分别为 86%、96% 和 64%[9]。当非主视眼目标屈光度定为−0.5 D 的微单视状态，93% 的 Symfony EDOF IOL 患者看近也可以完全脱镜[41]。

我们的临床经验也发现了患者术后远、中距离视觉质量非常满意，近距离视力相对满意。关于这点，我们会特意告诉患者，术后远、中距离视力非常好，而近距离视力一般。基本上，患者可以达到看电子屏幕和社交距离脱镜，比如开车、看电视、GPS、电脑和手机，但是小字阅读，特别是长时间阅读，可能会需要配镜。结合微单视设计（一眼−0.50 D，另一眼接近正视）通常可以使大部分患者获得满意的脱镜视力，除了小字阅读，这一结果和欧洲一项研究结论一致[24]。

我们可以期望术后常规阅读和使用电脑／手机基本脱镜。虽然我们没有进行脱镜调查，但是我们的临床经验表明，当设计成一眼接近正视，另一眼 -0.50 D 时，约 50% 双眼 Symfony EDOF IOL 的患者可以达到完全脱镜。

11.9 哪只眼睛应先行手术

对于微单视双眼参差 0.5～0.75 D 之间的患者，常规和单眼视效果都很好[42]。因此，只要患者没有复视病史、眼外肌手术、弱视、单眼固视或者严重的眼部并发症，我们不需要担心哪只眼睛先行手术。这使得我们可以选择白内障影响视力最严重的那只眼睛先行手术，从患者和医师角度来说，这通常是一个很好的选择。

11.10 微单视是有益的，但我们能允许多少离焦

Symfony EDOF IOL 有低附加度数，通常需要微单视来充分获得更好的近视力。Cochener 等[24] 报道了一项欧洲 411 例 Symfony EDOF IOL 患者的研究表明：单眼视组（非主视眼目标屈光度为 -0.50～-0.75 D，112 例患者）与非单眼视组（双眼均为正视，299 例患者）相比，单眼视组确实在裸眼近视力（UNVA）（$P=0.01$）、裸眼中视力（UIVA）（$P=0.003$）方面表现更优，近距离脱镜和患者满意度也最高。美国的一项研究也得到了类似结论，单眼视在 UNVA 方面表现更优，而双眼裸眼远视力（UDVA）和 UIVA 方面表现相似[43]。

问题是我们能允许多少离焦？ Tecnis Symfony EDOF IOL 的离焦曲线显示：即使离焦度为 -1.5 D，远视力仍可以达到 20/20（图 11.6）。但代价是，离焦度增加，视网膜成像质量将下降，视觉干扰将增加。我们的建议是对于 Symfony IOL，不要超过目标屈光度 -0.75 D。对于视远眼，正视或者接近正视 < -0.25 D 的视觉效果最好[44]。如果手术医师非常想尽量接近平光，你可以选择最接近平光的正视预留度数，而非近视一侧的度数。

Cathleen McCabe 博士的一项早期临床研究表明，对于 Vivity IOL，非主视眼最佳预留度数是 -0.5 D 左右[8]。

11.11 如果 IOL 混搭，应避免什么

我们知道，Symfony EDOF IOL 的 UDVA 和 UIVA 方面表现很好，但是 UNVA 通常欠佳，这似乎是考虑混搭策略的最主要原因。虽然我们尽可能使用同一公司 IOL，但这一原则似乎并不

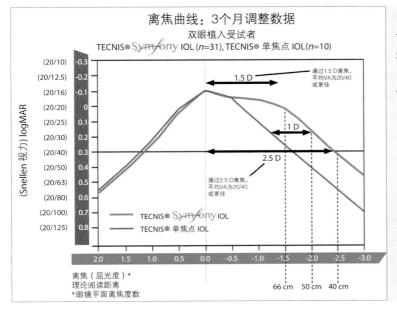

图 11.6　Tecnis Symfony EDOF IOL 和 Tecnis 单焦点 IOL 离焦曲线对比。Tecnis Symfony EDOF IOL 比 Tecnis 单焦点 IOL 的离焦耐受性更好。经许可引自：Johnson & Johnson Vision

是特别重要。我们也对既往 Symfony EDOF IOL 植入眼的患者对侧眼植入 PanOptix 三焦点 IOL（Alcon），并且术后效果非常优秀。建议选择同一颜色的 IOL，因为一些患者一眼植入蓝光滤型 IOL 另一眼植入仅 UV 阻断型 IOL 会感觉到颜色差异。主视眼植入 Symfony EDOF IOL，非主视眼植入传统单焦点 IOL 是可行的，因为 Symfony EDOF IOL 和 Tecnis 单焦点 IOL 的对比敏感度非常接近或相当[45]。基本原则是主视眼植入 CS 更优的 IOL，而非主视眼植入偏高附加度数的 IOL。建议不要选择主视眼植入 MFIOL 或者三焦点 IOL，而非主视眼植入单焦点 IOL 目标度数看近，因为 MFIOL 或者三焦点 IOL 的视觉质量没有单焦点 IOL 好。

11.12　Symfony EDOF IOL 患者的视觉干扰程度如何

尽管光学原理不同，Symfony EDOF IOL 工作效能类似于一个 +1.75 D 的多焦点 IOL。有研究显示 Symfony EDOF IOL 患者的视觉干扰现象比多焦点 IOL 患者更少[9, 10]。图 11.7 模拟了视觉干扰的程度，但是由于数据来源于 Symfony IOL 厂商，可能会有所偏倚。

我们的临床经验显示大部分患者均能感知夜间视觉干扰"星芒"或者"蜘蛛网状眩光"，特别是存在残留屈光误差时，但是极少有人真的抱怨这些问题。目前为止，我们还没有过 1 例因为视觉干扰而行 Symfony IOL 取出的患者。大部分 Symfony IOL 的患者当被问及"您视物有什么问题吗？"会回答"没有"，当被问及"您夜间开车会看到光晕和眩光吗？"会回答"有，但是这并不会困扰我"。底线是，在当今技术条件下，患者选择任何现代 IOL 来提高视力的同时，都是在视觉质量和视物方便中间进行权衡。如果我们尽可能地对大多数患者的术后结果非常谨慎，我们可以就目前可用的 IOL 做出正确的权衡。这就是为什么按现实目标进行真诚的术前讨论非常重要。我们只能希望，随着科技的进步，这种浮士德式的权衡交易不再是一个难题。

11.13　在"降低预期，超额实现"方面，你们的策略是什么

一定要在确定 IOL 时列举出患者所有的眼部疾病。我们会在手术前告知患者眼部合并症的可能不良效果，而不是手术后。全面详尽的眼部检查会帮助医师评估患者，帮助患者建立合理预

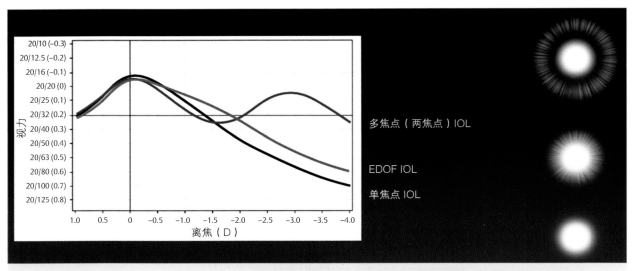

图 11.7　Symfony EDOF IOL 患者的视觉干扰介于同一公司的单焦点 IOL 和多焦点 IOL 之间。经许可引自：Johnson & Johnson Vision

期。我们会让患者知道所有的可选项、利弊和成本，但通常手术医师只会给患者 1～2 个倾向性建议，让患者做最终决定。诚实地解释特定 IOL 的缺点和你计划使用的 IOL。千万不要夸大优点，简化缺点来提高功能性 IOL 的谈话效率！对于有顾虑的患者，将其排除可能更好。大部分双眼 EDOF IOL 的患者可能会有较好的远、中距离视力，但是近距离阅读书本可能需要帮助。我们的双眼 EDOF 患者，如果非主视眼设计成 −0.50～−0.75 D 的微单视，约 ≥50% 不需要阅读眼镜。我们经常告诉我们的患者他们阅读印刷书籍字体可能还是需要配镜，如果他们最终不需要配镜，他们会更开心。告诉每一例患者他们可能会有夜间视觉障碍现象。事实上，如果我们不特意去询问，他们大部分都不会向我们提及。另外一点要向患者解释的是，即使术后结果非常完美，我们也不可能达到他们 18 岁时候的视力状态。

11.14 AcrySof Vivity IOL 和 AcrySof IQ 单焦点 IOL 相比视力表现如何

美国临床试验研究显示，术后 6 个月，与 AcrySof IQ 单焦点 IOL 相比，AcrySof® IQ Vivity IOL 在 0.2logMAR（小数视力 0.6）处，可以提供扩焦深（>0.5 D）效果，表现为最佳矫正中距离、最佳矫正近距离视力更优，而最佳矫正远视力两组相似[7]。在 FDA 研究[5] 中，患者接受白内障手术，植入 AcrySof IQ Vivity IOL 或者单焦点 IOL，术后 6 个月，AcrySof IQ Vivity IOL 组 89%（95/107）的患者矫正远视力（corrected distance vision，CDVA）≥ 20/25，对照组（SN60WF IOL）94%（104/113）的患者 CDVA ≥ 20/25。AcrySof IQ Vivity IOL 组 37%（40/107）的患者远矫正下中视力（CIVA）≥ 20/25，对照组 9%（10/113）的患者 CIVA ≥ 20/25。AcrySof IQ Vivity IOL 组 40%（43/107）患者远矫正下近视力（CNVA）相对不错（≥ 20/40），对照组 12%（13/113）患者 CNVA ≥ 20/40。对于术后 6 个月双眼离焦

曲线，美国临床试验研究结果和 FDA 的数据相似[46]。

Vivity IOL 双眼离焦曲线在 +0.50～−0.50 D 之间有一个较宽波峰。Per Cathleen McCabe 博士是 FDA 临床试验的一员，认为 Vivity IOL 可对术后目标屈光误差提供灵活且包容的波峰[8]。尽管 FDA 的研究数据显示术后 6 个月单焦点 IOL 的矫正远视力更优，但由于 Vivity IOL 正视度数附近的高包容性，Vivity IOL 患者较单焦点 IOL 患者的术后裸眼远视力更优[5]。

11.15 我们使用 Vivity IOL 时应特别注意什么

- 目前，该 IOL 度数范围仅为 +15.0～+25.0 D，以 0.5 D 递增。对于高度近视或高度远视眼，无法使用该 IOL。
- Alcon 建议目标正视度数为略偏近视状态[7]。建议微单视（−0.5 D）来提高近视力[8]。
- 有报道显示该 IOL 在合并其他眼病的眼中效果很好[8]，但没有足够数据来证明这一观点。
- IOL 光学面前表面有轻微凸起，虽然波前像差仪可能检测出这些患者的屈光状态，但是波前像差仪可能没有足够的分辨率精度来检测 IOL 前表面的细微变化，从而无法可靠地检测到表面 EDOF 光学特征[7]。

11.16 哪些患者会是最初几例 Symfony 或者 Vivity IOL 的适应证

基本上这类患者和 MFIOL、三焦点 IOL 的适应证相同，尽管 Symfony（Johnson & Johnson）和 Vivity（Alcon）对屈光误差、残留散光和 IOL 位置包容性更大。一些人认为，对于 EDOF IOL 而言，无明显视野缺损的早期青光眼和轻度黄斑病变并不像传统 MFIOL 那样问题严重。EyeWorld 的一项调查显示，40% 的被调查医师会考虑为他们的早期/轻度青光眼患者植入 Symfony EDOF IOL[34]。即使对于轻中度青光

眼患者，我们仍建议需要做 10-2 视野检查，确保无早期的中心固视累及。微小的中央盲点比我们想象的更常见，24-2 Humphrey 视野可以完全正常[47]。由于 Symfony IOL 的中央环较大（1.6 mm）[23]、Vivity 光学区非衍射结构，它们较 MFIOL 和三焦点 IOL 的 κ 角和 α 角包容性更大。另外，意见一致的是应尽量排除明显角膜 SA 和彗差的患者（表 11.1）。

表 11.1　Symfony 和 Vivity IOL 植入的手术适应证

项　　目	适应证良好	尽　量　避　免
生活习惯和职业	偶尔或者很少夜间开车	卡车司机、出租车司机、飞行员
视力要求	远、中视力，电脑和电子屏幕阅读	阅读书籍印刷小字视力要求高
屈光分类	远视	中度近视，EDOF IOL 植入后裸眼近视力不满意
眼部手术史	无	s/p 角膜屈光矫正术，LASIK/PRK/RK
Placido 角膜地形图	清晰光滑的光环	不规则变化、泪膜较差、EBMD、Fuchs 角膜内皮营养不良
悬韧带	健康	悬韧带松弛如假性囊膜剥脱，可能导致 IOL 移位
黄斑	健康，轻度异常可以接受，但要谨慎。尽量不选择糖尿病性视网膜病变患者	轻度黄斑变性、黄斑中心凹有微动脉瘤、出血或活动期糖尿病黄斑水肿应列为禁忌证
青光眼	轻度青光眼，无视野缺损，预期稳定	IOP 控制不稳定或视野差，抗青光眼滴眼液导致眼表条件差的应列为禁忌证
视神经	健康	视神经病变史
眼轴	正常眼轴	极端眼轴，特别是超短眼轴，ELP 将更难达到目标屈光度，术后效果会达不到预期
性格	随和	高需求

缩写：EBMD，上皮基底膜营养不良；EDOF，焦深延长；ELP，有效人工晶状体位置；IOL，人工晶状体；IOP，眼压；LASIK，激光辅助原位角膜磨削术；PRK，光性屈光性角膜切削术；RK，放射状角膜切开术

（唐雅婷　译，郑天玉　卢奕　审校）

参考文献

[1] MacRae S, Holladay JT, Glasser A, et al. Special report: American Academy of Ophthalmology Task Force consensus statement for extended depth of focus intraocular lenses. Ophthalmology. 2017; 124(1): 139–141

[2] Kohnen T, Suryakumar R. Extended depth-of-focus technology in intraocular lenses. J Cataract Refract Surg. 2020; 46(2): 298–304

[3] Lee Y, Łabuz G, Son HS, Yildirim TM, Khoramnia R, Auffarth GU. Assessment of the image quality of extended depth-offocus intraocular lens models in polychromatic light. J Cataract Refract Surg. 2020; 46(1): 108–115

[4] Weeber HA. Inventor; AMO Groningen BV, assignee. Multiring lens, systems and methods for extended depth of focus. US Patent 2014/0168602 A1. June 19, 2014

[5] AcrySof™ IQ Vivity™ Extended Vision Intraocular Lens (IOL) (Model DFT015), AcrySof™ IQ Vivity™ Toric Extended Vision IOLs (DFT315, DFT415, DFT515), AcrySof™ IQ Vivity™ Extended Vision UV Absorbing IOL (DAT015), and AcrySof™ IQ Vivity™ Toric Extended Vision UV Absorbing IOLs (DAT315, DAT415, DAT515)—P930014/ S126. U.S Food & Drug Administration. Current as of March 12, 2020. https://www.fda.gov/medical-devices/recently-

approveddevices/acrysoftm-iq-vivitytm-extended-vision-intraocular-lens-iol-model-dft015-acrysoftm-iq-vivitytm-toric. Accessed May 12, 2021

[6] Kohnen T. Nondiffractive wavefront-shaping extended range-of-vision intraocular lens. J Cataract Refract Surg. 2020; 46(9): 1312−1313

[7] AcrySof® IQ Vivity™ IOL FAQs. Alcon. 2020

[8] Leonard C. IOL review: 2021 newcomers. Rev Ophthalmol. 2021: 38−44

[9] Gundersen KG. Rotational stability and visual performance 3 months after bilateral implantation of a new toric extended range of vision intraocular lens. Clin Ophthalmol. 2018; 12: 1269−1278

[10] Coassin M, Di Zazzo A, Antonini M, Gaudenzi D, Gallo Afflitto G, Kohnen T. Extended depth-of-focus intraocular lenses: power calculation and outcomes. J Cataract Refract Surg. 2020; 46(11): 1554−1560

[11] Carones F. Residual astigmatism threshold and patient satisfaction with bifocal, trifocal and extended range of vision intraocular lenses (IOLs). Open J Ophthalmol. 2017; 7(1): 1−7

[12] Cochener B. Tecnis Symfony intraocular lens with a "sweet spot" for tolerance to postoperative residual refractive errors. Open J Ophthalmol. 2017; 7(1): 14−20

[13] Smith G, Cox MJ, Calver R, Garner LF. The spherical aberration of the crystalline lens of the human eye. Vision Res. 2001; 41(2): 235−243

[14] Karakelle M. The science behind the AcrySof IQ. Cataract & Refractive Surgery Today. Published May 2018. https://crstoday.com/articles/the-blueprint-for-exceptionalimage-quality/the-science-behind-the-acrysof-iq-iol/. Accessed May 12, 2021

[15] Yuan L, Bao Y. [Analysis of the corneal spherical aberration in people with senile cataract]. Zhonghua Yan Ke Za Zhi. 2014; 50(2): 100−104

[16] Wang L, Dai E, Koch DD, Nathoo A. Optical aberrations of the human anterior cornea. J Cataract Refract Surg. 2003; 29(8): 1514−1521

[17] Oshika T, Klyce SD, Applegate RA, Howland HC. Changes in corneal wavefront aberrations with aging. Invest Ophthalmol Vis Sci. 1999; 40(7): 1351−1355

[18] Guirao A, Redondo M, Artal P. Optical aberrations of the human cornea as a function of age. J Opt Soc Am A Opt Image Sci Vis. 2000; 17(10): 1697−1702

[19] Labuz G, Khoramnia R, Auffarth GU. Corneal spherical aberration in an elderly population with high astigmatism. Paper presented at 2020 ASCRS Virtual Annual Meeting. May 16−17, 2020

[20] Holladay JT, Piers PA, Koranyi G, van der Mooren M, Norrby NE. A new intraocular lens design to reduce spherical aberration of pseudophakic eyes. J Refract Surg. 2002; 18(6): 683−691

[21] Chae SH, Son HS, Khoramnia R, Lee KH, Choi CY. Laboratory evaluation of the optical properties of two extended-depth-of-focus intraocular lenses. BMC Ophthalmol. 2020; 20(1): 53

[22] Schrecker J, Langenbucher A, Seitz B, Eppig T. First results with a new intraocular lens design for the individual correction of spherical aberration. J Cataract Refract Surg. 2018; 44(10): 1211−1219

[23] Millán MS, Vega F. Extended depth of focus intraocular lens: chromatic performance. Biomed Opt Express. 2017; 8(9): 4294−4309

[24] Cochener B, Concerto Study Group. Clinical outcomes of a new extended range of vision intraocular lens: International Multicenter Concerto Study. J Cataract Refract Surg. 2016; 42(9): 1268−1275

[25] Weeber HA, Meijer ST, Piers PA. Extending the range of vision using diffractive intraocular lens technology. J Cataract Refract Surg. 2015; 41(12): 2746−2754

[26] Holladay J. Our refractive IOL armamentarium, more choices than ever. 20/Happy in 20 webinar. August 29, 2020. https://ascrs.org/20 happy/agenda/our-refractive-iolarmamentarium

[27] Mencucci R, Favuzza E, Caporossi O, Savastano A, Rizzo S. Comparative analysis of visual outcomes, reading skills, contrast sensitivity, and patient satisfaction with two models of trifocal diffractive intraocular lenses and an extended range of vision intraocular lens. Graefes Arch Clin Exp Ophthalmol. 2018; 256(10): 1913−1922

[28] Escandón-García S, Ribeiro FJ, McAlinden C, Queirós A, González-Méijome JM. Through-focus vision performance and light disturbances of 3 new intraocular lenses for presbyopia correction. J Ophthalmol. 2018; 2018: 6165493

[29] Alió JL, Kanclerz P. Extended depth-of-field IOLs: clarification of current nomenclature. Ophthalmology Times. 2020; 45(18): 33−35

[30] Palomino-Bautista C, Sánchez-Jean R, Carmona-González D, Piñero DP, Molina-Martín A. Subjective and objective depth of field measures in pseudophakic eyes: comparison between extended depth of focus, trifocal and bifocal intraocular lenses. Int Ophthalmol. 2020; 40(2): 351−359

[31] Pedrotti E, Bruni E, Bonacci E, Badalamenti R, Mastropasqua R, Marchini G. Comparative analysis of the clinical outcomes with a monofocal and an extended range of vision intraocular lens. J Refract Surg. 2016; 32(7): 436−442

[32] Ferreira TB, Pinheiro J, Zabala L, Ribeiro FJ. Comparative analysis of clinical outcomes of a monofocal and an extended-range-of-vision intraocular lens in eyes with previous myopic laser in situ keratomileusis. J Cataract Refract Surg. 2018; 44(2): 149−155

[33] Pilger D, Homburg D, Brockmann T, Torun N, Bertelmann E,von Sonnleithner C. Clinical outcome and higher order aberrations after bilateral implantation of an extended depth of focus intraocular lens. Eur J Ophthalmol. 2018; 28(4): 425−432

[34] EyeWorld Monthly Pulse Survey. Current and future IOL choices. EyeWorld. 2018; 23(3): 106−108

[35] Son HS, Kim SH, Auffarth GU, Choi CY. Prospective comparative study of tolerance to refractive errors after implantation of extended depth of focus and monofocal intraocular lenses with identical aspheric platform in Korean population. BMC Ophthalmol. 2019; 19(1): 187

[36] Chang D. Tips for success with trifocal lenses. Rev Ophthalmol. 2020; XXVII(10): 54−56

[37] Waring GO IV. EDOF lenses in post-refractive eyes. Ocular Surgery News. 2018: 19

[38] Baartman BJ, Karpuk K, Eichhorn B, et al. Extended depth of focus lens implantation after radial keratotomy. Clin Ophthalmol. 2019; 13: 1401–1408

[39] Kohnen T, Böhm M, Hemkeppler E, et al. Visual performance of an extended depth of focus intraocular lens for treatment selection. Eye (Lond). 2019; 33(10): 1556–1563

[40] Hammond MD, Potvin R. Visual outcomes, visual quality and patient satisfaction: comparing a blended bifocal approach to bilateral extended depth of focus intraocular lens implantation. Clin Ophthalmol. 2019; 13: 2325–2332

[41] Hogarty DT, Russell DJ, Ward BM, Dewhurst N, Burt P. Comparing visual acuity, range of vision and spectacle independence in the extended range of vision and monofocal intraocular lens. Clin Exp Ophthalmol. 2018; 46(8): 854–860

[42] Zhang F, Sugar A, Arbisser L, Jacobsen G, Artico J. Crossed versus conventional pseudophakic monovision: patient satisfaction, visual function, and spectacle independence. J Cataract Refract Surg. 2015; 41(9): 1845–1854

[43] Sandoval HP, Lane S, Slade S, Potvin R, Donnenfeld ED, Solomon KD. Extended depth-of-focus toric intraocular lens targeted for binocular emmetropia or slight myopia in the nondominant eye: Visual and refractive clinical outcomes. J Cataract Refract Surg. 2019; 45(10): 1398–1403

[44] Jackson MA, Edmiston AM, Bedi R. Optimum refractive target in patients with bilateral implantation of extended depth of focus intraocular lenses. Clin Ophthalmol. 2020; 14: 455–462

[45] Nivean M, Nivean PD, Reddy JK, et al. Performance of a new-generation extended depth of focus intraocular lens: a prospective comparative study. Asia Pac J Ophthalmol (Phila). 2019; 8(4): 285–289

[46] Varma D. Presbyopia-correcting IOL with nondiffractive design offers gains. Ophthalmology Times. 2021: 26

[47] Hangai M, Ikeda HO, Akagi T, Yoshimura N. Paracentral scotoma in glaucoma detected by 10–2 but not by 24–2 perimetry. Jpn J Ophthalmol. 2014; 58(2): 188–196

12 三焦点人工晶状体
Trifocal Intraocular Lenses

Fuxiang Zhong, Alan Sugar, Lisa Brothers Arbisser

摘要

2019 年，美国 FDA 批准了首个三焦点人工晶状体（intraocular lens，IOL）PanOptix（Alcon）。国内文献数据与国际数据表现一致：与传统的多焦点 IOL 相比，三焦点 IOL 越来越受欢迎，这主要是因为它能覆盖中距离视力，与焦深延长型（extended depth of focus，EDOF）IOL 相比具有更好的近视力。因此，初学者是否应该使用 PanOptix 作为他 / 她的第一个功能性 IOL？本专题将回顾和讨论 PanOptix 的基本设计特点、主要优点和缺点、患者的满意度和不良主诉、传统多焦点 /Symfony EDOF IOL 与 PanOptix 之间的主要差异，以及针对住院医师和初学者的候选清单。本专题的目的是帮助初学者了解这种三焦点 IOL 在屈光性白内障手术中的作用。

关键词

三焦点晶状体，三焦点 IOL，PanOptix，屈光性白内障手术，多焦点 IOL，EDOF，Symfony IOL

12.1 市场上主要的三焦点 IOL 有哪些

目前，至少有 3 种三焦点人工晶状体（IOL）在美国以外地区广泛使用：PanOptix（Alcon，Fort Worth，Texas）、AT LISA（Carl Zeiss Meditec，Jena，Germany）和 FineVision（PhysIOL，Liège，Belgium）。FineVision 和 AT LISA 三焦点 IOL 分别于 2010 年和 2012 年推出[1]。AcrySof IQ PanOptix 型号 TFNT00 于 2015 年在欧洲首次推出[1]，于 2019 年秋季在美国首次推出[2]。与通常具有 80 cm 中距离焦点的传统三焦点 IOL 不同，PanOptix IOL 设计为 60 cm（臂长）的中距离焦点，是使用台式电脑、笔记本电脑和手机等设备的更自然、更舒适的工作距离。

过去几年中，主要在欧洲进行的许多同行评审研究表明，总体而言，PanOptix IOL（Alcon）在远、中、近距离视力，光学性能，对比敏感度，脱镜率及患者满意度等方面至少与 FineVision（PhysIOL/BVI）和 AT LISA（Zeiss）表现相当，

或通常表现更好[1, 3, 4, 5, 6]，基于这些研究结果，以及 PanOptix 是美国 FDA 批准的唯一一款三焦点 IOL，在本专题中，我们仅讨论 Alcon 的三焦点 IOL PanOptix（图 12.1 至图 12.3）。

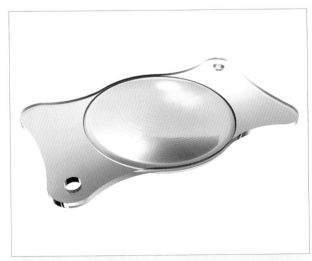

图 12.1 AT LISA 三焦点人工晶状体。本专题讨论的 AT LISA IOL 并非在所有市场都有售。经许可引自：Zeiss

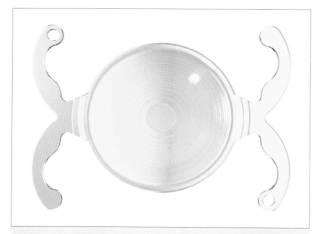

图 12.2 Fine Vision 三焦点人工晶状体。经许可引自：PhysIOL/BVI

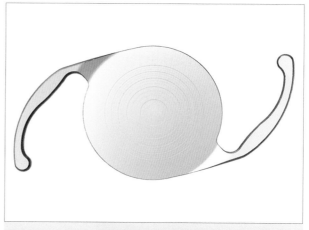

图 12.3 PanOptix 三焦点人工晶状体。经许可引自：Alcon

12.2 PanOptix 三焦点 IOL（Alcon）是美国最受欢迎的老视矫正型 IOL 吗

过去几年，三焦点 IOL 在欧洲市场占据主导地位。三焦点 IOL 成为欧洲最受欢迎的老视矫正型 IOL 的主要原因是人们认为它们能提供良好的近、中和远距离视力[7, 8, 9, 10]。根据 ESCRS 调查，目前三焦点 IOL 在白内障手术医师中最受欢迎，其次是焦深延长型（EDOF）IOL，而传统多焦点 IOL 逐渐变得不受欢迎[7, 11, 12]。图 12.4 是基于 2017 年[13]、2018 年[12] 和 2019 年[14] 欧洲白内障与屈光手术学会（European Society of Cataract & Refractive Surgers，ESCRS）临床调查的总结比较。

根据 2019 年美国白内障与屈光外科医师协会（American Society of Cataract & Refractive Surgers，ASCRS）的临床调查，Symfony EDOF（Johnson & Johnson）是最受欢迎的老视矫正型 IOL，其使用率为 72.6%，而 PanOptix（Alcon）仅为 1.2%（仅在美国回访者中），这是由于 FDA 批准日期的滞后[15]。*Review of Ophthalmology* 杂志 2021 年发表的一项调查中，67% 的受访者选择了非复

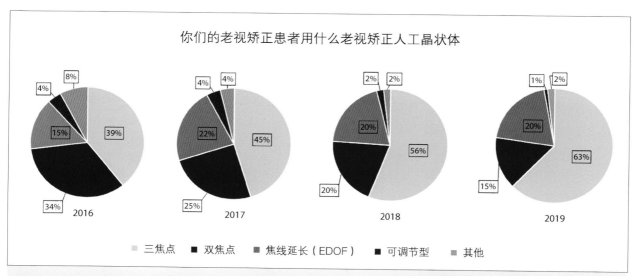

图 12.4 2016—2019 年欧洲国家老视矫正型人工晶状体（IOL）使用趋势。数据来源于欧洲白内障与屈光学会 2016—2019 年临床趋势调查。经许可引自：European Society of Cataract & Refractive Society

曲面的 PanOptix 三焦点 IOL（Alcon），30% 的受访者选择非复曲面的 Symfony EDOF ZXROO（Johnson & Johnson）。这项调查的范围远小于 ASCRS 和 ESCRS；在该调查发出的电子邮件列表中，12 258 名收件人中只有 9% 的人打开了邮件，仅 75 名外科医师接受了调查[16]。

12.3 PanOptix 的基本设计特征是什么

在 2019 年 8 月 26 日 FDA 批准之前，PanOptix 已经在 70 多个国家上市[2]。其光学面采用专用的高折射率疏水性丙烯酸材，分为球面模型 TFNT00 和复曲面模型。光学面直径为 6.0 mm，总直径为 13.0 mm。光学衍射结构位于光学面的中心 4.5 mm 部分（外围为单焦点），通过分光在 IOL 平面上产生 +2.17 D 的中距离附加光焦度和 +3.25 D 的近距离附加光焦度（对于常规人眼，在角膜平面的附加光焦度约 +1.65 D 和 +2.35 D）[2]。光线被分成 3 个焦点（远距离，中距离 60 cm，近距离 40 cm）。近距离视力和中距离视力的光能分别为 25% 和 50%[1]，当瞳孔大小为 3 mm 时，光能损失为 12%[17]。前表面设计为负球差 -0.10 μm[1]，以补偿角膜的正球差。

12.4 FDA 批准 PanOptix 的国家研究亮点是什么

在美国进行了一项为期 6 个月的前瞻性临床研究，该研究是一项双眼入组、非随机、视力评估者盲性评估的平行对照研究，旨在对比评估三焦点 AcrySof IQ PanOptix 和单焦点 SN60AT IOL，共有 250 例受试者入组（每组 125 例双眼入组受试者）。最终统计分析包括 129 例 TFNT00 试验患者和 114 例 SN60AT 对照患者[2]，本研究也由 Cionni 等在 2020 年 ASCRS 会议汇报[20]，并发表于 2021 年 2 月的 *Ophthalmology* 杂志[18]。本研究旨在评估 AcrySof IQ PanOptix 三焦点 IOL 与标准单焦点 IOL——AcrySof 单焦点 IOL 型号 SN60AT 相比，在提供视程范围（远距离、中距

离和近距离）方面的有效性和安全性。值得注意的是，我们认为，在这项研究中，SN60WF 作为对照将更具可比性，因为 SN60WF 也具有非球面光学区，而 SN60AT 是球面 IOL[19]。我们知道球差也会影响视觉质量。

与单焦点 IOL 相比，这种 IOL 通过提供改善的中距离和近距离视力来减轻老视的影响，同时保持不弱的远距离视力，减少对眼镜的需求。与单焦点对照 IOL 相比，PanOptix IOL 的双眼对比敏感度结果略有降低。然而，这些差异并没有临床意义。总的来说，这项研究不仅显示了 PanOptix IOL 出色的脱镜率和患者满意度，同时还展示了其明显或显著的缺点。

12.5 使用 PanOptix 患者的主要不良主诉是什么

PanOptix 患者的主要不良主诉不是远视力或对比敏感度稍有下降，而是夜间视觉干扰：眩光、光晕和星爆。这与我们在传统多焦点 IOL 患者中发现的情况类似。它们有多严重？以下是基于 FDA 批准三焦点 IOL 的研究总结[2]（表 12.1）。

12.5.1 那些视觉干扰症状真的困扰这些患者么

参见表 12.2。

PanOptix 三焦点 IOL 在植入 6 个月时，所报道的令人困扰的视觉干扰症状（"非常困扰"）最高发生率是星爆 4.8%、光晕 2.4%、眩光 1.6%。由于对视力水平不满意，有 1 例 IOL 置换被确定与 IOL 的光学特性有关[2]。

12.6 双眼植入 PanOptix 患者的满意度如何

参见表 12.3。

令人印象深刻的积极发现是，95.3% 的 PanOptix 患者感到满意（21.3%）或非常满意（74.0%），99.2% 的患者希望再次使用该 IOL，98.4% 的患者会将其

表 12.1　PanOptix 和单焦点对照组视觉干扰，严重程度[2]

症状	人工晶状体	n^a	无（%）	一点点（%）	轻度（%）	中度（%）	重度（%）
眩光	PanOptix	126	49.2	7.9	21.4	18.3	3.2
	SN60AT	111	67.6	3.6	13.5	13.5	1.8
光晕	PanOptix	127	36.2	9.4	18.9	22.8	12.6
	SN60AT	110	77.3	7.3	8.2	6.4	0.9
星爆	PanOptix	125	44.0	2.4	10.4	27.2	16.0
	SN60AT	109	73.4	8.3	9.2	7.3	1.8

[a] PanOptix 总例数 $n=129$，SN60AT 总例数 $n=114$。"n" 为每个特定问题的实际回复患者人数。百分比计为 100%

表 12.2　PanOptix 和单焦点 IOL 对照组视觉干扰，抱怨程度[2]

症状	人工晶状体	n^a	未经历或不抱怨（%）	一点点（%）	一些（%）	相当多（%）	非常多（%）
眩光	PanOptix	126	54.8	18.3	18.3	7.1	1.6
	SN60AT	111	69.4	15.3	8.1	6.3	0.9
光晕	PanOptix	127	51.2	21.3	16.5	8.7	2.4
	SN60AT	110	83.6	10.9	3.6	0.9	0.9
星爆	PanOptix	125	55.2	16.8	16.0	7.2	4.8
	SN60AT	109	79.8	10.1	8.3	0.9	0.9

[a] PanOptix 总例数 $n=129$，SN60AT 总例数 $n=114$。"n" 为每个特定问题的实际回复患者人数。百分比计为 100%

表 12.3　PanOptix 和单焦点 IOL 对照组患者的满意率

问　题	回　答	PanOptix	SN60AT
在过去 7 天，您对视力的满意度如何？	患者总数	127	110
	非常不满意	1.6%	0
	不满意	1.6%	2.7%
	一般	1.6%	6.4%
	满意	21.3%	30.9%
	很满意	74.0%	60.0%
鉴于您今天的视力，如果您必须重新做一遍，您会再次植入相同的 IOL 吗？	PanOptix	127	111
	不会	0.8%	12.6%
	会	99.2%	87.4%
鉴于您今天的视力，您会向您的家人或朋友推荐您植入的 IOL 吗？	PanOptix	127	110
	不会	1.6%	4.5%
	会	98.4%	95.5%

推荐给家人和朋友。

除了这项 FDA 研究外[2]，2020 年 ASCRS 上的研究也显示了优异的结果[21, 22, 23]。他们有极高的患者满意度和出色的视力。即使有轻度至中度光晕，这些患者也仍会再次选择相同的 IOL，并对其结果感到非常满意。

12.7　如果患者可以使用传统多焦点 IOL 和 PanOptix，您会选择哪一个

如果是 PanOptix 的良好适应证患者，使用传统 MFIOL 没有太大优势。在三焦点 IOL 可用之前，我们通常在主视眼植入 EDOF IOL 或低附加光焦度的多焦点 IOL，在非主视眼植入高附加光焦度的双焦点 IOL 以尝试覆盖远、中、近三个距离视力。当选择多焦点 IOL 时，我们建议使用三焦点 IOL。双焦点 IOL 再也没有用武之地。三焦点 IOL 提供了双焦点 IOL 所能提供的一切，且增加了中距离视力，又无额外代价或缺点。我们有不少患者双眼植入 MFIOL 成功，但由于中距离视力受损，他们不得不坐得离电脑更近。使用三焦点 IOL，我们可以将双眼目标屈光度设为正视，而无须微单视设计或混搭不同的 IOL。双眼融合能获取最佳视觉，当两只眼睛屈光状态不同时，我们会在一定程度上妥协。

此外，PanOptix 实际上应该在患者瞳孔大小方面包容性更好。PanOptix 具有比 ReSTOR（3.6 mm）更大（4.5 mm）的衍射区[24, 25]。PanOptix 的中心光学区比以前的双焦点衍射 IOL 稍大（1.164 mm）。这使得 PanOptix IOL 对瞳孔大小的依赖性更小，对 κ 角和 α 角的包容性更高。

三焦点 IOL 还节省了我们术前患者咨询的时间，因为我们不再需要花费时间解释可能的混搭策略。

12.8　您向三焦点 IOL 的潜在使用者传达的主要内容是什么

首先，我们需要确保患者具有三焦点 IOL 的植入适应证，包括没有明显的眼部并发症，对脱

镜有强烈的渴望，并且晚上不会经常开车。根据我们的追踪记录，我们会告诉患者，在 10 例使用功能性 IOL 的患者中有 8～9 例对他们的选择和费用感到满意或非常满意。与单焦点 IOL 相比，三焦点 IOL 的对比敏感度略有降低，但这通常不明显，临床上似乎并不重要。我们通常甚至不提出来讨论。我们确实详细与患者讨论了夜间视觉干扰的存在，并强调了一个事实，即使用老视矫正型 IOL，必须做出妥协。我们无法恢复年轻时的视觉。通过提供改善的中距离和近距离视力，同时保持不差的远距离视力并减少对眼镜的需求，我们的大多数患者不会抱怨轻度的视觉干扰症状。

12.9　在光学症状和患者满意度方面，PanOptix 和 Symfony 哪个更好

2020 年 ASCRS 上发表的一项研究[26]比较了 PanOptix 与 Symfony EDOF 的视觉效果和质量（60 例患者，120 只眼，每组 30 例患者）。在 3 个月的随访中，三焦点组的近视力明显优于 EDOF 组（$P=0.03$）。离焦曲线显示，三焦点 IOL 的中 / 近视力优于 EDOF。总的高阶像差和对比敏感度没有显著差异。QoV 问卷结果显示两组在视觉干扰方面没有差异。

Sudhir 等所做的一项优秀而全面的系统综述[1]并未表明两种 IOL 之间存在明显的差异。作者在 PubMed 数据库中进行了文献检索，以挑选评估了视觉和其他临床结果的研究。该综述文章中包括 12 项研究。PanOptix 和 Symfony EDOF IOL 在明光和暗光条件下的对比敏感度（contrast sensitivity，CS）相似，并在该年龄组预期的正常范围内。光晕和夜间驾驶困难是最常见的视觉干扰症状。然而，大多数患者报告视觉副作用对他们的满意度没有影响。据报道，PanOptix 和 Symfony 患者的患者满意度很高，在任何研究中都没有患者因光学干扰症状而选择更换 IOL 的报告。

意大利的一项非随机前瞻性研究观察了 60 例患者双眼植入三种不同的 IOL：Symfony（$n=20$）、PanOptix（$n=20$）和 AT LISA（$n=30$）。术

后 3 个月，对视觉结果、明光和暗光 CS、双眼阅读技能（MNREAD 表）和患者满意度进行评估。Symfony IOL 比 PanOptix 和 AT LISA 三焦点提供了明显更好的明光和暗光对比敏感度结果（$P < 0.001$）[27]。PanOptix 在 60 cm 处的视力优于其他两种 IOL；同样地，在 80 cm 处，Symfony 明显优于其他两种 IOL。PanOptix 的近视力优于 AT LISA；两种 IOL 显示出明显优于 Symfony 的近视力。Symfony 组的光晕和眩光低于 PanOptix 组，分别为 70% 和 50%。

2020 年 ASCRS 20/Happy 会议上的一篇报道表明，Symfony EDOF 患者与 PanOptix 患者相比，视觉干扰更少，对比敏感度更好[28]。我们有限的经验与本报道关于视觉干扰方面的结果一致。如果裸眼近视力（uncorrected near visual acuity，UNVA）对患者的生活方式和期望非常重要，请使用 PanOptix 而不是 Symfony。

12.10 与 PanOptix 相比，使用 Symfony EDOF 有什么优势吗？哪个对初学者来说更容易

我们对这两种 IOL 的对比敏感度和患者满意度印象非常相似。主要的区别是近视力，PanOptix 的 UNVA 比 Symfony 好得多。如果远距离和中距离视力主导患者的生活方式和爱好，我们仍然会考虑双眼 Symfony EDOF IOL，而不是三焦点 IOL。另外，如果 UNVA 对患者非常重要，那么我们将推荐 PanOptix。

意大利的一项前瞻性、比较性、单中心研究表明，Symfony EDOF IOL 患者对散光的耐受性优于 PanOptix 患者。Symfony IOL 不满意和视力下降的患者少于 PanOptix IOL。作者得出结论，Symfony IOL 植入术后 1.0 D 以内的残留散光对视力或满意度的影响非常轻微，且无临床意义[29]。

韩国有一项前瞻性研究表明，与相同设计的单焦点 IOL 相比，EDOF IOL 植入患者对残留屈光误差的耐受性更好[30]。这可能是由于其衍射光学设计在更大的离焦范围内保持较高的视力

水平。我们有限的经验表明，Symfony EDOF 在术后屈光准确性、患者满意度和减少投诉方面比 PanOptix 更好。

Symfony EDOF IOL 的光学干扰似乎比 PanOptix 小。我们相信初学者从 Symfony EDOF 开始比使用 PanOptix 更容易。对于初学者来说，除了单焦点 IOL，Symfony EDOF IOL 可能是目前包容性最好的功能性 IOL。

12.11 为什么让您的 PanOptix 三焦点患者改日再来行生物测量，而不是在就诊同一天测量

我们让所有功能性 IOL 患者，不仅仅是三焦点 IOL 患者回来做生物测量和其他测试。决定使用常规 IOL 或功能性 IOL 的时间是在初次门诊就诊结束时，这时已经滴了眼药水、瞳孔散大，并检查了眼压（intraocular pressure，IOP）。在这种情况下，我们不能期望有非常精确的测量[31]。此外，在繁忙的就诊流程中，很难让两名技术人员进行仔细从容的测量。一些机构在就诊的同一天滴眼药水之前为白内障患者进行生物测量。

12.12 在每类屈光性白内障手术中，患者不开心的首要原因是什么

- 多焦点和三焦点 IOL：夜间驾驶时出现光晕和眩光。对比敏感度降低的主诉较少。
- EDOF：与 MFIOL 和三焦点相同，尤其是在年轻患者中，但较少且程度较轻。阅读能力也可能是一个问题，但如果我们使用微单视设计，通常是可以接受的。
- Crystalens：近距离阅读能力。
- 人工晶状体眼单眼视（又称"双眼融视"）：与远用眼的远视力相比，近用眼的远视力不如远用眼。
- 有角膜屈光手术史的患者：无法达到准确的屈光目标，特别是那些在最初的 LASIK/PRK 术后进行了再次手术的患者。

12.13 为什么不让角膜滴状变性的患者植入三焦点 IOL

角膜内皮是单细胞层，通常不可修复。文献表明，只有滴状变性，没有可见的角膜水肿，会导致眩光、光晕和对比敏感度降低[32]。患者抱怨衍射光学设计 IOL 的首要原因是光学干扰。根据 2010—2012 年瑞典国家白内障登记处（276 363 例患者）的数据，与无角膜滴状变性的患者相比，有角膜滴状变性的患者进行白内障超声乳化术后角膜移植的风险增加了 68 倍[33]。一项大型研究（33 741 例患者）也得出结论，白内障手术后，仅角膜滴状变性而无角膜水肿与更差的视力和视功能自我评估水平显著相关[34]。此外，角膜滴状变性是一种进行性疾病，老化是主要病因之一，其他危险因素包括女性、角膜变薄、炎症、创伤和吸烟[34]。出于这些原因，建议排除那些明显伴有角膜滴状变性的患者作为功能性 IOL 植入的候选者。

12.14 谁可以成为前几例三焦点 IOL 植入的良好候选者

参见表 12.4。

表 12.4 初学者三焦点候选患者选择清单

项　目	好的候选者	尽量避免
意愿	强烈的脱镜意愿	外界干扰
屈光状态	远视	轻到中度近视患者通常有较好的裸眼近视力，术后的裸眼近视力很难让他们满意
眼部手术史	无激光视力矫正史	S/P LASIK/PRK/RK
散光	前几例不要有散光；之后可使用 LRI 或复曲面型号矫正规则散光	任何明显的不规则散光都应被视为禁忌证
Placido 环图像	清晰	有不规则表现，尤其是中央区
泪膜和眼表	泪膜质量好	干眼或严重的 MGD
角膜上皮和基质	透明	EBMO 和 Fuchs 角膜内皮营养不良
前房深度和眼轴长度	正常范围	超长眼轴很难预估 ELP，目标屈光度很难达到
瞳孔	可自如散大	瞳孔散大不良或术中可能出现虹膜松弛综合征（IFIS）
自然瞳大小	3～5 mm	≤2.5 mm 可能太小无法获得良好的阅读视力；≥5.5 mm 眩光可能增加
球差	< 0.6 μm	≥0.6 μm
慧差	< 0.3 μm	≥0.3 μm
κ 角	< 0.6 mm	≥0.6 mm
白内障	中度	硬核或其他高风险白内障
其他眼部合并症	正常 OCT 健康黄斑	任何明显的黄斑变性或糖尿病视网膜病变；视野缺损或眼压控制不佳的青光眼
如果考虑激光 AK	可以配合平躺保持正常头位，并有足够的睑裂大小	紧张，小睑裂，颈部问题无法维持正常头位，无法平躺，眼窝深，角膜直径过小
性格	随和；能够接受一些光晕和眩光	完美主义者

缩写：EBMO，上皮基底膜营养不良；ELP，有效晶状体位置；MGD，睑板腺功能障碍；OCT，光学相干断层扫描仪

（何雯雯　译，竺向佳　卢奕　审校）

参考文献

[1] Sudhir RR, Dey A, Bhattacharrya S, Bahulayan A. AcrySof IQ PanOptix intraocular lens versus extended depth of focus intraocular lens and trifocal intraocular lens: a clinical overview. Asia Pac J Ophthalmol (Phila). 2019; 8(4): 335–349

[2] Summary of Safety and Effectiveness Data (SSED): AcrySof® IQ PanOptix® Trifocal Intraocular Lens (Model TFNT00) AcrySof® IQ PanOptix® Toric Trifocal Intraocular Lens (Model TFNT30, TFNT40, TFNT50, TFNT60). United States Food and Drug Administration. Approved August 26, 2019. PMA P040020/S087. Accessed April 30, 2021

[3] Malyugin BE, Sobolev NP, Fomina OV, Belokopytov AV. [Comparative analysis of the functional results after implantation of various diffractive trifocal intraocular lenses]. Vestn Oftalmol. 2020; 136(1): 80–89

[4] Ribeiro FJ, Ferreira TB. Comparison of visual and refractive outcomes of 2 trifocal intraocular lenses. J Cataract Refract Surg. 2020; 46(5): 694–699

[5] Carson D, Xu Z, Alexander E, Choi M, Zhao Z, Hong X. Optical bench performance of 3 trifocal intraocular lenses. J Cataract Refract Surg. 2016; 42(9): 1361–1367

[6] Lapid-Gortzak R, Bhatt U, Sanchez JG, et al. Multicenter visual outcomes comparison of 2 trifocal presbyopia-correcting IOLs: 6-month postoperative results. J Cataract Refract Surg. 2020; 46(11): 1534–1542

[7] Alió J. Trifocal IOLs: Presbyopia and astigmatism treatment options. EuroTimes. 2019 Suppl Strategies for success with toric & presbyopia correcting IOLs: 3–4

[8] Martínez de Carneros-Llorente A, Martínez de Carneros A, Martínez de Carneros-Llorente P, Jiménez-Alfaro I. Comparison of visual quality and subjective outcomes among 3 trifocal intraocular lenses and 1 bifocal intraocular lens. J Cataract Refract Surg. 2019; 45(5): 587–594

[9] Cochener B, Boutillier G, Lamard M, Auberger-Zagnoli C. A comparative evaluation of a new generation of diffractive trifocal and extended depth of focus intraocular lenses. J Refract Surg. 2018; 34(8): 507–514

[10] Escandón-García S, Ribeiro FJ, McAlinden C, Queirós A, González-Méijome JM. Through-focus vision performance and light disturbances of 3 new intraocular lenses for presbyopia correction. J Ophthalmol. 2018; 2018: 6165493

[11] Lindstrom RL. Lens replacement surgery poised to become most successful refractive procedure. Ocular Surgery News. 2018: 3

[12] Morselli S. Precise preoperative planning optimizes premium IOL outcomes. EuroTimes. 2019 Suppl Strategies for success with toric & presbyopia correcting IOLs: 1–2

[13] ESCRS 2017 Clinical trends survey. EuroTimes. Accessed April 30, 2021. https://www.eurotimes.org/escrs-2017-clinical-trends-survey-results/

[14] ESCRS 2019 Clinical trends survey. EuroTimes. Accessed April 30, 2021. https://www.eurotimes.org/escrs-2019-clinical-trends-survey-results/

[15] ASCRS. 2019 Clinical survey. ASCRS Database.

[16] Bethke W. IOL survey: new lenses turn surgeons' heads. Rev Ophthalmol 2021; 40–42

[17] Kohnen T. Trifocal IOLs — PanOptix. Our refractive IOL armamentarium, more choices than ever. ASCRS 20/Happy in 2020 webinar. August 29, 2020. https://ascrs.org/20happy/agenda/our-refractive-iol-armamentarium

[18] Cionni RJ, Maxwell WA, Modi SS. Non-randomized prospective assessment of efficacy and safety of a new trifocal IOL presented at 2020 ASCRS Virtual Annual Meeting. May 16, 2020

[19] Modi S, Lehmann R, Maxwell A, et al. Visual and patientreported outcomes of a diffractive trifocal intraocular lens compared with those of a monofocal intraocular lens. Ophthalmology. 2021; 128(2): 197–207

[20] Zhang F. Re: Modi et al.: Visual and patient-reported outcomes of a diffractive trifocal intraocular lens compared with those of a monofocal intraocular lens. Ophthalmology. 2021; 128: 197–207. Ophthalmology. Published online 2021: S0161–6420(21)00212–8

[21] Hovanesian JA, Quentin A, Jones M. The PanOptix trifocal IOL: a study of patient satisfaction, visual disturbances, and uncorrected visual performance. Paper presented at 2020 ASCRS Virtual Annual Meeting. May 16–17, 2020. https://ascrs.org/clinical-education/presbyopia/2020-pod-sps-108-60552-the-panoptix-trifocal-iol-a-study-of-patient-satisfaction-visual

[22] Rowen SL, Raoof D. Early real world outcomes of the first U.S. approved trifocal IOL. Paper presented at: 2020 ASCRS Virtual Annual Meeting. May 16, 2020. https://ascrs.org/clinical-education/presbyopia/2020-pod-sps-108-64008-early-real-world-outcomes-of-the-first-us-approved-trifocal-iol

[23] Blehm CG, Potvin R. Evaluation of spectacle independence after bilateral implantation of a trifocal intraocular lens. ASCRS May 16, 2020

[24] Kohnen T. First implantation of a diffractive quadrafocal (trifocal) intraocular lens. J Cataract Refract Surg. 2015; 41(10): 2330–2332

[25] Fisher BL. Presbyopia-correcting intraocular lenses in cataract surgery: a focus on RESTOR Intraocular Lenses. US Ophthalmic Rev. 2011; 4(1): 44–48

[26] Ramamurthy S, Sachdev GS, Dandapani R. Comparison of visual outcomes and internal aberrations following implantation of diffractive trifocal & extended depth of focus IOLs. Presented at: 2020 ASCRS Virtual Annual Meeting. May 16, 2020

[27] Mencucci R, Favuzza E, Caporossi O, Savastano A, Rizzo S. Comparative analysis of visual outcomes, reading skills, contrast sensitivity, and patient satisfaction with two models of trifocal diffractive intraocular lenses and an extended range of vision intraocular lens. Graefes Arch Clin Exp Ophthalmol. 2018; 256(10): 1913–1922

[28] Berdahl J. Our refractive IOL armamentarium, more choices than ever. ASCRS 20/Happy in 20 webinar. August 29, 2020

[29] Carones F. Residual astigmatism threshold and patient satisfaction with bifocal, trifocal and extended range of vision intraocular lenses (IOLs). Open J Ophthalmol. 2017; 7(1): 1–7

[30] Son HS, Kim SH, Auffarth GU, Choi CY. Prospective comparative study of tolerance to refractive errors after implantation of extended depth of focus and monofocal

intraocular lenses with identical aspheric platform in Korean population. BMC Ophthalmol. 2019; 19(1): 187

[31] Kieval JZ, Al-Hashimi S, Davidson RS, et al. ASCRS Refractive Cataract Surgery Subcommittee. Prevention and management of refractive prediction errors following cataract surgery. J Cataract Refract Surg. 2020; 46(8): 1189−1197

[32] Price FW, Jr, Feng MT. Impact of corneal guttata on cataract surgery results. J Cataract Refract Surg. 2019; 45(11): 1692

[33] Viberg A, Samolov B, Claesson Armitage M, Behndig A, Byström B. Incidence of corneal transplantation after phacoemulsificationin patients with corneal guttata: a registry-based cohort study. J Cataract Refract Surg. 2020; 46(7): 961−966

[34] Viberg A, Liv P, Behndig A, Lundström M, Byström B. The impact of corneal guttata on the results of cataract surgery. J Cataract Refract Surg. 2019; 45(6): 803−809

13 光调节性人工晶状体

The Light-Adjustable Lenses

H. Burkhard Dick and Ronald D. Gerste

摘要

光调节性人工晶状体（light-adjustable lens，LAL）是帮助调整术后屈光误差的一项技术，调整范围是 2.5 D 以内的球镜及柱镜。由于术后需要严格遵守紫外线防护指南，因此患者的配合及理解十分重要。长期随访显示，角膜或黄斑反复的紫外线照射并不影响其屈光稳定性。根据我们的长期经验，光调节性人工晶状体技术安全有效，能够实现良好视觉效果，并且患者满意度高。

关键词

白内障手术，角膜内皮，远视，光调节性人工晶状体，黄斑厚度，近视，术后屈光状态，屈光稳定性，紫外线照射

目前，白内障手术在大多数情况下都被称为屈光手术。甚至可以说，白内障手术已经发展成为屈光手术中最常应用的技术。患者已不再满足于术后通过配戴眼镜来获得视觉功能。如今"脱镜"是最重要的，患者（主要是在富裕国家，因为在一些较贫困的地区，仍然没有足够的基础设施来治疗所有的白内障患者）往往要求在不戴镜的情况下，远视力至少达到 20/20；独具慧眼的患者会选择可以获得良好中、近视力的人工晶状体（intraocular lenses，IOL）。

患者的期望是一回事，现实世界的结果又是另一回事。20 年前发表的一项研究中，进行白内障手术联合单焦点 IOL 植入术的患眼中，72.3% 存在 ±1 D 以内屈光误差[1]；大多数患者需要配戴眼镜才能获得最佳远视力。在丹麦的一项最新研究中，12% 的术眼与目标屈光度相差 1.0 D 或更多[2]。术后需要视力矫正的许多患者仍拒绝戴镜，可以看出他们脱镜的意愿很强，正如瑞典的一项研究所示：Farhoudi 等发现术后球镜和柱镜的屈光误差超过 1.0 D 的患者中，近 50% 没有配戴远视眼镜以达到完全的视力矫正[3]。

有许多原因导致术后屈光不完美。术前生物测量的准确性以及人工晶状体度数计算的精准性都有局限性，可能造成屈光意外。角膜地形图的结果可能被误判，例如，低估角膜后表面散光。IOL 的位置可能出现中心化不理想、纵向移动等问题，以及对散光型人工晶状体及其重要的旋转问题。手术切口愈合会影响术后的屈光度，例如，造成术源性散光（surgically induced astigmatism，SIA）[4, 5]。在所有的不确定因素中，有效晶状体位置（effective lens position，ELP）可能是最无法预测的一个。

还需要考虑到事态发展：许多对脱镜有强烈意愿的患者会选择年轻时接受角膜屈光手术，现在已经到了需要进行白内障手术的年龄。这些曾接受过角膜屈光手术的患者，其角膜形态发生了改变，而白内障手术可能是进行屈光矫正的最后机会。在这些眼中，IOL 度数的计算非常具有挑战性，有时计算结果也并不可靠。因此，对于有角膜屈光手术史的人群，IOL 植入术后残余屈光误差的风险明显增加[6]。

目前对于 IOL 植入术后调整屈光度的技术不

断发展。其中包括有创手术，也有无创方法。在我们诊所，应用非侵入性、非手术的方式纠正术后残留屈光不正并实现屈光稳定已经有10余年了。这就是光调节性人工晶状体（RxSight，Aliso Viejo，CA），通过定向紫外光来调整白内障术后残留的屈光不正（图13.1）。这项技术2007年在欧洲获得CE市场批准，美国FDA于2017年11月批准。LAL可用于矫正术后的近视、远视、散光、不规则及老视。

LAL是在医用级硅胶聚合物基质中加入光敏硅胶分子专利技术（图13.2）。应用数字光传输装置对植入的LAL进行选择性照射，以提供有针对性的空间定向紫外线（365 nm）剂量，使IOL的曲率发生变化，从而在术后产生可预测的球镜／柱镜度数变化（图13.3）。例如，在矫正远视时，会对LAL的中心部分进行紫外线照射，而在矫正术后残留的近视时，会对LAL光学部周边部分进行照射。在矫正近视时，未被照射的光学部中央的硅胶大分子会向外迁移，导致中央变平、IOL度数降低。散光可以用特殊计算的照度分布来治疗；但是由于制造商的限制，具体的算法目前尚未公开。我们在一个小型的对照评估

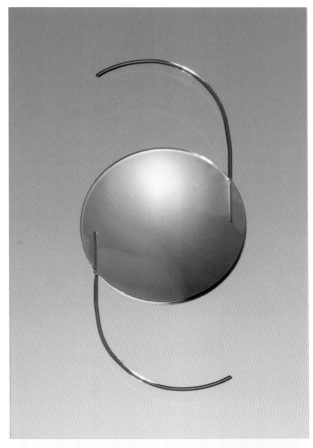

图13.1　光调节性IOL，它是三体式、可折叠的硅胶IOL，具有改良的C襻

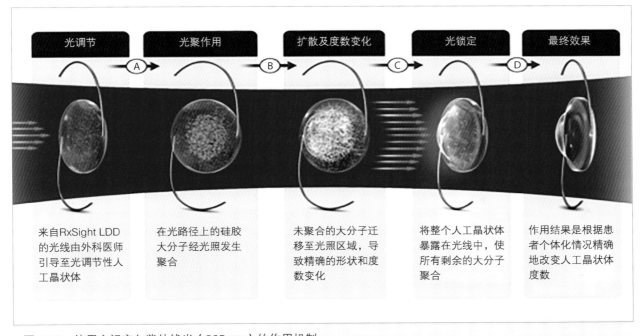

光调节	光聚作用	扩散及度数变化	光锁定	最终效果
来自RxSight LDD的光线由外科医师引导至光调节性人工晶状体	在光路径上的硅胶大分子经光照发生聚合	未聚合的大分子迁移至光照区域，导致精确的形状和度数变化	将整个人工晶状体暴露在光线中，使所有剩余的大分子聚合	作用结果是根据患者个体化情况精确地改变人工晶状体度数

图13.2　使用空间定向紫外线光（365 nm）的作用机制

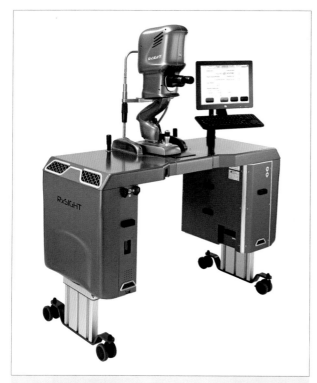

图 13.3　光传输装置（LDD）

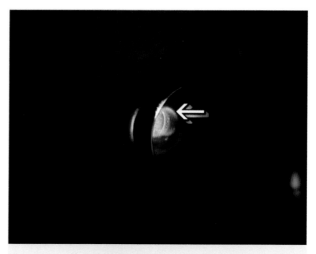

图 13.4　使用光传输设备（LDD）接触镜进行光照处理（箭头所示为光照区域）

中证实对于不规则散光也可以进行矫正，但目前还没有商业化的临床使用。因此，还需要获得批准后进行大规模的对照研究。LAL 的光学部后层很薄，其中吸收紫外线的材料浓度要高于光反应材料，在 IOL 度数调整和锁定过程中，保护视网膜免受紫外线照射[7]。我们发现 PCO 发生率没有升高。LAL 是边缘锐利设计的三体式 IOL，与 Tecnis 硅凝胶 IOL 相像，在预防 PCO 方面优于许多其他设计。我们还将 LAL 放置在 Berger 间隙中，可以使 IOL 立即稳定在最终位置。

术后一段时间屈光达到稳定，通常为 14～21 d，患者回来复诊并由医师确定术后屈光状态，并决定是否需要调整球镜 / 柱镜度数。为了达到目标屈光度，有时需要进行两次这样的"微调"（图 13.4）。如果达到所需的屈光状态，将进行锁定以永久固定镜片的屈光度数。在锁定过程中，所有剩余的单体完全聚合。即使在瞳孔小的情况下，也可以使用照明设备进行锁定。这种锁定并不影响 LAL 的最终屈光度。非常重要的是，患者在最终锁定前，必须配戴防紫外线眼镜，以保护眼睛免受环境中的紫外线照射，否则可能导致 IOL 中的小体聚合失控[8, 9, 10]。如果患者不遵从医嘱，会在最后锁定前受到明显的紫外线照射。我们希望剩余足够的单体来挽救；否则意外的照射会导致近视化和额外的像差。角膜矫正也是一种选择。在极端情况下，可以考虑 IOL 置换。

LAL 是一片三体式可折叠硅凝胶 IOL，C 襻经过改良。锐利的边缘，光学面直径为 6.0 mm 的双凸设计。LAL 的屈光度从 10.0 D 至 30.0 D，以 0.5～1.0 D 为增量。在标准的超声乳化后植入 LAL。药物性扩瞳后，使用 2.75 mm 钢刀（Alcon Laboratories，Inc.，Fort Worth，Texas）制作透明角膜切口。然后两端做侧切口。前房注入黏弹剂（ophthalmic viscosurgical device，OVD；1.0% 透明质酸钠，如 Healon，Johnson & Johnson Vision，Santa Ana，California）后，进行 4.5～5.5 mm 环形连续前囊撕开。使用 stop-chop 技术超声乳化（Stellaris，Bausch & Lomb，Rochester，New York），注吸（irrigation/aspiration，I/A）吸除残留皮质。在手术过程中，手术室的光线尽可能调暗。临植入前再将 LAL 从其遮光套管中取出。使用 2.75 mm 的植入器将 LAL 植入囊袋中，并吸除黏弹剂后立即覆盖眼睛。术后局部使用抗生素、类固醇眼药水，第 1 周每天 4 次，然后在 6 周内逐渐减量。在最终锁定前，一定要经

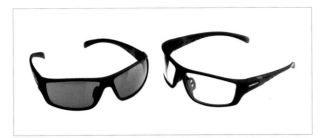

图 13.5　用于防护紫外线的眼镜，也可以作为双焦点眼镜

常提醒患者在白天全天都要配戴防紫外线的眼镜（图 13.5）。

利用微镜阵列创建不同空间分辨率的照射来矫正术后残留的屈光误差。可矫正的屈光误差达 2.5 D 的球镜度数（远视 / 近视）和（或）柱镜度数，并且在最终锁定之前可以根据患者的需求和期望调整屈光度。第一次调整是在白内障术后 10 天左右进行——往往这是唯一的一次调整：在我们的患者中，平均每人有 1.6 次的调整需求。

我们是早期进行 LAL 植入术的诊所之一，可能是目前全球拥有最多经验的诊所（截至 2020 年 12 月完成超过 600 例 LAL 植入）。因此我们可以自信地判断这项技术的有效性和安全性——简而言之，既有效又安全。在多种临床情况下，如角膜屈光术后、长眼轴或短眼轴，我们都成功植入了 LAL。对于矫正球柱镜误差或非球面性，我们也都成功使用 LAL 实现。这项技术可以定制近附加度数，并调节微单视。这项技术尚未发展到其终点，预期以后会有更多选择和更广泛的适应证。

屈光稳定性非常好。一项队列研究纳入 122 只眼，经过 18 个月的随访，最终锁定后一年半的平均屈光变化是 −0.02 D，不影响临床效果。一般来说，与目标屈光度的偏差非常小：98% 的眼在 ±0.5 D 以内，100% 在 ±1 D 以内。所有眼的裸眼视力（uncorrected visual acuity，UCVA）都达到 20/25 或以上，89% 达到 20/20，25% 达到 25/20。这些结果在更长的时间中被证实。在一组纳入 93 只眼的研究中，术后 1 年的裸眼远视力为 0.2 logMAR，术后 7 年为 0.28 logMAR。矫

正视力（corrected distance visual acuity，CDVA）有轻微变化，从术后 1 年的 0.07 logMAR 到术后 7 年的 0.12 logMAR。屈光状态非常稳定。1 年后的屈光度为 0.04 D，7 年后为 0.23 D（n=93）。平均中央角膜厚度保持不变，从术前的 550 μm 到 1 年后的 555 μm（n=53），7 年后为 553 μm（n=54）[11]。

即使在具有挑战性的术眼中，屈光和视力改善的成功率也很高。在 15 例轴性远视眼（< 22.20 mm）中，100% 在最终锁定后达到了 20/30 或更好的 UCVA；67% 的人达到了 20/25 或以上，27% 的人达到 20/20 或以上。与目标屈光度相差在 0.5 D 以内的有 86%，在 1.0 D 以内的为 100%[12]。在轴性近视（> 24.5 mm）中，与目标屈光度相差在 0.5 D 以内的占 95%，在 1.0 D 以内的占 100%[13]。

关于角膜厚度：我们可以证明，为了调整和锁定屈光度而采取的不同步骤，如辐照，不会对角膜造成损伤。如上所述，122 只眼的角膜厚度 1 年后基本没有变化，而内皮细胞的损失与文献中报道的超声乳化和 IOL 植入术后的情况一致。角膜内皮细胞在术后 2 周调整之前为 6.91%，而锁定 12 个月后为 6.57%。因此得出结论：调整和锁定过程中的紫外线照射并不增加白内障手术造成的内皮损伤[14]。对于另外一个高度敏感的细胞层：黄斑，其安全性也非常好。在术前、最终锁定后 1 年分别通过 OCT 进行黄斑厚度测量发现，对黄斑水肿的发生率没有影响，并且紫外线照射并没有引起黄斑改变[15]。

和 LAL 有关的常见错误通常与屈光有关。需要采用谨慎的屈光技术，能够获得预期的屈光结果以改善裸眼视力。对于复杂病例，如 RK 术后，必须注意达到稳定的屈光度可能需要额外的观察时间。由于个体化差异较大，所以没有通用的规则或建议。这一点必须在术前与患者进行讨论，由患者决定在这种情况下是否进行手术。通常情况下，预期需要等待至少 1～3 个月。

术后调整 IOL 度数是一项新兴且发展吸引人的技术，对白内障术后的残余屈光不正尤其必

要。与其他改变 IOL 屈光度的方案相比，LAL 具有无创调整度数的优势。至于其他两种为调节屈光度而设计的 IOL，无论是磁力调节型 IOL 还是通过无线控制的液晶眼内自适应型 IOL，都不需要二次手术。

相比之下，一些正在发展或已经在临床上应用的选择，如多成分 IOL、机械可调节 IOL 和重复可调节 IOL 等，可能需要二次手术。

LAL 不要求医师使用其他的手术技术，并且为要求高的患者提供了一个很好的机会，事实上几乎能够保证获得良好的裸眼视力。当然，对于不能遵从治疗医嘱的患者，特别是在锁定前不能戴防紫外线眼镜者，不建议采用这种方法。对于遵从医嘱，以及有角膜屈光手术史的患者，则可以选择。LAL 植入增加了外科医师的工作量，而患者的满意度就是对他们的回报。

你可能会问，LAL 与多焦点 IOL（multifocal IOL，MFIOL）和三焦点人工晶状体相比，患者的满意度有什么不同？在撰写本文时，还没有关于植入 LAL 后和植入多焦点 IOL 后患者满意度的对照研究。总体来说，LAL 术后患者满意度非常高，几乎和 LASIK 术后一样。根据我们的经验，LAL 的效果总体很好，然而 MIOL 术后偶有患者表示失望。主要的因素是手术的简易性和便利性，如微调和最后的锁定。相比之下，MIOL 的任何"修补"都被视为第二次手术，会让患者觉得出现了问题。对于 LAL 来说，后续的过程从一开始就是治疗计划的一部分。

LAL 的另外一个普遍关注点是，术后 2～3 周伤口愈合和性能调整等方面对屈光稳定性的影响。一般来说，我们并不担心，因为现代无缝合微创白内障术后，伤口愈合非常快，进行调整的时间点会比常规推荐的更早。只有在有明显水肿或类似情况下才无法进行调整。我们使用这项技术超过 12 年的经验清楚地表明早调整是有益的。

（张英蕾 译，邱晓頔 卢奕 审校）

参考文献

[1] Murphy C, Tuft SJ, Minassian DC. Refractive error and visual outcome after cataract extraction. J Cataract Refract Surg. 2002; 28(1): 62–66

[2] Ostri C, Holfort SK, Fich MS, Riise P. Automated refraction is stable 1 week after uncomplicated cataract surgery. Acta Ophthalmol. 2018; 96(2): 149–153

[3] Farhoudi DB, Behndig A, Montan P, Lundström M, Zetterström C, Kugelberg M. Spectacle use after routine cataract surgery: a study from the Swedish National Cataract Register. Acta Ophthalmol. 2018; 96(3): 283–287

[4] Fernández J, Rodríguez-Vallejo M, Martínez J, Tauste A, Piñero DP. Prediction of surgically induced astigmatism in manual and femtosecond laser-assisted clear corneal incisions. Eur J Ophthalmol. 2018; 28(4): 398–405

[5] Koch DD, Wang L. Surgically induced astigmatism. J Refract Surg. 2015; 31(8): 565

[6] Brierley L. Refractive results after implantation of a light-adjustable intraocular lens in postrefractive surgery cataract patients. Ophthalmology. 2013; 120(10): 1968–1972

[7] Ford J, Werner L, Mamalis N. Adjustable intraocular lens power technology. J Cataract Refract Surg. 2014; 40(7): 1205–1223

[8] Hengerer FH, Dick HB, Conrad-Hengerer I. Clinical evaluation of an ultraviolet light adjustable intraocular lens implanted after cataract removal: eighteen months follow-up. Ophthalmology. 2011; 118(12): 2382–2388

[9] Hengerer FH, Mellein AC, Buchner SE, Dick HB. [The light-adjustable lens. Principles and clinical application]. [Article in German]. Ophthalmologe. 2009; 106(3): 260–264

[10] Hengerer FH, Conrad-Hengerer I, Buchner SE, Dick HB. Evaluation of the Calhoun Vision UV Light Adjustable Lens implanted following cataract removal. J Refract Surg. 2010; 26 (10): 716–721

[11] Schojai M, Schultz T, Schulze K, Hengerer FH, Dick HB. Long-term follow-up and clinical evaluation of the light-adjustable intraocular lens implanted after cataract removal: 7-year results. J Cataract Refract Surg. 2020; 46 (1): 8–13

[12] Hengerer FH, Hütz WW, Dick HB, Conrad-Hengerer I. Combined correction of axial hyperopia and astigmatism using the light adjustable intraocular lens. Ophthalmology. 2011; 118(7): 1236–1241

[13] Hengerer FH, Hütz WW, Dick HB, Conrad-Hengerer I. Combined correction of sphere and astigmatism using the light-adjustable intraocular lens in eyes with axial myopia. J Cataract Refract Surg. 2011; 37(2): 317–323

[14] Hengerer FH, Dick HB, Buchwald S, Hütz WW, Conrad-Hengerer I. Evaluation of corneal endothelial cell loss and corneal thickness after cataract removal with light-adjustable intraocular lens implantation: 12-month follow-up. J Cataract Refract Surg. 2011; 37(12): 2095–2100

[15] Hengerer FH, Müller M, Dick HB, Conrad-Hengerer I. Clinical evaluation of macular thickness changes in cataract surgery using a Light-Adjustable intraocular lens. J Refract Surg. 2016; 32(4): 250–254

14 小孔径人工晶状体

The Small-Aperture Lens

H. Burkhard Dick and Ronald D. Gerste

摘要

小孔径光学技术为影响全球 10 多亿人的老视问题提供了一个生理性的解决方案。这种 IOL，如 IC-8（AcuFocus，Inc.，California），扩展景深并减少周边光线像差。对白内障手术医师来说，植入这种 IOL 并不比其他 IOL 更具挑战性；它对残余的屈光不正，尤其是散光，有较好的包容性。

关键词

散光，白内障，白内障手术，IC-8，人工晶状体，超声乳化，老视，小孔径人工晶状体，Xtrafocus

400 多年前，既是德国南部教士又是科学家的 Christoph Scheiner 在给学者的书信中提到他的一项观察：如果一个人通过小孔看东西，视觉更加清晰。即使是有"弱点"的眼睛（后世称为：近视），也可能突然分辨出更远的物体，尽管代价是光感减弱。正如 Scheiner 所假设的那样，通过一个小孔引导光线，可以消除来自周边的杂散光和无焦点的光线，使视觉更加敏锐。这种提供延长焦深的原理在如今被称为针孔或小孔效应。这种原理不仅在隐形眼镜、植入物和 IOL 中起作用，在正常眼中也起作用：小瞳孔的情况下，主要是旁轴光线到达视网膜，而周边角膜的光线被过滤掉。

针孔原理被用于治疗老视已经有一段时间了。眼球的调节幅度不可逆的下降是每个人无法避免的命运，而不成为老花眼的唯一方法是寿命缩短，这并不是一个有吸引力的选择。在 2020 年，估计有 13.7 亿人有老视问题[1]（尽管在那一年人们会关注其他健康问题）。老视是一种视觉缺陷，大幅度降低生活质量[2]。矫正老视被描述为屈光手术的最后领域——这是对的。它带来了挑战，无论是因为患有白内障而接受手术，或是因为追求视觉舒适和视觉质量而提出脱镜需求，

我们能否有一个适合所有人的解决方案，为患者提供良好的近、中、远视力。

使用小孔径装置来纠正老视这个概念最早在角膜屈光手术中应用，并证明是可行的[3]，但并非没有并发症[4]，在本书的其他部分也有描述。白内障手术后 IOL 眼如果有脱镜需求，可以考虑角膜嵌体[5]。

用于角膜嵌体的小孔光学原理也可以应用于 IOL——如 IC-8（AcuFocus，Inc.，Irvine，California），这是一种一体式疏水性丙烯酸后房型单焦点 IOL，其光学区包含了一个内嵌的滤光器，中心孔径为 1.36 mm（图 14.1）。滤光片中间有一个小孔，由聚偏二氟乙烯和碳纳米颗粒制

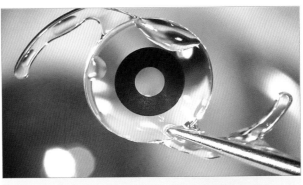

图 14.1　IC-8 的术中概图（通过手术显微镜观察）

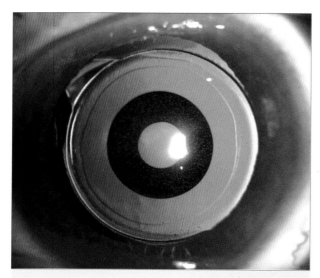

图 14.2 术后囊袋中的 IC-8 人工晶状体居中良好（裂隙灯照片）

成，包含 3 200 个微孔。IC-8 IOL 通常是单眼植入（植入于囊袋），目标屈光度在 −0.75～−1.00 D（图 14.2）。对侧眼通常植入非球面单焦点或单焦点散光 IOL[6]。

植入 IC-8 IOL 与普通白内障手术没有区别（视频 14.1）。在我们所有的病例中，都要进行 3 次局部麻醉，并行药物性散瞳。制作 2 个侧切口。接下来，在前房注入黏弹剂（ophthalmic viscosurgical device，OVD）并进行撕囊，水分层和水分离。做宽度为 3.5 mm 的透明角膜切口（截止至本书出版之日）。使用 Stellaris（Bausch & Lomb，Inc）超乳机进行晶状体核的超声乳化。吸除晶状体核后，使用灌注 / 抽吸去除剩余皮质，然后像其他 IOL 一样，使用制造商提供的装置将小孔径 IOL 植入囊袋中。最后，移除黏弹剂后用平衡盐溶液水密切口，并使用抗生素和类固醇眼膏涂眼[7]。

一项国际多中心研究在 105 例患者中植入小孔径 IOL。其研究结果令人鼓舞：术后 6 个月，小孔径 IOL 眼的裸眼远视力（uncorrected distance visual acuities，UDVA）、中视力（uncorrected intermediate visual acuities，UIVA）和近视力（uncorrected near visual acuities，UNVA）分别为 20/23、20/24 和 20/30。分别有 99%、95% 和

79% 的患者 UDVA、UIVA 和 UNVA 达到了双眼 20/32 或以上。在所有术后的随访中，双眼平均裸眼视力没有变化。患者的满意率很高。近 85% 的患者表示，植入 IC-8 IOL 后，他们从不或只是偶尔使用眼镜；只有 6.7% 的患者在大部分时间配戴眼镜。当被问到是否会再次接受该手术时，95% 的患者回答是肯定的[8]。

讽刺的是，一个主要的副作用是 IOL 使用的成功：我们有一些进行 IC-8 单眼治疗的患者非常满意，他们要求第二眼也使用 IC-8。它是有效的，通常患者不会注意到双眼相加的效果。但是，如果患者遮住一只眼睛，在黑暗中或者黄昏时可能会出现轻微的视力下降。患者通常不会反馈周边视觉有问题，如果他们描述有轻微视物变暗，一般只发生在术后的第一个阶段。相反，正如 Pablo Artal 所表明的那样，使用小孔径 IOL 的患者表现出很强的亮度感知能力，这可能是由于神经适应[9]。

在我们的一项研究中，黄斑水肿是最常见的术后并发症，发生率为 1.8%；在植入单焦点 IOL 的对照组中，发生率也是 1.8%。

有屈光不正病史的患眼一般会植入 IC-8，如角膜屈光术后。众所周知，这些眼的生物测量是个问题。如果有明显的屈光不正，则有必要进行 IOL 的取出。我记得只有 1 个这样的案例；在正常眼中，没有 IOL 取出的情况发生。

在一项纳入 11 只眼的研究中，Ang 证实了对散光离焦的良好耐受性。在散光达到 1.5 D 时，视力保持 20/25。在 11 只眼中，有 10 只眼的视力在 2.5 D 散光的情况下达到 20/40 或更好。角膜切口和（或）植入的 IOL 倾斜或旋转所导致的白内障术后残留或术源性散光很难控制[10]。Ang 的结果与我们自己的观察一致，散光在 1.5 D 以下的受试者使用 IC-8 IOL 视力可以达到 20/22，而那些残余散光更高的受试者视力仍可以达到 20/38（图 14.3）[8]。

Hooshmand 等在纳入 126 例患者的研究中发现，植入 IC-8 IOL 的患者中，一半以上可以完全不戴眼镜，其中 98% 的患者裸眼视力达到

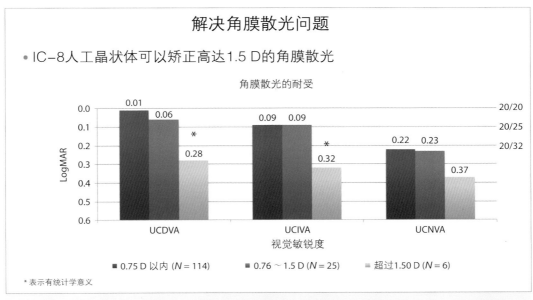

图 14.3 IC-8 人工晶状体的裸眼远视力（UCDVA）、裸眼中视力（UCIVA）和裸眼近视力（UCNVA）的柱镜耐受性（分为三组，第一组柱镜＜ 0.75 D，第二组柱镜在 0.76～1.5 D，第三组柱镜＞ 1.5 D）。数据来源于欧洲上市后研究

6/9，94% 裸眼中视力达到 6/12，91% 的裸眼近视力达到 6/12。由于一些特定的原因，部分患者术后仍要配镜，如有看近需求、阅读光线条件不佳等[11]。在较多患者的单眼植入 IC-8 后，我们在小样本量的患者中评估了双眼植入的临床效果。发现焦深延长并且中、近视力更好；然而，单眼植入的患者总体满意度更高，这可能是由于双眼植入组的光晕症状更明显[12]。

Shajari 等报道了 IC-8 IOL 在角膜严重不规则的患者中的应用[13]。在这个前瞻性、非随机干预研究中，17 例角膜不规则的患者单眼植入了 IC-8，角膜不规则的原因包括圆锥角膜、穿透性角膜移植术后、放射状角膜切开术后或外伤导致角膜瘢痕。其中 11 只眼的晶状体是透明的，3 只眼有轻度白内障，3 只眼有明显的白内障。所有患者的最佳矫正远视力从（0.37 ± 0.09）logMAR 提高到（0.19 ± 0.06）logMAR。IC-8 植入眼中，100% 的裸眼远视力明显提高，88% 的裸眼中视力明显提高，88% 的裸眼近视力有明显提高。此外，患者主诉术后在明亮和昏暗的光线条件下视功能均得到改善。这项研究表明，小孔径具有独特的优势，能抵消严重角膜不规则带来的消极影

响，同时改善远、中、近视力。

当眼科医师植入小孔径 IOL 时，很自然地出现了一个问题，这个小孔可以过滤掉周围进入眼睛的光线，那么反过来呢？它是否会影响到眼科医师观察眼后节、视网膜？这对于合并眼后段疾病（如糖尿病视网膜病变、黄斑病变）的患者来说是一个特别重要的问题。根据我们的经验，小孔径 IOL 对视网膜疾病诊断（图 14.4a、b 至图 14.6）和视网膜手术（图 14.7）不造成明显障碍。我们可以进行糖尿病视网膜病变的剥膜和经平坦部玻璃体切除术等操作。但必须承认，进行这些手术操作并不像使用普通单焦点 IOL 那样容易；但任何有经验的眼后段外科医师经过一些调整后，都能够进行这些操作（图 14.8a 至 d）。

虽然我们对小孔径 IOL 的临床经验是基于 IC-8 IOL，但市场上还有另外一种采用小孔原理的产品。它不是一种 IOL，XtraFocus 小孔植入物（Morcher，Stuttgart，Germany）没有任何屈光度数。患者行 IOL 植入术后，如有严重的角膜改变或不规则，并对视力不满意，可以考虑睫状沟植入 XtraFocus。它是由黑色疏水性丙烯酸材质制成，总直径为 14 mm，遮盖部分直径为 6 mm，

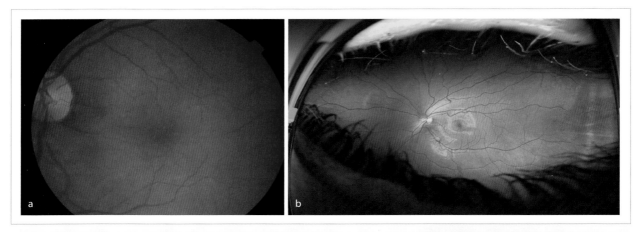

图 14.4　a. 通过 IC-8 IOL 拍摄视网膜照片。b. 使用广角 Optos Daytona 照相装置通过 IC-8（不扩瞳）拍摄眼底

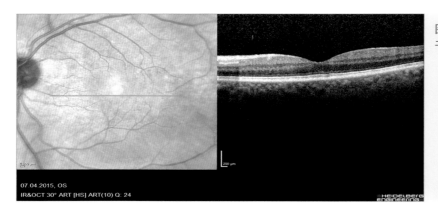

图 14.5　植入 IC-8 后光谱域光学相干层析成像（SD-OCT）

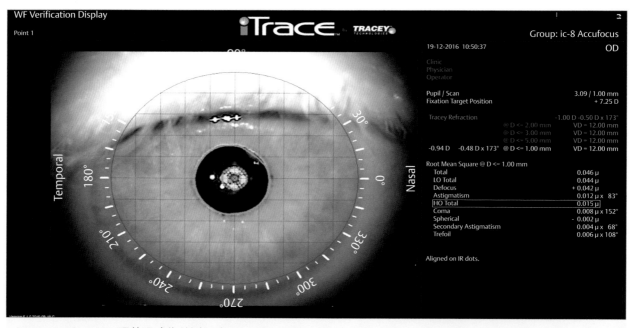

图 14.6　IC-8 IOL 眼的眼球像差测量（iTrace）

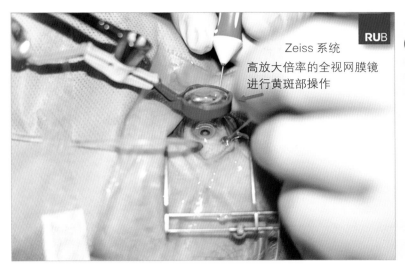

Zeiss 系统

高放大倍率的全视网膜镜
进行黄斑部操作

图 14.7　23G 使用 ReSight 可视化设备
（Zeiss，Oberkochen，Germany）对 IC-8 IOL 植入术后眼，进行 23G 经平坦部玻璃体切割术（侧视图）

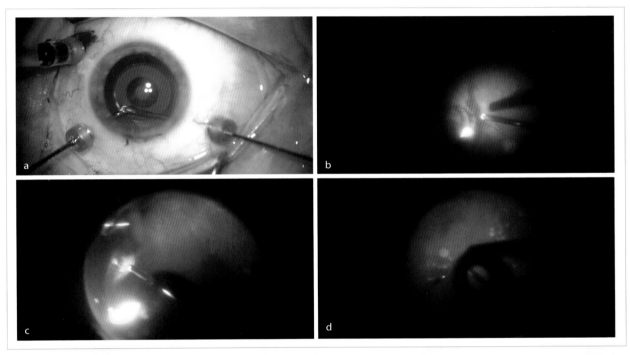

图 14.8　23G 经平坦部玻璃体切割术治疗 IOL 眼的视网膜脱离（IC-8 在囊袋中；通过手术显微镜观察）。a. 前部玻璃体切割术。b. 黄斑前膜玻璃体切割术。c. 外部顶压进行周边玻璃体切割术。d. 周边视网膜激光光凝术

中心孔径为 1.3 mm。它的光学区-襻角度为 14°，以防止摩擦虹膜，同时采用凹凸设计，以防止与已植入囊袋中的主 IOL 接触[14]。

对于已植入 IOL 而有严重角膜问题或其他情况的患者，可以使用 add-on 型 XtraFocus（Morcher）和 Sulcoflex IOL（Rayner）。XtraFocus 的中心孔径（1.3 mm）比 IC-8 的孔径（1.6 mm）更小，而且周边没有开口；因此 XtraFocus 的视野可能会有一定限制。

如同屈光手术一样，谨慎选择患者是成功和满意的关键。还应就生活方式和视觉需求进行沟通，以适当调整他们对手术后的期望。需要中、近距离视力的患者，以及因外伤导致瞳孔不规则或屈光术后角膜异常的患者，小孔径 IOL 绝对是个好选择。

（张英蕾　译，邱晓頔　卢奕　审校）

参考文献

[1] Holden BA, Fricke TR, Ho SM, et al. Global vision impairment due to uncorrected presbyopia. Arch Ophthalmol. 2008; 126(12): 1731–1739

[2] McDonnell PJ, Lee P, Spritzer K, Lindblad AS, Hays RD. Associations of presbyopia with vision-targeted health-related quality of life. Arch Ophthalmol. 2003; 121(11): 1577–1581

[3] Vukich JA, Durrie DS, Pepose JS, Thompson V, van de Pol C, Lin L. Evaluation of the small-aperture intracorneal inlay: three-year results from the cohort of the U.S. Food and Drug Administration clinical trial. J Cataract Refract Surg. 2018; 44(5): 541–556

[4] Moarefi MA, Bafna S, Wiley W. A review of presbyopia treatment with corneal inlays. Ophthalmol Ther. 2017; 6 (1): 55–65

[5] Elling M, Schojai M, Schultz T, Hauschild S, Dick HB. Implantation of a corneal inlay in pseudophakic eyes: a prospective comparative clinical trial. J Refract Surg. 2018; 34 (11): 746–750

[6] Dick HB. Small-aperture strategies for the correction of presbyopia. Curr Opin Ophthalmol. 2019; 30(4): 236–242

[7] Schojai M, Schultz T, Jerke C, Böcker J, Dick HB. Visual performance comparison of 2 extended depth-of-focus intraocular lenses. J Cataract Refract Surg. 2020; 46(3): 388–393

[8] Dick HB, Piovella M, Vukich J, Vilupuru S, Lin L, Clinical Investigators. Prospective multicenter trial of a small-aperture intraocular lens in cataract surgery. J Cataract Re-fract Surg. 2017; 43(7): 956–968

[9] Manzanera S, Webb K, Artal P. Adaptation to brightness perception in patients implanted with a small aperture. Am J Ophthalmol. 2019; 197: 36–44

[10] Ang RE. Small-aperture intraocular lens tolerance to induced astigmatism. Clin Ophthalmol. 2018; 12: 1659–1664

[11] Hooshmand J, Allen P, Huynh T, et al. Small aperture IC–8 intraocular lens in cataract patients: achieving extended depth of focus through small aperture optics. Eye (Lond). 2019; 33(7): 1096–1103

[12] Dick HB, Elling M, Schultz T. Binocular and monocular implantation of small-aperture intraocular lenses in cataract surgery. J Refract Surg. 2018; 34(9): 629–631

[13] Shajari M, Mackert MJ, Langer J, et al. Safety and efficacy of a small-aperture capsular bag-fixated intraocular lens in eyes with severe corneal irregularities. J Cataract Refract Surg. 2020; 46(2): 188–192

[14] Srinivasan S. Small aperture intraocular lenses: the new kids on the block. J Cataract Refract Surg. 2018; 44(8): 927–928

15 眼部合并症和屈光性白内障手术

Ocular Comorbidities and Refractive Cataract Surgery

Fuxiang Zhang, Alan Sugar, and Lisa Brothers Arbisser

摘要

当我们计划使用哪种人工晶状体（intraocular lens，IOL）时，眼部合并症是一个重要的考虑因素。一般而言，手术决策包括选择单焦点 IOL 还是多焦点 IOL，以及传统白内障手术还是屈光性白内障手术。因为单焦点 IOL 具有更好的对比敏感度，通常单焦点 IOL 包括单焦点散光 IOL 比多焦点 IOL 更常被建议使用。我们有多种 IOL 可供选择，不过本专题的目的并不是要提出一个规则，而是要告诉我们的住院医师、专科培训医师和初学者，哪些方法可以更好地满足患者的期望，使得患者获得长期满意的效果。我们谨慎地预测，具有一定真正调节功能的单焦点 IOL 或焦深延长型 IOL 将比光学衍射型 IOL 更受青睐，这是未来的趋势，因为其成像质量更好，且对老年人群常患有的眼部合并症的耐受性更高。本专题将采用病例报告的形式，而不是问答的形式。

关键词

屈光性白内障手术，眼部合并症，人工晶状体单眼视，散光矫正型 IOL，焦深延长型 IOL，多焦点 IOL

眼表疾病、年龄相关性黄斑变性、视网膜前膜、糖尿病视网膜病变、青光眼和其他一些眼部疾病通常会随着年龄的增长而恶化。它们可以在白内障手术前发生，也可以在白内障手术后发生。根据 EUREQUO[1] 50 多万例注册手术病例的最新数据，大约 30% 的白内障手术患者同时存在眼部合并症。在这些合并多种眼病的患者中，许多人仍然强烈希望能够脱镜，尤其是那些有屈光性角膜手术史的患者。白内障手术医师的工作是决定谁适合手术，以及哪种方式对患者来说是最好的。我们的工作还包括教育这些患者认清现实的期望和可能的恶化过程。

有两个原则是需要特别考虑的：

首先是由于单焦点和多焦点 IOL 的选择引起的对比敏感度丢失和眩光增加所造成的影响。与衍射型多焦点 IOL 相比，单焦点 IOL 对图像质量没有不利影响，或负面影响小得多。可能大多数屈光性白内障手术医师都见过许多患者在最初白内障手术后，黄斑病变明显恶化，结果令人无法接受，因此希望用单焦点 IOL 置换现有的多焦点人工晶状体（multifocal IOL，MFIOL）。

其次，疾病是稳定的还是进展的？例如，糖尿病性黄斑水肿比控制良好的轻度青光眼更有可能是进行性 / 动态的。

越来越多的手术医师将一些功能性 IOL 用于眼睛不完美的患者，主要是黄斑不理想的患者。Hovanesian 在 *Ocular Surgery News* 的一项调查中报告："视力恢复潜能受限的患者，通常是由术前黄斑病变引起的，在手术后 5 年，患者自述他们对手术的满意率约为 80%。而拥有完美眼睛的患者满意度为 90%。有黄斑病变的患者在阅读距离和远距离视力方面也实现了脱镜，其比例与健康眼睛的患者相似[2]。"基本的伦理原则就是将患者当成自己的家庭成员来为他做决策。对我们中的许多人来说，这意味着使用现代的工具和一些常识，让脱镜成为可能的，也是正确的事情[2]。"

大多数眼部合并症稳定的患者，只要无眼位异常，预期潜在裸眼远视力在 20/30 至 20/40 且周边视野正常，只要他们希望在术后生活中减少对眼镜的依赖，通常可以通过人工晶状体单眼视（又称"双眼融视"）实现。人工晶状体单眼视比功能性 IOL 更受欢迎的原因之一是它对于存在眼部疾病的患者具有更广泛的适用性而且成本更低。

你可能会疑惑，为什么在本专题中我们有很多人工晶状体单眼视的病例，却很少有 MFIOL/焦深延长（extended depth of focus，EDOF）/三焦点 IOL 的病例？这仅仅是因为单焦点 IOL 具有更广泛的适用性；在我们的实践中，如果存在有意义的眼部合并症，甚至不考虑 MFIOL/EDOF/三焦点 IOL。这些病例报告中的许多患者都有中度眼部病变，少数患者甚至有严重的眼部病变，如果他们没有使用接触镜或角膜屈光手术获得单眼视的既往史，我们通常不提供人工晶状体单眼视方案。一般这些患者都有强烈的脱镜意愿。对于单眼患者或弱视患者，我们一贯希望这些患者能够佩戴眼镜，但在摘下眼镜时仍有很好的视力（在他们选择的距离）。我们不应该增加这些患者的额外风险。出于这个原因，在充分解释了我的理由后，我（LBA）为患者提供了散光矫正型 IOL，而不是多焦点 IOL。

在这一专题中，我们计划涵盖各种患有眼部合并症的患者的屈光性白内障手术。

- 角膜散光。
- RK/LASIK 影响。
- 因青光眼或 PRP 激光治疗 PDR 导致的周边视野缺损。
- 由于 ARMD、ERM、BDR、PDR 和黄斑裂孔引起的黄斑病变。
- 视网膜血管阻塞。
- 视网膜脱离。

15.1 双眼视网膜前膜（epiretinal membrane，ERM）、左眼视网膜脱离（retinal detachment，RD）和 Toric IOL

患者为 65 岁男性，诊断为双眼显著影响视力的白内障，有双眼 ERM 和左眼视网膜脱离病史。术前屈光不正右眼为 $-5.50DS/+1.25DC \times 87$，左眼为 $-6.50DS/+1.25DC \times 90$。术前角膜地形图见图 15.1。患者于 2015 年 2 月行左眼白内障手术，植入 SN6A T4 IOL，IOL 轴位为 100°；右眼于 2015 年 4 月行白内障手术，植入 Toric SN6A T5 IOL，IOL 轴位为 90°。在 2018 年的末次访视时，患者十分开心，因为不需要戴眼镜就可以使用电脑和手机。右眼 UCDVA 为 20/20-2，左眼为 20/30。右眼 UCNVA 为 J5，左眼为 J3。右眼正视 CDVA 为 20/20，左眼 CDVA 为 20/20，球镜度数为 $-0.75DS$。双眼 CNVA 均为 $+2.50DS$ 矫正至 J1。这个病例的教学要点是，合并轻度黄斑病变和视网膜脱离病史并不总是使用单焦点散光矫正型 IOL 和单眼视的禁忌证。既往视网膜脱离病史似乎对本病例没有什么影响（图 15.1）。

15.2 年龄相关性黄斑变性（age-related macular degeneration，ARMD）和 ERM 会影响 MFIOL

患者双眼都做了白内障手术，植入 Restor SN6AD1 IOL。患者术后很满意。术后"好几年"，患者均不用戴眼镜。图 15.2 和图 15.3 显示患者术前没有 ARMD 或 ERM。她在第二眼手术后 1 个月时右眼 UCDVA 为 20/20，左眼为 20/25。右眼 UCNVA 为 20/30，左眼为 20/40。

在 2020 年 8 月的一次随访中，她说："我现在必须一直戴着眼镜。即使戴着眼镜，我还是看不清楚，特别是在光线比较弱的情况下。"双眼 CDVA 为 20/30（UCDVA 未查）。视力下降的原因是双眼存在 ERM 和 ARMD，见图 15.4 和图 15.5。患者角膜和眼表没有显著异常。双眼

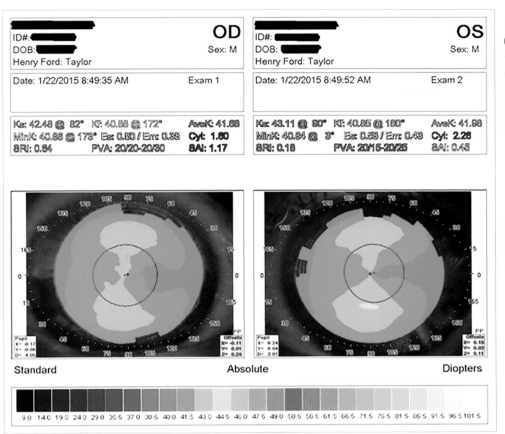

图 15.1 视网膜前膜（ERM）/年龄相关性黄斑变性（ARMD）/视网膜脱离病史合并散光。角膜地形图显示双眼顺规散光（WTR）

IOL 位正，并进行了后囊膜切开。这个病例的教学要点是，即使是轻度的 ARMD 和 ERM 也会对 MFIOL 的功能产生重大的负面影响。这就是为什么在手术前，如果黄斑有明显的病变，我们通常不考虑使用 MFIOL 的主要原因，因为我们知道这种病变往往会随着年龄的增长而恶化。这是每例白内障手术患者都需要进行术前 OCT 检查的原因（图 15.2 至图 15.5）。

15.3 左眼 ERM，老花镜可以"援救"患者的近视力，患者对使用单焦点散光矫正型 IOL 和 LRI 的效果很满意

患者为 73 岁男性，有双眼白内障和左眼 ERM 的病史（图 15.6 和图 15.7），由视网膜专家转诊而来。右眼术前远视力为 +0.25DS/+1.25DC×009 矫正至 20/40，左眼 +0.25DS/+1.00DC×174 矫正至 20/70。他希望白内障术后脱镜。右眼是他的主视眼。左眼于 2017 年 11 月行手术，目标屈光度是 −1.50DS，使用 LenSx 系统行 LRI，并植入单焦点 SN60WF IOL；右眼于 2018 年 1 月手术，植入 Toric SN6AT3 IOL。2018 年 2 月术后随访时右眼 UDVA 为 20/20，左眼为 20/200，右眼 UNVA 为 J10，左眼为 J5；屈光度右眼为正视眼矫正视力 20/20，左眼−2.00DS/+0.50DC×173 矫正至 20/50。右眼 CNVA 为 +2.75DS 矫正至 J1，左眼 +2.75DS 矫正至 J3。"不管是白天还是晚上，我远视力都很好，开车时不需要戴眼镜。但是如果不戴眼镜，我无法阅读小字，戴上老花镜就可以了。我的左眼视力比术前好多了，尽管它仍然没有我的右眼好。"在术后随访时，他仍然很高兴，而且在阅读电子屏时不需要老花镜。这个病例的教学要点是，人工晶状体单眼视的成功可能会受到黄斑病变的负面影响，但简单的助视镜可以"援救"它。给予双眼足矫是个好主意，这样这类患者就可以双眼看清任何地方，尽管许多人通常只在阅读小字时需要使用老花镜（图 15.6 和图 15.7）。

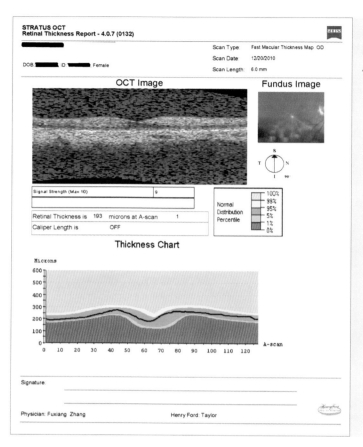

图 15.2　光学相干断层成像（OCT）显示患者右眼在 2010 年植入 Restor IOL 术前不存在 ERM 或 AMD

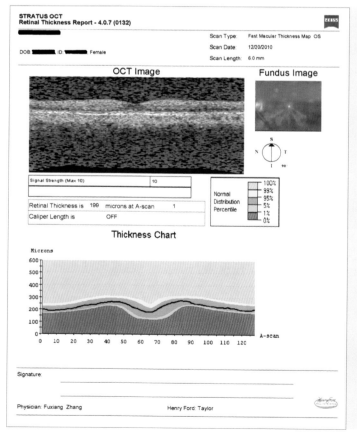

图 15.3　光学相干断层成像（OCT）显示患者左眼在 2010 年植入 Restor IOL 术前不存在 ERM 或 AMD

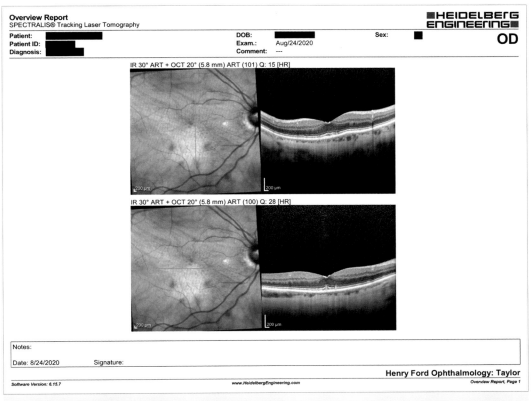

图 15.4　2020 年的 OCT 显示右眼患有 ERM 和干性 AMD

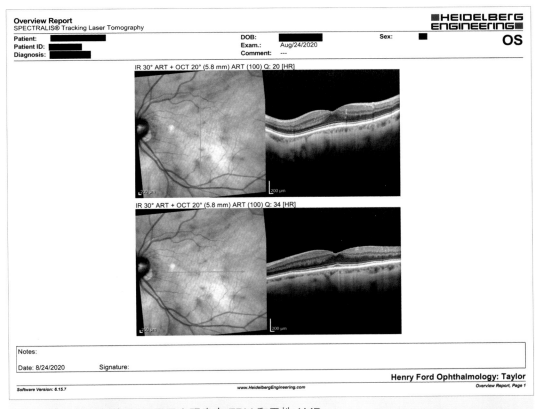

图 15.5　2020 年的 OCT 显示左眼患有 ERM 和干性 AMD

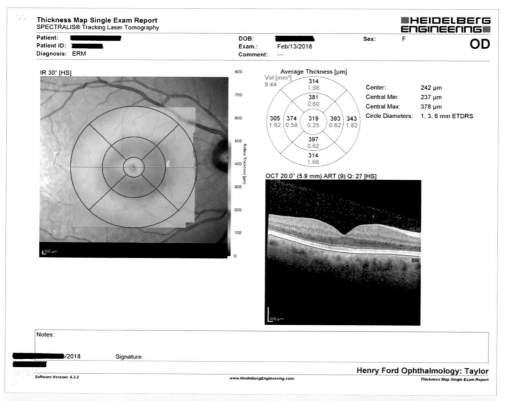

图 15.6　病例报告，右眼 OCT 正常

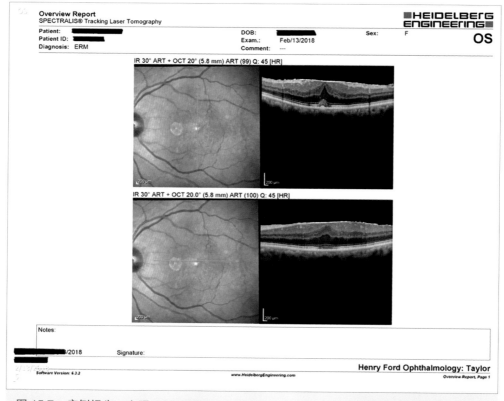

图 15.7　病例报告，左眼 OCT 示 ERM

15.4 左眼 RK 术后，双眼 ERM，右眼 OAG 有视野缺失：存在稳定的合并症也可以有很好的效果

患者为 66 岁男性，右眼有白内障手术史（右眼为人工晶状体眼），20 年前左眼曾行 8 个方位切开的放射状角膜切开术获得单眼视。他的主诉是左眼视近困难。他强烈要求脱镜并保持单眼视。双眼有轻度 ERM，右眼开角型青光眼，有中度但非常稳定的视野缺损，右眼的眼压控制良好（图 15.8 为右眼 Humphrey 视野图）。右眼杯盘比为 0.8，左眼为 0.4。孔卡试验测试主视眼为右眼。左眼白内障手术的目标屈光度是 −1.00DS，以保持单眼视。在他 1 年后的末次门诊随访：右眼 UCDVA 为 20/20，左眼为 20/50。右眼 UCNVA 为 J5，左眼为 J1。屈光度数右眼为正视，矫正视力为 20/20，左眼 −1.2DS 球镜矫正至 20/20。他非常开心可以脱镜。这个病例报告的教学要点是，患者有部分视野缺损和 ERM 时仍可使用单焦点人工晶状体单眼视设计（图 15.8）。

15.5 右眼增殖型糖尿病视网膜病变（proliferative diabetic retinopathy，PDR）PRP 激光术后，左眼背景型糖尿病视网膜病变（BDR），右眼周边视野缺损

患者为 67 岁女性，右眼 PDR 行 PRP 激光术后，左眼 BDR。由于 PDR 和 PRP 激光史，她右眼周边视野有所缺失。如图 15.9 所示，她多年来使用交叉单眼视法佩戴接触镜，右眼看近左眼看远，效果良好。我们通过孔卡试验确定了她的右眼为主视眼。术前检查结果显示患者 CDVA 右眼 −7.5DS/+1.5DC×175 可以矫正至 20/60，左眼 −5.75DS/+0.75DC×180 矫正至 20/40。虽然患者知道她的视功能可能会因为她的糖尿病视网膜病变和视野缺损受影响，但她还是强烈希望可以保持单眼视。因为她有 PDR 病史和 PRP 激光史（图 15.10 和图 15.11），我们通常不会为这

种有视野缺损的患者选择 IOL 单眼视设计，但是此例患者强烈要求保持她的单眼视状态。因此在 ORA 辅助下我们为她的右眼植入了 Alcon Toric SN6A T3 IOL，左眼植入了单焦点 SN60WF IOL。OCT 结果显示患者双眼糖尿病视网膜病变已安静了数年，黄斑没有水肿。在术后第 2 次复查她的第 2 只眼睛时，她非常高兴："我不用戴接触镜就能看得很清楚！我看远处和电脑 / 手机都很清楚，但如果光线不好，我需要助视器来阅读小字。"她的 UCDVA 右眼是 20/100，左眼是 20/20。UCNVA 右眼是 J1，左眼是 J16。CDVA 右眼 −1.5DS 可以矫正到 20/20，左眼平光度数即可到 20/20。定制的老花镜度数右眼为 +1.0DS 左眼 +2.5DS，仅作为备用。本病例的教学要点是糖尿病视网膜病变稳定、安静的患者仍然可以获得较好的术后效果；患者右眼局限性的周边视野缺损似乎对其没有很大影响。我们选择让她的右眼看近左眼看远以达到交叉单眼视状态，这与她佩戴接触镜时的单眼视模式相同；如果我们根据她的孔卡试验主视眼测试结果让她的右眼看远左眼看近，而不是按照她佩戴接触镜时的交叉单眼视模式，患者可能不会那么满意。对于本例患者，植入 MFIOL 可能会效果欠佳（图 15.9 至图 15.11）。

15.6 植入单焦点 IOL 维持 LASIK 形成的单眼视状态；左眼黄斑裂孔修补术后

患者是 1 例 70 岁的女性，双眼行远视 LASIK 术，术后维持单眼视状态，右眼看远左眼看近。患者左眼还有 1 个四期黄斑裂孔，并于 2015 年行左眼 PPV 黄斑裂孔修补术（图 15.12 和图 15.13）。她迫切希望可以脱镜。她愿意为"任何能让我不戴眼镜也能保持良好视力的东西"买单。我们在她白内障手术前充分讨论了左眼黄斑裂孔的潜在影响。患者于 2017 年 4 月和 6 月分别做了左眼和右眼的白内障手术，由于远视 LASIK 术后角膜负球差增加，我们为患者植入了单焦点

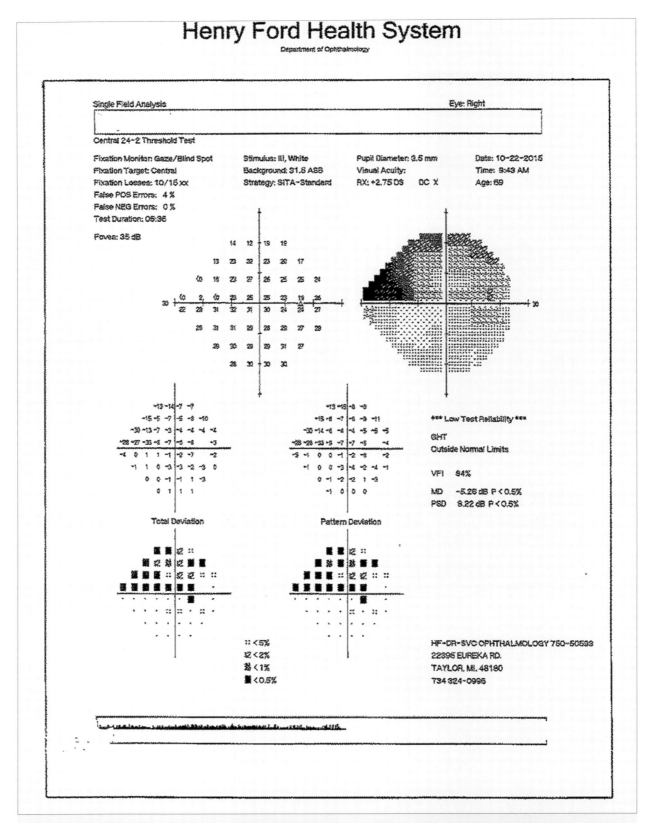

图 15.8　Humphrey 视野（HVF）示右眼存在中度视野丢失，MD−5.26。左眼 HVF 结果未见明显异常，未在此显示。来源：Pseudophakic Monovision: A Clinical Guide. Zhang F, Sugar A, Barrett G, ed. 1st Edition. Thieme; 2018

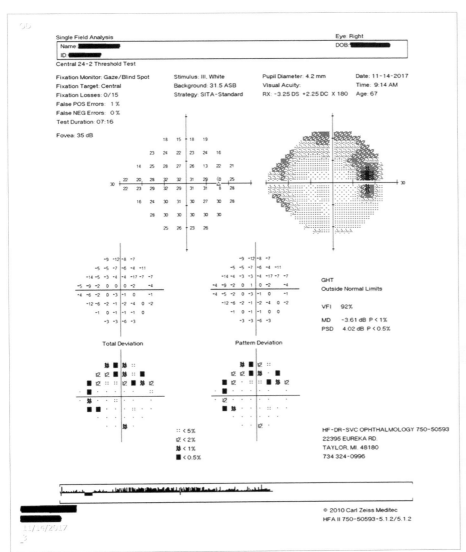

图 15.9 右眼由于 PDR 和 PRP 激光有轻度的视野丢失，左眼视野正常，结果在此未显示

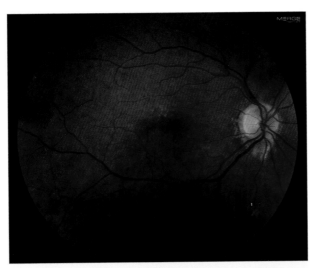

图 15.10 眼底照显示右眼 PDR，全视网膜光凝术（PRP）术后。OCT 显示无水肿，病情相对稳定

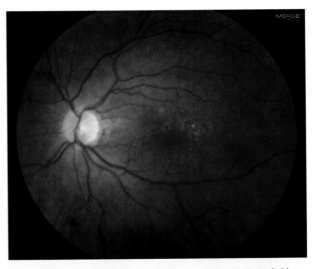

图 15.11 眼底照显示左眼 BDR。OCT 显示无水肿，病情相对稳定

SN60AT（Alcon）正球差晶状体。术后患者非常满意 IOL 单眼视的效果：右眼 UCDVA 为 20/25，左眼为 20/200；右眼 UCNVA 为 J1，左眼为 J3（右眼远近视力都很好）。主觉验光结果右眼-0.5DS 可以矫正到 20/20，左眼-3.0DS/+0.75DC×150 可以矫正到 20/25。"自从白内障手术后，我只在夜间开车时需要戴眼镜。"此病例的教学要点是尽管患者愿意也有能力购买"最好的"，但是如果她使用 MFIOL 或 EDOF IOL，患者可能不会那么满意，视功能也不会那么好，像差校正应该是改善视觉质量计划的一部分。有接触镜单眼视或激光单眼视设计病史的患者，如果能保持相同的设计模式，通常会获得良好的术后视觉效果（图 15.12 和图 15.13）。

15.7　本病例需要接触镜试验

患者是 1 例 63 岁女性，精神科执业医师，23 岁时即有双眼高度近视和视网膜脱离病史，有强烈的脱镜需求。她在发病前有 15 年的单眼视法接触镜佩戴史，也有几年的多焦点接触镜佩戴史，直到几年前她患上了白内障。她之前使用这两种接触镜都没有问题。"这两种接触镜对我来说效果都很好，直到过去几年我得了白内障。"患者术前屈光度：右眼远视力-9.50DS/+0.75DC×153 可以矫正到 20/40，左眼-8.75DS/+1.00×5 可以矫正到 20/40（左右眼散光轴向和角膜地形图不同，可能是因为晶状体成分的影响或者眼镜处方不准确造成的）。双眼白内障晶状体核硬度为 2 至 3+ 级，且左眼有 2+ 级后囊下混浊。右眼为主视眼。右眼有黄斑前膜且双眼均有轻度的高度近视黄斑病变。她的右眼 κ 角是 0.42 mm，左眼为 0.38 mm。考虑到她的双眼视网膜脱离病史，右眼 ERM 病史，以及双眼显著的角膜散光（图 15.14），患者更适合 IOL 单眼视而不是 MFIOL。由于她对单眼视接触镜和多焦点接触镜的满意史与她的个人喜好，需要对患者进行接触镜试验。为期 2 周的单眼视接触镜试验进展顺利。虽然 OCT 结果显示患者右眼有轻微

的 ERM，但考虑到她的右眼总是她的主视眼且为单眼视法佩戴接触镜时的远视眼，因此我们决定将她的右眼设计为平光度数，左眼看近用。我们为患者双眼植入了单焦点散光 IOL。术后 2 个月随访：右眼 UCDVA 为 20/20，左眼为 20/40；右眼 UCNVA 为 20/40，左眼为 20/20。屈光状态：右眼平光度数矫正到 20/20，左眼-1.5DS 球镜矫正到 20/20。术后患者对不再需要戴镜非常开心。她介绍了她丈夫来找我们："请你们为我做同样的治疗。"本病例的教学要点是在某些情况下进行接触镜试验是合理的；尽管患者主视眼比非主视眼有更明显的黄斑病变，但还是建议保持她佩戴接触镜时的单眼视模式。随着她年龄的增长，她的黄斑病变可能会恶化。散光的矫正是基于角膜散光度数而不是验光度数（图 15.14）。

15.8　双眼有轻度 AMD 和 ERM 的患者植入 Crystalens IOL 也可以有良好的效果

2010 年 8 月，1 例 60 岁的男性因明显影响视觉的后囊下型白内障（posterior subcapsular，PSC）来做白内障评估。他对功能性 IOL 很感兴趣并决定双眼植入 Crystalens IOL。左眼手术在几周后进行。患者植入 Crystalens AO IOL 并联合在 155°/335° 轴向上手动做了成对 LRI，松解切口长度为 40°，深度为 600 μm。1 个月后右眼也做了手术，同样植入了 Crystalens AO 晶状体。他白内障手术前黄斑病变不明显，但是术后几年双眼出现轻度干性 ARMD 和 ERM（图 15.15 和图 15.16）。他不戴眼镜的大部分时间都表现得很好；"当我累的时候"才使用助视器。他的末次随访时间是在 2018 年，右眼的 UDVA 为 20/25+1，左眼为 20/20-1。右眼 UNVA 为 20/30-1，左眼为 20/40-4。右眼的 CDVA 为-1.0DS 球镜矫正至 20/20-2，左眼-0.50DS 球镜矫正至 20/20。双眼 CNVA 为 +2.5DS 矫正至 20/20。此病例的教学要点是，单焦点 Crystalens IOL 在轻度 AMD/ERM 的情况下也能有良好效果（图 15.15 和图 15.16）。

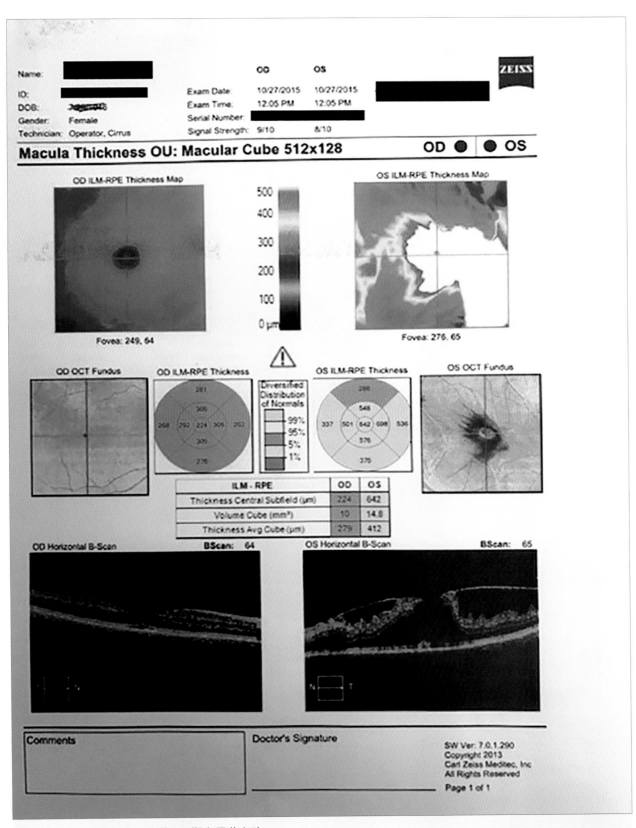

图 15.12　2015 年左眼术前，4 期全层黄斑孔

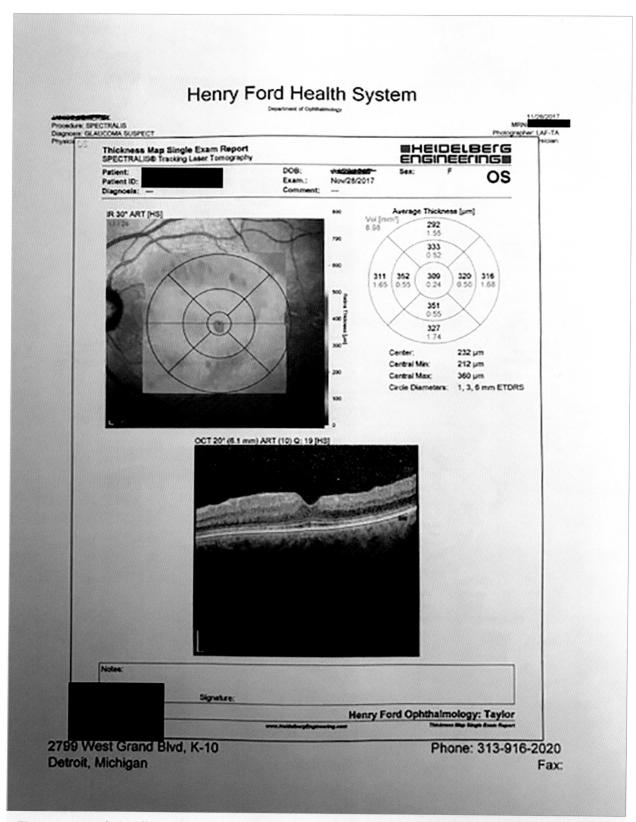

图 15.13　2017 年左眼黄斑 OCT 显示存在一定程度 ERM，左眼曾行经睫状体平坦部玻璃体切割术（PPV）和黄斑裂孔修复术。黄斑孔闭合

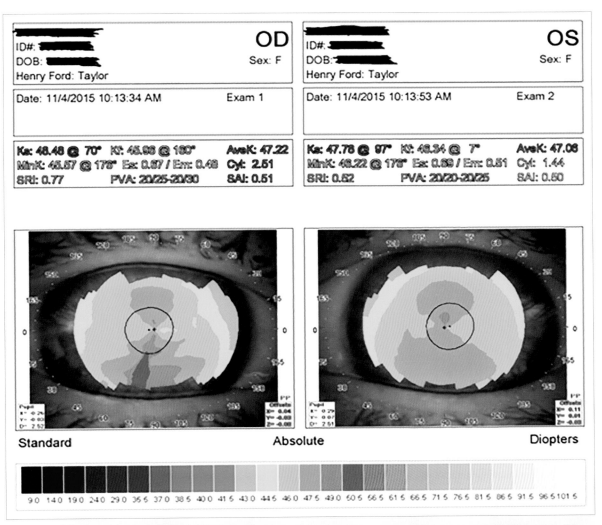

图 15.14　角膜地形图显示双眼顺规散光（WTR）。来源：Pseudophakic Monovision: A Clinical Guide. Zhang F, Sugar A, Barrett G, ed. 1st Edition. Thieme; 2018

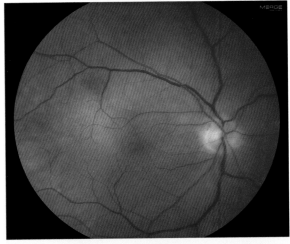

图 15.15　右眼眼底照显示轻度 AMD / 视网膜前膜（ERM）

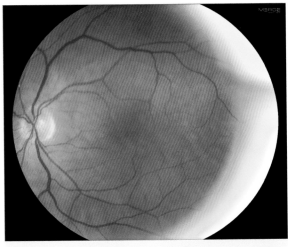

图 15.16　左眼眼底照显示轻度 AMD / 视网膜前膜（ERM）

15.9 慢性窄角型青光眼患者也可以是屈光性白内障手术候选者

当青光眼患者希望脱镜时，有四件事很重要。只要眼睛不是短眼轴性弱视眼，窄房角本身不是大问题。一旦白内障被摘除，狭窄的房角也能得以缓解。有时，白内障手术是窄角型青光眼的治疗方法之一。

在这种情况下要考虑的问题是：

- 眼表：由于长期使用局部抗青光眼药物，眼表会受到明显损害。
- 瞳孔大小：如果瞳孔太小，会增加散光 IOL 植入术的术中难度，虽然可以使用 Malyugin 环或其他瞳孔扩张器来帮助看清散光晶状体的轴位标记。瞳孔过小也会影响 MFIOL/ 三焦点 IOL 的功能。
- 悬韧带病变：如果存在明显的悬韧带病变，应避免使用散光、MFIOL、Symfony EDOF 和三焦点 IOL。
- 严重程度：最后但同样重要的一点是青光眼的严重程度。明显的视野缺损，特别是中央固视点受累应被视为多焦点老视矫正 IOL 的禁忌证。根据一份 ASCRS 调查（2018 年 4 月）显示，对于早期 / 轻度青光眼患者的老视矫正，EDOF 是患者的首选，而对于中期 / 中度青光眼患者，IOL 单眼视仍然是最受欢迎的手术方式[3]。

（徐婕 张少华 译，郑天玉 卢奕 审校）

参考文献

[1] Lundström M, Barry P, Henry Y, Rosen P, Stenevi U. Evidence-based guidelines for cataract surgery: guidelines based on data in the European Registry of Quality Outcomes for Cataract and Refractive Surgery database. J Cataract Refract Surg. 2012; 38(6): 1086–1093

[2] Hovanesian JA. Premium lenses in patient with maculopathy: Blasphemy? Ocular Surgery News. Published August 17, 2018. Accessed February 15, 2021. https://www.healio.com/news/ophthalmology/20200408/blogpremium-lenses-in-patients-with-maculopathy-blasphemy

[3] Intersection of refractive surgery and MIGS. EyeWorld. Published April 2018. Accessed February 15, 2021. https://www.eyeworld.org/monthly-pulse-intersection-refractivesurgery-and-migs-poll-size-102

16 术中像差测定

Intraoperative Aberrometry

Fuxiang Zhang, Alan Sugar, and Lisa Brothers Arbisser

摘要

新技术通常具有一定的争议性，需要通过时间在专业运用以及社会普及中来检验。术中像差测定也不例外。本专题将重点介绍 ORA（optiwave refractive analysis）术中波前像差分析的相关基本临床知识。ORA 在优化屈光性白内障手术效果方面确实有其独特的优势，但它也具有一定的局限性，可能会误导手术医师选择不正确度数的 IOL。对于大多数常规白内障手术，与现在的人工晶状体计算公式相比，ORA 似乎没有特别的优势。但 ORA 在散光的调整管理方面相对于球镜的矫正更加具有优势，ORA 测定包含了角膜后表面散光，可以矫正部分设备术前生物测量的缺陷，包括：测量时头部的倾斜、术前角膜缘墨水标记的模糊或缺陷等，其中一些看似"微小的"实际上可能引起重要后果的错误。此外，还将讨论 ORA 对术中角膜缘松解切口的作用。本专题的目的是使初学者能够顺利地开始使用 ORA 作为其屈光性白内障手术的辅助工具。一些特殊问题也将被讨论。

关键词

术中像差测定，Optiwave refractive analysis，ORA，屈光性白内障手术，Toric IOL，角膜缘松解切口，LRI

16.1 引言

技术进展：超声乳化手术取代了大多数白内障囊外摘除术（extracapsular cataract extraction，ECCE）；激光辅助原位角膜磨削术（laser-assisted in situ keratomileusis，LASIK）/ 光性屈光性角膜切削术（photorefractive keratectomy，PRK）取代了放射状角膜切开术（radial keratotomy，RK）和传导性角膜成形术（conductive keratoplasty，CK）；Len-Star 和 IOLMaster 取代了大多数的 A 超检查；老一代的功能性 IOL 也逐渐淡出临床应用。现在的手术目标是在专业和伦理的背景下尽可能地给患者使用最好的东西。

手术医师通常倾向于维持现状。从历史上看，会比较显著地抵制革新。Ridley 和 Kelman 都被他们周围的眼科界批判了许多年，直至他们的创新被改进和接受。Edison 在生产出他的第一个商业电灯泡之前进行了数百次试验和失败。如果之前没有 RK 手术，LASIK 可能不会成为一个家喻户晓的手术，大多数新技术需要时间来成为最佳或接近理想的状态。作为医师，我们不应局限于既定的成功技术而将新技术关之门外。适当的怀疑态度可以防止具有危险性的产品运用过度，但对新事物的抵制也会损害我们的专业和患者的最佳利益。如果我们希望新技术被开发和优化，我们手术医师应该接受性地审查教义并尝试新的工具。

反而言之，如果新方法并不像他们声称的那样有效，或者不如原本的方法好，我们就不应该坚持使用。我们必须遵循循证实践的规则。

20 世纪 90 年代，波前像差首先运用于天文学[1]。术中像差测量（intraoperative aberrometry，

IA）——白内障术中波前测量，自 2008 年起在美国开始使用。ORA（optiwave refractive analysis，Alcon，Ft. Worth，Texas）自 2011 年起在美国使用[1]。ORA 是经过 FDA 认证的，而另外一种像差系统 HOLOS（Clarity Medical System）尚未被商业化。

16.2 使用术中 ORA 的白内障手术医师比例

2019 年 ASCRS 临床调查数据见图 16.1[2]。

16.3 白内障手术医师可以从 ORA 中获得哪些主要好处

我们使用 IA 的第一个原因是它对那些极长或极短的眼球很有价值，因为这些研究的有效 IOL 位置预测困难。正如我们所知，大多数 IOL 公式，包括较新的公式，对大多数平均长度的眼球都很有效，但对于极端的屈光不正，即使是最先进的公式也会有严重的不确定性。在一项针对 37 例患者，51 只轴长 > 25 mm 的眼球的研究中，IA 在预判残余屈光方面优于基于术前生物测量的所有公式[3]。在 2019 年 ASCRS 会议上

报告的一项 198 只眼的回顾性研究表明，对于轴长 > 25.0 mm 或 < 22 mm 的患者，ORA 能够比 Barrett Universal II 和 Holladay 1 公式提供更准确的结果[4]。

第二，ORA 还可以测量角膜后表面曲率的影响。角膜地形图和角膜曲率测量只能测量角膜前表面曲率。Koch 和他的同事强调了角膜后表面散光对总角膜散光的影响，改变了我们处理角膜散光的方式。即使是大多数新的公式，我们也基本使用与角膜前表面有关的固定理论比率来假设角膜后表面的贡献，但这也会有很大的误差，一些患者可能有来自角膜后表面的顺规散光。理论公式导出的前后关系适用于大多数患者，但并不总是正确。在视觉系统中，散光也可能来自晶状体。一旦白内障被摘除至无晶状体状态，ORA 会测量整个屈光系统。这对那些没有设备测量角膜后表面散光的人来说是有帮助的。基于 www.astigmatismfix.com 在线数据中的 3 159 只眼，最近的一项研究显示，使用 IA 可使残余屈光柱镜显著降低（0.20 D，$P < 0.01$）[5]。

最后但最重要的是，ORA 还提供了一个新的工具来测量角膜屈光术后的患者。在这里提到的术中波前测量的所有优点中，ORA 能够为 LASIK/PRK 术后患者提供的信息是最重要的。

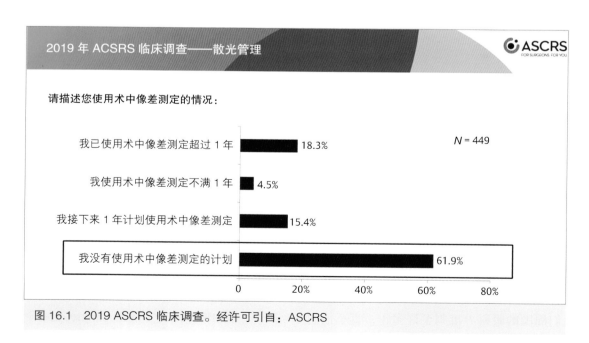

图 16.1　2019 ASCRS 临床调查。经许可引自：ASCRS

在接受过 LASIK/PRK 的患者中，他们的角膜曲率已经发生了改变。目前有许多的公式和方法已经被运用于临床，如临床病史法、隐形眼镜过矫法、Masket、Shammas 和 Haigis-L 公式，每个公式都有自己的方法学。随着眼内波前像差仪的引入，事情变得简单了很多，不再依赖基于公式的计算。研究表明，ORA 对 LASIK 和 PRK 术后眼睛的 IOL 度数选择是有益处的[6, 7, 8]。这些研究表明，当他们将 ORA 与最常用的 IOL 公式进行比较时，ORA 在 LASIK 和 PRK 术后患者的 IOL 选择中是有好处的。和过去通过术前多种公式对比，ORA 不仅更准确，术中波前像差计的直接测量还可以节省手术医师的时间。为那些角膜屈光术后患者做晶状体手术的医师应该还记得，在 IA 出现之前，我们为每例病例花了非常多的时间用不同公式来获得平均 IOL 度数。

16.4 现代 IOL 公式与 ORA 相比，我们选择哪一种？如果差异非常大怎么办

ORA 在许多特定的临床情况下是很有帮助的。另外，我们认为 ORA 在大多数普通病例中不会增加有意义的价值。ORA 可以解决术前生物测量和摄像的差异、大多数 IOL 公式对于极端轴长的不完美预测、不精准的墨水标记、头部倾斜导致的测量不准确、激光视力矫正导致的角膜曲率的变化和后表面角膜散光等。其对于患者和手术医师的益处超过了缺陷。如果 ORA 告诉我们散光型 IOL（与公式计算结果）不同轴，我们应该相信哪一个呢？我们应该遵循 ORA 对散光 IOL 轴位的建议，因为 ORA 还可以测量角膜后表面散光和手术切口的影响。较新的散光 IOL 计算公式，如 Barrett 散光公式，也可以计算角膜后表面散光，但它们使用的是理论模型。患者之间确实存在差异。在大多数情况下，ORA 是用来确认术前计算的。对于微小的差异，请遵循 ORA 的建议。偶尔会遇到这样的情况：ORA 的建议与术前计算有惊人的差异。下面所列的方法

可能对你有所帮助。

首先是检查输入 ORA 的术前数据，确保没有人为错误。

需要确认：

- 角膜没有变干，或者角膜表面没有覆盖过多的眼内平衡盐溶液，例如在一个眼窝特别深的眼睛里。
- 眼球不能被开睑器压迫。开睑器应远离角膜缘。
- 眼球被适当的加压。
- 患者被良好的固定，并且没有过度镇静。
- 介质是清晰的，有干净的条纹图像（见下文）。
- 在人工晶状体眼测量中，IOL 处于中心位置，没有明显的倾斜。
- 对于异常显著的高阶像差、圆锥角膜，ORA 也会导出不可靠的测量结果，或无法测量。

如果差异在连续几次测量中保持一致，我们倾向于使用 ORA 环曲面性推荐结果。如果 ORA 的推荐结果在测量中变化很大，我们就会放弃这个推荐结果。在球镜推荐结果来看，我们推荐维持使用术前公式来计算正常眼轴眼球（轴长为 22～25 mm）的度数。经验告诉我们，Barrett Universal Ⅱ 和 Hill-RBF 公式对于正常眼轴的眼睛来说非常准确。对于极端眼或 LASIK 或 PRK 术后的眼睛，我们倾向于采取 ORA 的推荐结果。

16.5 我们是否有可靠的文献数据来支持使用术中像差测量

荷兰的一项研究[9]（41 只眼）显示，无论是在非散光 IOL 还是散光 IOL 中，ORA 都能够提供比 Barrett 公式更准确的度数预测，尽管差异没有统计学意义。

另一项研究（123 只眼）指出，对于球镜，现代 IOL 计算公式可以计算出与 IA 相媲美的结果。然后，使用 IA 确定 IOL 柱镜度数和轴位具有一定的价值，包括 Barrett 散光公式[10]。

Cionni 等的一项对 30 000 多只未做过角膜屈光手术眼的回顾性分析研究中，将术中像差测量

（ORA）的结果与传统的术前公式预测进行比较，发现使用 ORA 可以显著改善术后的屈光结果：使用 IA 可以使 82% 的术眼术后屈光误差控制在预期等效球镜 ±0.5 D 之内[11]。

一项回顾性研究随访了 137 只接受飞秒激光辅助白内障摘除 + 三焦点 PanOptix IOL（Alcon）植入，并使用数据登记和术中像差测量（intraoperative aberrometer，IA）的术眼[12]。最终的柱镜度数和轴位都由 IA 确定。在术后 3 个月收集术眼不同距离的未矫正视力、未矫正远视力（uncorrected distance vision，UDVA）、未矫正中视力（uncorrected intermediate vision，UIVA）、未矫正近视力（uncorrected near vision，UNVA）以及屈光数据。比较术后主觉验光确定的术后残余散光（Postoperative residual astigmatism，PRA）与使用术前计算的柱镜度数反推出的残余散光（back-calculated residual astigmatism，BRA）。术前计算采用 Barrett Universal II 和 Barrett 散光公式。术后，使用 IA 的平均 PRA 为 0.07 D ± 0.19 D（0.00～1.00 D），而 BRA 为 0.31 D ± 0.33 D（0.00～1.34 D）（$P < 0.001$）。在 50.4% 的病例中，根据 IA 测量改变了柱镜度数的选择。结论是：相比术前公式预测柱镜度数，术中 IA 的使用大大降低了平均 PRA 以及 PRA > 0.50 D 的术眼比率。

并非所有的研究都证明了 ORA 的优越性。Solomon 等对 132 只眼进行了回顾性分析，指出在正常眼（未接受过角膜屈光手术）植入散光 IOL 手术中使用 IA，在改善术后临床结果方面似乎没有增加额外的价值[13]。当使用现代 IOL 公式时，如 Barrett 散光公式，它考虑到了角膜后表面散光，似乎可以获得与 IA 一样或者更好的临床结果[13]。

杜克大学最近的一项回顾性研究（949 只眼）显示，在没有接受过角膜屈光手术的眼中，如果使用 Barrett Universal II 或 Hill-RBF 公式，术中运用 IA 并不会改善术后屈光结果[14]。同一项研究还指出，在散光多焦点 IOL 组中，Barrett 散光公式的表现优于 ORA（$P = 0.011$）。

16.6 角膜屈光术后眼，Barrett True-K Formula 还是 ORA

2019 年 *Journal of Refractive Surgery* 发表了一项针对放射状角膜切开术后患者白内障手术的前瞻性研究（34 例患者，52 只眼）。ORA 的表现与 Barrett True-K 公式等其他所有针对屈光术后的公式结果相似，中值绝对误差和平均值绝对误差都没有显著差异。与 SRK/T、Hoffer Q 和 Holladay 1 公式相比，使用 Barrett True-K 公式，术后屈光误差 < ±0.50 D 的术眼比例更多[15]。值得注意的是，在这 52 只眼中，41 只眼（78.8%）只有 4 条 RK 切口，11 只眼（21.2%）有 8 条 RK 切口。我们推测，如果 8 条 RK 切口的术眼占比多的话，结果就会不同。ORA 的可靠性和有效性取决于 RK 切口的数量、深度和长度。关于 ORA 在放射状角膜切开术后眼中运用的作用，请看下文进一步讨论。

2019 年 ASCRS 会议上报道了一项研究，在轴长 > 25.0 mm 和 < 22.0 mm 并接受角膜屈光术（LASIK/PRK 或 RK）后的眼球中，Barrett True-K 和 IA 的预测准确性没有发现明显的差异（$P > 0.20$）；尽管在那些没有角膜屈光手术史的特殊眼轴眼中，ORA 比 Barrett Universal II 和 Holladay 公式更好（所有 $P < 0.001$）[4]。

16.7 我们什么时候为 ORA 收费

ORA 已被 AAO 列为角膜屈光术后病例的收费项目[16]。另外一种可收费的情况是，ORA 可作为功能性 IOL 套餐的一部分[16]。

16.8 如何开始学习 ORA

我们建议初学者通过在线培训来熟悉这些步骤。将 Alcon ORA 团队的设备专家请到您的手术室中，进行最初的几项 ORA 实践操作，直到您感觉舒适为止（图 16.2 和图 16.3）。

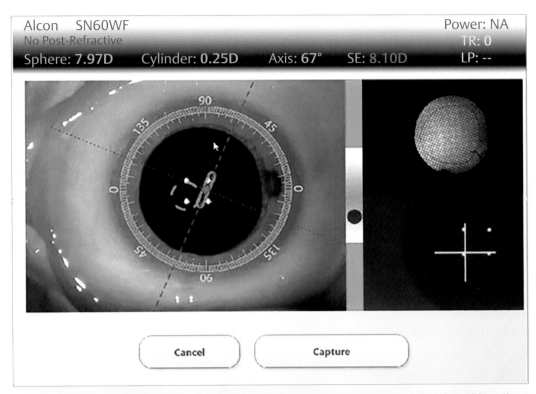

图 16.2 ORA（Optiwave refractive analysis）显示聚焦和对准的视图，尚未准备好捕捉图像。经许可引自：Alcon

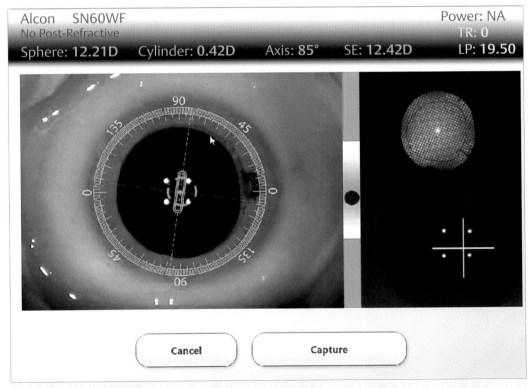

图 16.3 与图 16.2 相比，实现了良好的对准。这是在目标为绿色时的捕捉图像。经许可引自：Alcon

- 将显微镜对准角膜中央（a）。
- 使用显微镜上的聚焦踏板调整 Z 轴，以使聚焦球位于绿色区域内（b）。
- 使用显微镜的操纵杆调整初始 X 轴和 Y 轴，以使小点定位于广角相机图像的绿圈内（a）。
- 通过控制患者头位来实现 X 和 Y 位置的微调（a）。
- 如果目标是红色的，用户必须将目标置入绿圈，使其成为（a）中的绿色，同时在（b）中保持焦点球在绿色区域。
- 还需要注意（c）。这个是条纹图屏幕。它是折射相机的视图。你需要让这个条纹图看起来像个"干净的纱门"。如果在中央捕获区（中心 4.5 mm）有碎片、皮质、气泡或大的漂浮物，那么条纹屏就不会看起来干净。明显的角膜瘢痕和水肿也会影响图像质量（图 16.4）。
- 用眼压计（Ocular Barraquer Terry 15～21 mmHg 眼压计）测量眼压（intraocular pressure，IOP）。内侧的"小"环测量 21 mmHg，外侧的"大"环测量 15 mmHg。在这两个环之间的测量值将落在 15～21 mmHg。

16.9 当使用 ORA 时，应该对显微镜及光线给予什么样的特别关注

显微镜应与虹膜平面垂直。我们通常与我们的同事共用手术室。如果有人在你手术前一天做了手术并将镜头倾斜，那么我们应该养成在早上的第一件事就是检查镜头的习惯。

我们的手术中心有两个房间和两个 ORA 系统。这并不意味着 ORA 设备可以在不同的显微镜下使用。像差测量仪可以与显微镜"结婚"。当 ORA 工程师在安装过程中，他将使用条纹相机的 SLED 作为目标的中心位置。安装在显微镜的右侧镜头的像差仪楔形榫头上，有个 XY 轴的调节钮。由于安装孔的尺寸和楔形榫头的 +/－公差，这可能导致显微镜的校准出现很大的变化，即使是同一个品牌和型号的显微镜。

当显微镜主灯亮起时，患者仍然可以看到小的红色固定灯，但最好还是关闭主灯，以方便患者的固视。如果患者被镇静得太深，我们就不能指望他 / 她的测量结果是可靠的。在测量之前，最好还能将 ORA 标线匹配上角膜缘参考标记（见下文进一步讨论）。

16.10 我们应该如何注意开睑器

从 ORA 的角度来看，如果开睑器放置不善，会有几个问题。第一，它应该远离角膜缘以防止干扰 ORA 的测量。第二，开睑器不应该撑得过开以防止它对眼球施加过多压力，间接影响测量的准确性。建议将开睑器轻轻抬起一点，刚好离

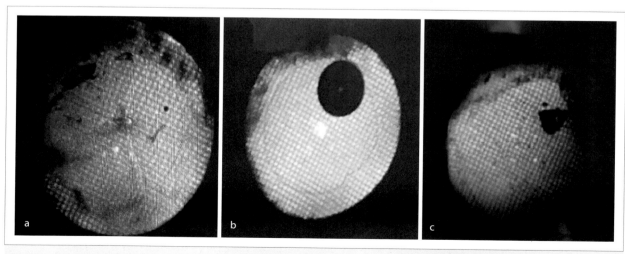

图 16.4　3 个有瑕疵的条纹图像：a. 未抛光的后囊。b. 前房内气泡。c. 残留皮质碎片

开眼球表面，这样在 ORA 捕捉图像时，开睑器不会触碰到眼球。在所有的病例中，与 ORA 测量保持一致很重要。

16.11 我们应该如何处理超声乳化切口，使其不影响 ORA 的准确性

过度的切口水肿会对测量的准确性产生负面影响。如果超声乳化主切口为三平面结构（铰链式切口或阶梯式切口 vs 单平面切口，正如 Ernest 在 1995 年讨论的那样）[17]，你可能根本不需要给它水密。较长的透明角膜切口通常更加安全，术后渗漏的机会更少[17]，但如果我们要使用 ORA，必须避免近似方形的切口。

16.12 为什么在测量一开始就将 ORA 标线与角膜参考标记对齐是很重要的

当我们坐在颞侧位做透明角膜切口超声乳化手术时，我们会认为对准了 180° 水平线。但在大多数情况下，由于眼位旋转和手术医师的位置，实际情况下并非如此。这就是为什么标线是非常必要的。在 ORA 系统中需要标线是有充分理由的。一旦 ORA 的 180° 标线与眼球的 180° 标记对齐，那么它们就会在同一平面。否则偏离 5°～10° 是非常常见的。一些手术医师跳过标线对齐步骤，认为无论是否对齐，"不推荐旋转"（no rotation recommended，NRR）都会锚住正确的轴线。问题是，如果我们跳过了这个步骤，术中信息与术前或术后数据将会不一致。我们团队没有"完全不做标记"的个人经验。过去我们在使用 Verion（Alcon）设备时，仍然需要做角膜缘标记。

16.13 ORA 何时会显示 NRR

当满足以下一个或两个条件时，将显示 NRR[18]。

- 测量的残余散光 < 0.50 D。
- 测量的残余散光轴线与预期的残余柱镜轴线相差 5° 以内。

16.14 我们应该在吸除黏弹剂之前还是之后尝试获取 NRR

两者皆可。在吸除黏弹剂后试图获得 NRR 可能是一项挑战，因为旋转 IOL 有一定的难度，特别是需要往逆时针方向调整。我们是在吸除黏弹剂之前获得 NRR 轴。黏弹剂在囊袋时，操作散光 IOL 要容易很多。一旦达到 NRR，手动或数字标记轴线，完全吸除黏弹剂，将 IOL 对准该轴线。

这里有个小技巧：在哪里做标记？许多人在角膜缘做这些标记，其实这并不是最佳位置。在角膜上做 IOL 散光轴需对准的"NRR-标记"会更加准确，而不是在离散光 IOL 光学区标记很远的角膜缘做这些标记（见图 16.5 中的两个蓝色箭头）。在吸除黏弹剂后，调整 IOL 使轴线与角膜上的 NRR-标记对齐，而不是与角膜缘的标记对齐。如果"NRR-标记"在角膜缘，很容易将散光 IOL 放置于离原始 NRR 位置 10°～20° 的方位。

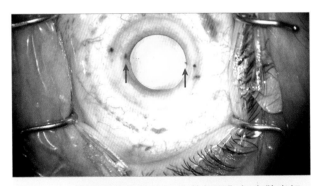

图 16.5 将这两个"达到 NRR 的标记"标在散光标记附近的角膜上，而不是在离散光光学标记很远的角膜缘处

16.15 当得到一个红色图像时，您需要看什么

红色图像表明质量不可被接受。这通常意味着在 ORA 的 40 张图像中，屈光度的范围很大，所以系统无法给您一个好的建议。需要排除的东西至少包括以下内容。

- 固视差。
- 角膜表面干燥或角膜表面过多积聚眼内平衡盐溶液，例如很深的眼球。
- 角膜表面有残留的黏弹剂。
- 中央气泡。
- 前房有皮质碎片。
- 大的玻璃体后脱离或漂浮物。
- 显著的视网膜病变轮廓问题。
- 高阶像差、圆锥角膜或其他能阻碍正常光线到达视网膜的眼部疾患。

16.16　如果没有得到 NRR 该怎么办

在大多数情况下，如果一切顺利，通常只需要几次测量就可以得到 NRR，特别是如果无晶状体时测量与术前测量非常接近时。如果觉得轴线位于期望的 NRR 位置，特别是经过几次调整后，但 NRR 仍然没有显示出来，那么要注意一些细节改变：IOL 居中性，没有倾斜，没有过多的眼内平衡盐溶液积聚在结膜囊特别是在深眼窝的患者中（液体的积聚会影响 ORA 的测量准确性），主切口 / 侧切口没有残留的黏弹剂，没有来自开睑器的压力。即使 IOL 的度数和（或）散光轴位符合 NRR 要求，上述任何一项的瑕疵都可能使 ORA 无法显示 NRR。IOL 的倾斜和偏心，特别是 MFIOL 和 EDOF IOL，会影响 ORA 的测量。角膜主切口的结构和水密对获得准确的 NRR 也有很大影响，特别是如果切口接近方形，也就意味着更多的中央角膜受到影响，或者是在进行 ORA 测量时切口非常水肿。

如果在检查了上述项目后仍然不能得到 NRR，那么最好跳过 NRR，如果连续 3 次无晶状体测量都在一致的一个小区域内，可以将 IOL 置于术前测量和无晶状体测量之间的位置。我们的临床经验表明，这种策略通常效果不错。

16.17　是否有必要每一例病例都获得 NRR

一些手术医师经常跳过 IOL 眼的测量阶段；他们只对植入散光型 IOL 进行无晶状体时测量以获得 NRR 而不进行有 IOL 时测量。IOL 的居中性、晶状体的倾斜和许多其他因素都会影响 NRR 的实现。一项纽约[19]的前瞻性随机研究包含了 40 例双眼白内障手术，其中单眼只进行了无晶状体时测量，而对侧眼进行了无晶状体时测量和 IOL 时测量。两种方法在术后残留散光度上没有差别。IOL 眼时测量的平均时间为 3 分 46 秒。我们所做的是，如果连续 3 次测量都显示蓝色的术前测量条和 ORA 术中无晶状体绿色测量条的数值相差在 5° 之内，我们就跳过 IOL 眼时的测量；否则，我们就保留 IOL 眼时测量，以达到 NRR（图 16.6）。

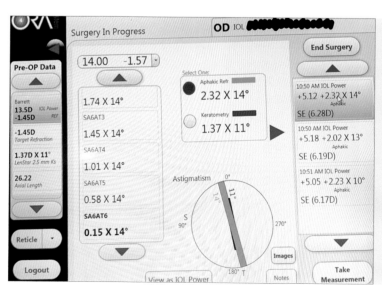

图 16.6　如果术前测量的陡峭轴（蓝色）和 ORA 连续 3 次测量中的轴位（绿色）相差在 5° 之内（在此图中，蓝线为 11°，绿线为 14°），我们将 IOL 的散光陡峭轴位放置在蓝色和绿色之间，跳过 IOL 时测量

16.18 NRR 是否总是意味着轴向是完美的

NRR 并不总是意味着轴位在期望的位置。如果残余散光度数＜ 0.5 D，或轴位相差在 5° 之内，ORA 将显示 NRR[18]。这意味着，当 IOL 植入后残余散光＜ 0.5 D，但轴位偏差超过 5°，ORA 仍会显示 NRR。

当测量时，IOL 散光轴位与原定目标轴位相差在 5° 之内时，ORA 也会显示 NRR。目标轴是在无晶状体验光后，在 ORA 选择框内选择的无晶状体验光下的轴位。例如，如果做了 3 次无晶状体状态的验光，然后选择第一个屈光度作为后续 IOL 植入后的捕获值基础，那么当植入 IOL 轴位在 92° ± 5° 的范围内就会得到 NRR。

$$-1.0 + 1.0 \times 92$$
$$-1.0 + 1.0 \times 94$$
$$-1.0 + 1.0 \times 90$$

在 IOL 眼状态下，切口水肿加剧是很常见的，这时对散光大小的测量是不可靠的。如果有较重的水肿，散光的大小就不可信，那么我们只能依靠人工晶状体测量时的轴位确保 IOL 在正确的轴位上。

16.19 使用 Malyugin 环时可以使用 ORA 吗

是的，ORA 可以与 Malyugin 环一起使用。6.25 mm 和 7.00 mm 的 Malyugin 环都能很好地用于 ORA（图 16.7）。根据我们的经验，它们似乎并不影响 ORA 的功能，即使是使用散光 IOL，因为 ORA 的中心捕获区只有 4.5 mm。关键因素是确保 Malyugin 环位于中心位置。

如果在取环后瞳孔可以保持良好的大小，散光 IOL 上的光学区标记仍然可见，那么在这种情况下，应该没有问题。如果取环后瞳孔变小，可以在术中使用眼内散瞳剂，如不含防腐剂的 1.5% 去氧肾上腺素 /1.0% 利多卡因（我们从 Henry

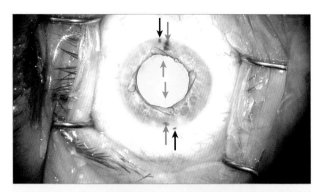

图 16.7 Toric IOL 和 ORA。IOL 散光标记（绿箭头）在术前标记（黑箭头）和无晶状体时 ORA 测量标记（红箭头）之间对齐，准备进行有 IOL 时 ORA 测量

Ford 药房获得这个产品，它们从其他州引进了这个复合产品）。

另外，也可以用 Ogawa 或 Kuglen 拉钩来开瞳孔以看到光学区上的散光标记，但通常不需要这样做。

16.20 我们能用 ORA 来导航术中 LRI 吗

有一项中国台湾的研究表明，在术中使用 ORA 指导手工 LRI 的好处[20]。术后 3 个月时残留柱镜度数＜ 0.5 D 的患者比例，ORA 组（$n=60$）为 87% 而非 ORA 组（$n=60$）为 70%（$P < 0.05$）。

ORA 对 LRI 的导航功能不像对散光 IOL 那样经常使用。当 ORA 测量新鲜的 LRI 时，可能与愈合后的 LRI 有很大不同。我们仍然没有确凿的数据来证明使用 ORA 导航术中 LRI 的有效性，尽管在某些情况下，使用 ORA 导航附加的 LRI 是一种常见的做法。例如，如果最初的术前计划是 T3 散光，但 ORA 的重复测量结果表明是 T2，那么我们可以在陡峭轴上做一个附加的手工角膜缘松解切开，以减少散光，因为在美国没有 T2 晶状体。当我们使用球镜的 EDOF/MFIOL/ 三焦点 IOL 时，ORA 测量会告诉我们残余的柱镜度数，这可能与术前的测量不同。如果测量的柱镜度数可以用 LRI 解决，但还不足以换成更合适的散光 IOL，而且这也与术前的轴线相符合的话，

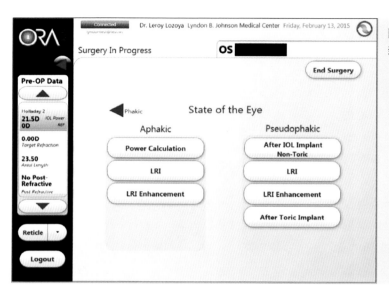

图 16.8　角膜缘松解切口（LRI）完成后，重新检查残余散光。经许可引自：Alcon

那么我们可以在术中增加一个手工 LRI 以减少柱镜度数。

一旦 LRI 完成，我们仍然可以检查残余柱镜度数（图 16.8）。如果眼球仍然处于无晶状体状态，请在无晶状体状态下选 LRI。或者干脆在无晶状体眼下选择度数计算公式来查看剩余的柱镜度数。

在由飞秒激光辅助白内障手术（femtosecond laser-assisted cataract surgery，FLACS）制作的纯角膜内基质内角膜缘松解切开中，如果 ORA 显示出明显的欠矫，我们会选择在术中打开它（视频 6.1）。

16.21　ORA 对放射状角膜切开术（postradial keratotomy，RK）术后眼是否可靠

对于以前做过放射状角膜切开术的患者，IA 的作用仍有争议。如前所述，巴西的一项研究[15]包括了 34 例患者的 52 只 RK 术后眼运用了 ORA。结论是 ORA 的表现与 Barrett True-K 公式相似，并且两者的中值绝对差没有明显差异。然而，在该研究中，41 只眼有 4 条 RK 切开线（78.8%），只有 8 只眼有 8 条 RK 切开线（21.2%）。

经验告诉我们，如果 RK 切口为 8 条或者更多，特别是切口很深或者中心区域很小的情况下，IA 的准确性和价值会有所欠缺。2018 年，

我们在 *American Journal of Ophthalmology*（AJO）病例报道专栏中，报道了我们认为是经同行审稿的第 1 个病例：8 切口的 RK 白内障手术患者，按照 ORA 的建议，术后双眼都产生了令人意外的明显的远视飘移[21]。

16.21.1　ORA 在曾行放射状角膜切开术的患者中可能效果不好

超声乳化术中的眼压可能非常高，可达 80～90 mmHg。高眼压会使角膜变形，眼内平衡盐溶液会使旧的 RK 切口膨胀。在严重的情况下，旧的 RK 切口甚至会被打开。这些因素的结合使得角膜容易发生变化，ORA 可能会给出误导性的计算结果，因为前房深度会变化，角膜曲率变得与角膜恢复到其正常状态下不同。所有这些参数都是 ORA 用于 IOL 度数计算时的关键因素（图 16.9）。

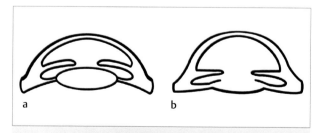

图 16.9　a. 超声乳化术前。b. 超声乳化结束时（无晶状体眼）和 ORA 测量时。这是我们的推测。角膜因为肿胀及薄弱切口而被拉伸，导致角膜曲率变陡、前房变深、轴长变长

16.22 哪些因素会对 ORA 的准确性产生负面影响

- 当我们到达手术需要 ORA 的点时，角膜已经改变，它可能与我们在术前得到的测量结果的精确度和准确性不相符。
- 仰卧位可能与坐位和立位不同，这会影响到晶状体有效位置（effective lens position，ELP）。
- 角膜切口水肿产生的影响对不同患者和不同手术医师会造成很大的差异。
- 如果我们将眼压设定为 21 mmHg，与每天的基线眼压不同，例如：基线眼压为略高于 10 mmHg。

- 黏弹剂与房水的差别。
- 开睑器对眼球表面的影响。
- 如果残余散光度数 < 0.5 D，或轴线偏差在 5° 之内，ORA 将呈现 NRR。"或"与"和"的含义不同。

我们希望这些问题能在不久的将来得到解决，但并非所有的问题都能得到优化。随着我们的术前生物测量和地形图 / 断层扫描的不断改进，随着我们的 IOL 公式越来越好，ORA 的术中指导作用在未来会变得更加次要。

（王安晛 译，季樱红 卢奕 审校）

参考文献

[1] Faulkner AR. Aberrometry. Cataract and Refractive Surgery Today. Published July 2011. Accessed December 28, 2020. https://crstoday.com/articles/2011-jul/aberrometry/

[2] 2019 ASCRS Clinical Survey

[3] Hill DC, Sudhakar S, Hill CS, et al. Intraoperative aberrometry versus preoperative biometry for intraocular lens power selection in axial myopia. J Cataract Refract Surg. 2017; 43 (4): 505–510

[4] Passi SF, Thompson AC, Kim MJ, et al. Refractive outcomes using intraoperative aberrometry for highly myopic, highly hyperopic, and post-refractive eyes. Abstract presented at: American Society of Cataract and Refractive Surgery; May 4, 2019; San Diego CA

[5] Potvin R, Kramer BA, Hardten DR, Berdahl JP. Factors associated with residual astigmatism after toric intraocular lens implantation reported in an online toric intraocular lens back calculator. J Refract Surg. 2018; 34(6): 366–371

[6] Fram NR, Masket S, Wang L. Comparison of intraoperative aberrometry, OCT-based IOL formula, Haigis-L, and Masket formulae for IOL power calculation after laser vision correction. Ophthalmology. 2015; 122(6): 1096–1101

[7] Canto AP, Chhadva P, Cabot F, et al. Comparison of IOL power calculation methods and intraoperative wavefront aberrometer in eyes after refractive surgery. J Refract Surg. 2013; 29(7): 484–489

[8] Yesilirmak N, Palioura S, Culbertson W, Yoo SH, Donaldson K. Intraoperative wavefront aberrometry for toric intraocular lens placement in eyes with a history of refractive surgery. J Refract Surg. 2016; 32(1): 69–70

[9] Bauer NJC, Webers VSC, Nuijts RMMA. Intraoperative aberrometry versus standard preoperative biometry in nontoric and toric IOL calculations. Acta Ophthalmol. 2017; 95 Suppl. 258: 34

[10] Davison JA, Makari S, Potvin R. Clinically relevant differences in the selection of toric intraocular lens power in normal eyes: preoperative measurement vs intraoperative aberrometry. Clin Ophthalmol. 2019; 13: 913–920

[11] Cionni RJ, Dimalanta R, Breen M, Hamilton C. A large retrospective database analysis comparing outcomes of intra-operative aberrometry with conventional preoperative planning. J Cataract Refract Surg. 2018; 44(10): 1230–1235

[12] Blaylock JF, Hall B. Astigmatic results of a diffractive trifocal toric IOL following intraoperative aberrometry guidance. Clin Ophthalmol. 2020; 14: 4373–4378

[13] Solomon KD, Sandoval HP, Potvin R. Evaluating the relative value of intraoperative aberrometry versus current formulas for toric IOL sphere, cylinder, and orientation planning. J Cataract Refract Surg. 2019; 45(10): 1430–1435

[14] Raufi N, James C, Kuo A, Vann R. Intraoperative aberrometry vs modern preoperative formulas in predicting intraocular lens power. J Cataract Refract Surg. 2020; 46(6): 857–861

[15] Curado SX, Hida WT, Vilar CMC, Ordones VL, Chaves MAP, Tzelikis PF. Intraoperative aberrometry versus preoperative biometry for IOL power selection after radial keratotomy: a prospective study. J Refract Surg. 2019; 35(10): 656–661

[16] Vicchrilli S, Glasser DB, McNett C, Burke MP, Repka MX. Premium IOLs: a legal and ethical guide to billing Medicare beneficiaries. EyeNet. 2018: 79–80. https://www.aao.org/eyenet/article/premium-iols-a-legal-and-ethical-guide

[17] Ernest PH, Fenzl R, Lavery KT, Sensoli A. Relative stability of clear corneal incisions in a cadaver eye model. J Cataract Refract Surg. 1995; 21(1): 39–42

[18] Scortiono G. Text For ORA SYSTEM* with VerifEye*+2.0: Operatior's Manual. Alcon; 2018. Page 132

[19] Modi SS. Clinical outcomes after aphakic versus aphakic/pseudophakic intraoperative aberrometry in cataract surgery with toric IOL implantation. Int Ophthalmol. 2020; 40 (12): 3251–3257

[20] Chen M, Reinsbach M, Wilbanks ND, Chang C, Chao CC. Utilizing intraoperative aberrometry and digital eye tracking to develop a novel nomogram for manual astigmatic keratotomy to effectively decrease mild astigmatism during cataract surgery. Taiwan J Ophthalmol. 2019; 9(1): 27–32

[21] Zhang F. Optiwave Refractive Analysis may not work well in patients with previous history of radial keratotomy. Am J Ophthalmol Case Rep. 2018; 10: 163–164

17 飞秒激光辅助白内障手术

Femtosecond Laser-Assisted Cataract Surgery

Fuxiang Zhang, Alan Sugar, and Lisa Brothers Arbisser

摘要

飞秒激光辅助白内障手术（femtosecond laser-assisted cataract surgery，FLACS）可能是现代白内障手术中最具争议的一项技术。它是否具有真正以患者为中心的临床价值？如果大多数白内障手术医师不喜欢使用这项新技术，为什么仍有大量的医师在使用？为什么我们仍然推荐把 FLACS 作为住院医师培训的一部分？与常规白内障手术相比，FLACS 的特有优势是什么？FLACS 的最佳适用人选是哪些？适应证和禁忌证是什么？文献中有可靠的研究来支持其有效性吗？我们将基于 LenSx 平台（Alcon）来向初学者介绍这些基本的临床问题。

关键词

飞秒激光辅助白内障手术，FLACS，屈光性白内障手术，LenSx，LENSAR，对接，散光矫正，激光弧形角膜切开术

17.1 引言

FLACS 是一项不断发展的技术，既有一些新的进展，同时也存在一些争议。手术医师在遵循循证原则的同时也要考虑成本效益。对于大多数常规白内障手术病例，FLACS 显然不会增加太多额外的价值。追求更高的转化率既不专业也不道德。外行人并不知道"激光"的确切含义，很多患者认为花钱越多效果越好。在许多情况下，FLACS 确实比传统手术更具显著的优势。

近 20 年前，飞秒激光技术作为激光辅助原位角膜磨削术（laser in situ keratomileusis，LASIK）中制作板层角膜瓣的一项新技术被引入眼科临床手术中，现已被应用于白内障手术。它在 LASIK 角膜瓣中的应用几乎完全替代了手动微型角膜刀。但在获得 FDA 批准 10 年后，FLACS 在眼科专业领域仍然存在争议[1]。2010 年，LenSx（Alcon 实验室）获得 FDA 的批准，成为首个应用于白内障手术的飞秒激光系统。此后，又有几个系统获得了 FDA 的批准，包括 LENSAR（LENSAR，Inc.）、Victus（Bausch+Lomb）和 CATALYS（Johnson & Johnson）等。

17.2 FLACS 在美国白内障手术医师中有多受欢迎

2019 年 ASCRS 的一项临床调查[2]（$n=770$）显示：35.6% 的被调查者表示正在做 FLACS（美国手术医师 43.3%，非美国手术医师 26.4%），50.8% 的被调查者表示不做、也不打算做 FLACS。见图 17.1。调查发现：影响 FLACS 临床应用的两个主要原因包括"FLACS 不是一个经济可行的选择"以及"研究数据不足以证明其临床效益"[2]。

17.3 你会为自己的眼睛选择 FLACS 吗

你会为自己的眼睛选择 FLACS 吗？你会为自己选择哪种人工晶状体？眼科大学教授

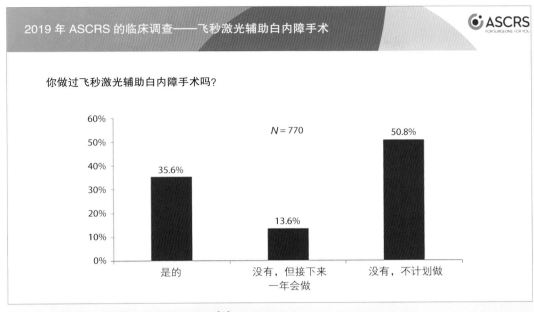

图 17.1　2019 年 ASCRS 的临床调查[2]。经许可引自：ASCRS

协会（Association of University Professors of Ophthalmology，AUPO）进行了一项关于眼科执业医师和 PGY-4 眼科住院医师白内障手术喜好的调查。该调查被发送给 2017 年所有 ACGME 认证的眼科住院医师项目的项目主任，共完成了 347 份问卷，并对其中的 328 份进行了分析[3]。分析结果显示：大约 67% 的被调查者已经从业 10 年。在回答"如果你需要白内障手术，你是否会选择 FLACS？"该问题时，15.6% 表示"是"，31.5% 表示"可能"，52.9% 则表示"否"。67.7% 的被调查者曾为患者植入过老视矫正型人工晶状体（衍射型、多焦点或可调节型）。然而，在假设没有散光的情况下，61.3% 的被调查者则表示会为自己选择单焦点人工晶状体，要么看远，要么设计成单眼视（又称"双眼融视"）。

17.4 哪些同行评议研究支持 FLACS 的应用

- Yeu 在 2018 年报道了一项比较手动白内障手术和 FLACS 的回顾性研究[4]（FLACS 组 225 只眼，手动组 231 只眼）：FLACS 组中 94.2% 的眼实现目标屈光度 0.5 D 以内，手

动组这一比例为 83.1%（$P < 0.001$）；FLACS 组 53.2% 的眼能达到 20/20 或更好的裸眼远视力，而手动组这一比例为 28.1%。

- 德国一项纳入 100 例患者（一眼使用 FLACS，另一眼使用常规超声乳化术）的研究结果显示：做 FLACS 的眼视觉恢复更快、与目标屈光度偏差更小，屈光度稳定更快，具有优越性[5]。

- 澳大利亚一项纳入 50 例患者的前瞻性随机研究[6]结果显示：FLACS 在角膜内皮细胞密度、角膜中央厚度、黄斑中央厚度、有效超声乳化时间和 IOL 居中性等方面没有显现出任何优势。

- 欧洲一项纳入 2 814 例 FLACS 和 4 987 例常规超声乳化术的大型研究[7]显示：FLACS 组并没有更好的视觉或屈光效果；两组的眼内并发症相似。

- 一项对来自 15 项随机对照试验和 22 项观察性队列研究的 14 567 只眼进行荟萃分析的研究表明：FLACS 和手动常规白内障手术在视力、屈光结果以及总体并发症之间没有显著的统计学差异[8]。该研究还发现，FLACS 术后角膜中央厚度比常规白内障手术更薄，

差异有统计学意义，但 FLACS 组前列腺素水平以及后囊破裂率也更高。

- 英国的一项随机研究比较了 FLACS 与常规白内障手术，结果发表在 2019 年的 JCRS 上[9]。研究包括 400 例患者共 400 只眼，每组 200 只眼，记录了视力、屈光度、中央角膜厚度、中心凹厚度、角膜内皮细胞丢失率以及术中、术后并发症。使用 EuroQOL 五维健康量表（EQ-5D）评价患者的生活质量；使用白内障手术患者调查问卷评估患者的视觉质量。研究发现两种手术方式之间没有显著差异，但 FLACS 组后囊破裂的发生率显著降低（$P=0.03$）。

- JCRS 2020 年 8 月发表了一项纳入 25 000 多只眼的比较 FLACS 与常规白内障手术的荟萃分析研究[10]。该分析共回顾了 73 项研究（25 项随机对照研究，48 项观察性研究），共有 12 769 只眼接受 FLACS 治疗，12 274 只眼接受常规白内障手术治疗。与常规白内障手术相比，FLACS 总的和有效的超声乳化时间更短（$P < 0.001$），累积耗散能量更少（$P < 0.001$），撕囊口更圆（$P < 0.001$），术后 1 天和 1～3 个月的中央角膜厚度更薄（$P < 0.001$ 和 $P=0.004$），术后 3～6 周和 3 个月的角膜内皮细胞丢失率更低（$P=0.002$ 和 $P < 0.001$）。FLACS 组的前囊撕裂发生率更高，后囊破裂发生率无明显差异。两组术后 6 个月的视力和角膜内皮细胞丢失率无显著差异。

- 值得注意的是，新技术的发展通常需要时间。新一代飞秒激光机器通常比老一代的更好。同行评审研究通常落后于最新产品几年。

17.5　为什么我们还在做 FLACS

通过以上文献的总结和回顾，对于大多数常规白内障手术，FLACS 并不优于传统的超声乳化手术，且性价比不高。FLACS 的耗时和高成本使得这项技术的应用具有很大的争议，那么为什么我们还在做 FLACS？毫无疑问，这其中有产业和经济驱动的原因。另外，掌握新技术有学习曲线，并且需要时间来比较这两种技术，这已经随着趋势的变化得到了证实。随着临床数据的披露，我们对这项技术的热情有所下降，在过去几年里 FLACS 的应用已经明显减少。虽然在临床上经常可以听到一些患者说："我要激光，我要最好的"，但如果患者没有应用指征，我们应该诚实地告诉这些患者，不要花额外的钱去购买那些不会增加额外价值的东西。下面列出了我们以专业和道德的方式选择 FLACS 的原因。

- 几十年来，我们见证了许多技术进步的例子。超声乳化起初也是一项粗糙的技术。随着时间的推移，人们对其进行了改进，使它变得越来越好。对待新技术应保持开放的心态。随着技术的进步，新一代激光器将会有更好的性能。

- 与传统白内障手术相比，FLACS 有许多特有的优点。详情见下文。

- 对于住院医师和主治医师来说，在培训期间掌握 FLACS 的基本知识和技能将受益匪浅。在成为一名忙碌的手术医师多年之后，从精神上和心理上学习新东西将变得更加困难。

- 飞秒激光的新特性：屈光指数重塑。在投入大量资金后，没有人会期望屈光指数重塑将使用同一台机器。我们希望并相信现在学习 FLACS 有利于将来过渡到飞秒激光屈光指数重塑，这将是眼前段手术的下一个大事件。

在"13 光调节性人工晶状体"中讨论的光调节性人工晶状体（light adjustable lens，LAL）目前仍存在一些问题：硅胶晶状体材料的局限性、锁定时间以及锁定后不可改变。据报道：飞秒激光能够在不改变 IOL 形状的情况下，通过改变 IOL 的屈光指数而改变其屈光力，这称为屈光指数重塑[11]。目前有两家公司正在评估这项技术：Clerio Vision 与纽约罗切斯特大学的研究人员合作，Perfect Lens 与犹他大学合作。这项技术能够在没有任何特定传送装置（例如 LAL 使用的光传送装置）的情况下改变现有植入的疏水性和亲水性丙烯酸材料 IOL 的屈光指数（Alcon，Johnson and Johnson Vision，B&L. etc.）；由于没有锁定的窗口期，这项技术可以在任何时间使用，还可以来回重复多次使用[12, 13]。每一次处理都只作用于 IOL 内非常薄的一层，因此可以进行多次调整和再处理[11, 13]，甚至还可以在不影响原质量的基础上将多焦点 IOL（multi-focal IOL，MFIOL）变回单焦点 IOL[11, 12, 13, 14]。该技术的精确度达到 0.01 D，可变范围达 10 D 以上。除近视、远视、散光等低阶像差外，还可用于治疗高阶像差[11]。兔子动物实验显示术后 6 个月兔眼无明显的炎症或毒性反应。

更令人兴奋的是，飞秒激光不仅可以改变 IOL 的屈光力，还可以用相同的屈光指数重塑机制改变人类角膜和隐形眼镜的屈光力[11]。它既不会显著影响角膜神经，也不会激发明显的伤口愈合反应。激光可以重塑角膜。例如，"它将部分水分从局部角膜基质中移除"，从而改变角膜的屈光指数[15]。此外，任何角膜处理都可以放在非常薄的一层，以便在未来随着屈光状态的改

变可以连续进行多次治疗。这对于屈光状态随着年龄增长而逐渐改变的儿童尤其有用。2018 年，在对 27 只眼进行首次人体研究的 3 个月随访中，结果显示"非常安全"[15]。所有的眼睛看起来都很清澈，没有出现炎症、瘢痕或角膜混浊的迹象。患者在矫正近视力提高的同时远视力也没有减退[15]。目前，研究人员正在尝试优化这项技术的主要缺点——缩短治疗时间[15]。

17.6　FLACS 与传统白内障手术相比有哪些特有优势

- 见图 17.2。
- 与手动角膜缘松解切口术（limbal relaxing incision，LRI）相比，飞秒激光弧形角膜切开术（arcuate keratotomy，AK）在切开深度的一致性、切口定位、切口构造、可重复性和安全性（穿孔机会较小）等方面具有优势。
- 对于 FLACS 角膜基质内切削的 AK，如果散光矫正不足，还有操作的余地。患者的疼痛 / 异物感也较弱，术后感染的风险也较低。研究表明，飞秒 AK 是安全有效的[16, 17]，

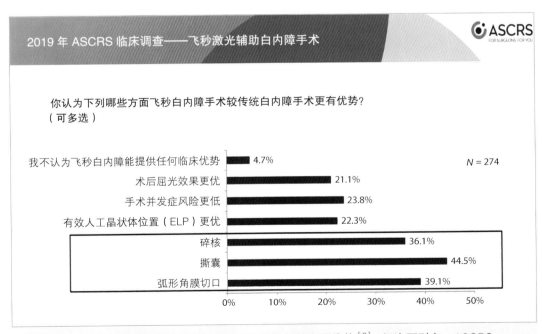

图 17.2　2019 年 ASCRS 临床调查。FLACS 能提供的主要优势[2]。经许可引自：ASCRS

其结果优于手动 LRI[16]。据报道，飞秒激光 AK 能有效治疗小于 1 D 的低度散光。Wortz 等的一项前瞻性研究[18]（224 例患者）结果显示：尽管飞秒激光 AK 组术前散光较高，但接受飞秒激光 AK 的患者术后平均残余散光明显低于常规组（未行散光矫正）。飞秒激光 AK 组的术后裸眼远视力（uncorrected distance vision，UCDVA）达到 20/20 的比例为 62%，而常规组这一比例为 48%。

- FLACS 制作的基质层 AK 为术中散光欠矫提供了调整的机会（视频 6.1）。如果地形图和主觉验光都显示欠矫，术后数月可以在诊室轻松安全地使用裂隙灯完成散光矫正。

- 对于 Toric 人工晶状体，可以使用飞秒激光在陡峭轴上制造角膜标记，而无须在术中使用第二种仪器做标记。LENSAR 激光系统的专有 Streamline 软件与 IntelliAxis 飞秒激光前囊膜切开技术可以在陡峭轴上创建永久的、生物力学稳定的囊膜标记，以指导术中和术后 Toric 人工晶状体轴位的对齐。术前诊断性数据可从 Pentacam 或 Cassini 眼前节分析仪无线传输到 LENSAR，避免了转输错误和眼球旋转的影响。LENSAR 的 IntelliAxis 飞秒激光前囊膜切开技术使用虹膜定位引导系统，囊膜上的标记可以使 Toric 人工晶状体在 IOL 平面与散光轴精准对齐，这是人工标记或术中像差测量无法比拟的（图 17.3）。轴位标记在囊膜上，将消除角膜上或角膜内标记的视觉误差。Toric 人工晶状体的移位和旋转主要发生在术后第 1 小时内，因此术后仍然可见的囊膜标记可以起到很大的作用。研究表明 LENSAR IntelliAxis 制作的前囊膜切开的安全性和可扩展性与标准飞秒激光制作的前囊膜切开一样好[19]。

- Visco 及其同事在 2020 年 ASCRS 上报道了一项评估 IntelliAxis 在 36 例植入 Toric 人工晶状体患者中的作用的前瞻性研究。研究发现：术后 6 周的散光从术前平均 2.07 D ±

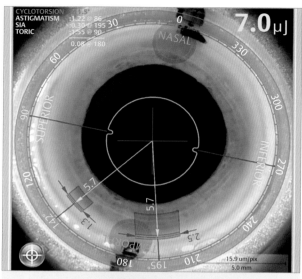

图 17.3　LENSAR 激光系统的专有 Streamline 软件及 IntelliAxis 飞秒激光前囊膜切开技术。经许可引自：LENSAR

0.79 D 显著降低至平均残余散光-0.12 D ± 0.19 D（P < 0.001）。所有眼睛（100%）的术后散光均≤ 0.50 D。根据晶状体囊膜标记确认 Toric 人工晶状体的旋转稳定性，结果显示没有任何一眼发生人工晶状体偏位及其他不良事件[20]。

- FLACS 可以制作近乎完美的撕囊口。撕囊口太小会增加手术的操作难度，并增加术后囊袋收缩的风险。撕囊口太大则不能 100% 覆盖 IOL 的光学区边缘，从而导致散光增加。尤其是当白内障手术结束时，如果玻璃体压力高，会向前推动 IOL 导致光学区倾斜，影响 IOL 的有效晶状体位置（effective lens position，ELP）。太大的撕囊口也与较高的后囊混浊率相关[21]。撕囊口通常以扩大后的瞳孔为中心，但这样的居中性也存在争议。虽然 FLACS 能够控制连续环形撕囊（continuous curvilinear capsulorrhexis，CCC）的大小、形状和位置，但它可能没办法做到完美的居中。如果激光机能够将晶状体的位置和尺寸成像，再将 CCC 基于此定位，则能获得更好的居中性。位于扩大后的瞳孔中心不等于位于视轴中心。从这个角度来看，

Zepto 精密脉冲式前囊膜切开术（Centricity Vision）可以提供更好的居中性[22]。Zepto 装置的中心可与浦肯野像对齐，然后开启并激活负压。

- 飞秒激光可以在原先机化皱缩的前囊口中产生新的前囊膜切开口。

可以从以下网址观看在机化皱缩的前囊口使用飞秒激光辅助 IOL 置换的演示录像：https://youtu.be/35ZiIIBE8CQ。该患者在植入 MFIOL 术后 2.5 年被确诊患有干性年龄相关性黄斑变性（dry age-related macular degeneration，ARMD）和上皮基底膜营养不良（epithelial basement membrane dystrophy，EBMD），植入的 MFIOL 则变得没有作用。以往需要把囊袋内的纤维化组织都剥除后才能用机械方法扩大或制作新的撕囊口，但飞秒激光在这方面做得很好。该患者的术前最佳矫正视力为 20/40，置换成常规人工晶状体后，其视力提高到 20/25。

- 浅 前 房（shallow anterior chamber）。FLACS 对浅前房患者更具优势，尤其是合并硬核的病例。因为前房浅，操作空间小，发生前囊撕裂和角膜内皮损伤的概率较高。
- 角膜内皮营养不良和硬核白内障。减少有效的超声乳化时间和累积耗散能量可使 Fuchs 角膜营养不良和硬核白内障患者的手术更安全。
- 全白白内障是一种特殊的类型，可以从 FLACS 中获益。

17.7 所有的全白白内障都适合 FLACS 吗

全白白内障，尤其是前囊向前隆起的膨胀型白内障，是 FLACS 的理想选择，可以更安全地进行撕囊口的制作。膨胀期白内障的晶状体内压力高于前房内压力。当手动开始撕囊时，这种向前的推动力会导致囊膜撕裂，在锥虫蓝（台盼蓝）染色下呈现阿根廷国旗征。混浊的液化皮质可能会涌入前房并阻挡手术医师的视线。虽然可以通过使用黏弹剂（ophthalmic viscosurgical device，OVD）使前房内的压力高于晶状体内的压力，但在切口太大或主切口被无意中抬起的情况下，这种压力的动态平衡很快就会被打破，经验不足的手术医师经常会遇到这种情况。

过熟期白内障有时可能会出现前囊膜切开不完整的情况，因为乳白色液化皮质的释放会干扰激光的作用，但加快激光速度会带来不同的效果，增加激光能量也会有帮助。Chao 和 Page[23] 在 2020 年 ASCRS 上发表了一项有趣的研究。作者使用慢镜头摄像技术记录了膨胀型白内障前囊撕裂的时间，从撕囊器械接触囊膜开始，到撕囊口裂出瞳孔缘为止，并将其与飞秒激光囊膜切开的时间进行比较。记录结果显示：11 例患者的平均前囊撕裂时间为（12.95 ± 10.05）秒，记录到的最快撕裂在 1.53 秒内发生，而飞秒激光可以在 1.1 秒内完成前囊膜切开（Catalys，Johnson & Johnson，与 Tim Page 博士的个人交流）。该研究表明前囊撕裂不是瞬时发生的，即使是最快的撕裂也比飞秒激光前囊切开所需的时间长。

新加坡国家眼科中心进行了一项应用 Victus 飞秒激光平台（Bausch+Lomb，Munich，Germany）治疗全白白内障的前瞻性连续病例研究（54 例患者 58 只眼）[24]。全白白内障类型包括干性全白型（24 只眼）、膨胀型（28 只眼）和过熟型（6 只眼）。58 只眼中有 10 只眼（17.2%）出现前囊膜切开不完整。在 38 只眼中尝试进行预劈核，只有 31 只眼（81.6%）预劈核有效或部分有效。对于全白膨胀型白内障，高含水量会使劈核变得困难。该研究未发生前囊或后囊撕裂的情况。术后 1 个月的 LogMAR 最佳矫正视力为 0.073（SD 0.09）。过熟期白内障和晶状体厚度是晶状体前囊切开不完全的危险因素。作者认为过熟期白内障不是 FLACS 的适应证，其解剖学形态以及囊内乳白色液体不适合进行激光治疗。晶状体厚度被认为是前囊膜切开不完整的一个重要危险因素。膨胀型晶状体中的液体量是一个可以改变的因素。对于全身条件允许的患者，作者建议在激光手术前 30 分钟至 1 小时内常规静脉滴注 20% 甘露醇，以减少晶状体厚度和囊袋内压力。这可能有助于延缓液化晶状体皮质排出到前房中的速度，从而降低前囊膜切开不完整的风险[24]。

2019 年 JCRS 发表了一项关于中国全白白内障的前瞻性连续非随机对照队列研究（132 只眼，每组 66 只眼）[25]。常规白内障手术组的前囊膜撕裂发生率明显比 FLACS 组高（12.1% vs 0）。6 例 FLACS 患者出现前囊膜切开不完整。常规组后囊破裂和玻璃体丢失的发生率也较高，虽然并无统计学意义。其他研究[1, 26]还表明，飞秒激光可以成功地被应用于全白白内障、棕褐色白内障和伴有悬韧带病变的白内障。

17.8 如果对接倾斜会发生什么

- 轻微倾斜通常不会失去负压吸引。如果对接过度倾斜，可能会造成负压脱失。
- 对接倾斜会影响 AK 的对称性。
  图 17.4 由于对接倾斜，术后将导致不规则散光和高阶像差的增加。
- 偏中心的对接将影响前囊膜切开口的居中性。带有邮票式边缘的不平滑前囊膜切开可能是对接倾斜的结果。邮票式边缘也可能是角膜褶皱引起。液体界面接口比曲面隐形眼

镜接口引起角膜褶皱的可能性更小[1]。
- 对接倾斜也会带来激光照射后囊的风险。
- 在对接膨胀期全白白内障时，重要的是避免晶状体倾斜，才能避免不完整或椭圆形囊膜切开甚至囊膜撕裂的风险。

17.9 FLACS 的禁忌证 / 相对禁忌证是什么

- 严重的角膜病变，如瘢痕、角膜血管翳、翼状胬肉。
- 与传统白内障手术不同，飞秒激光需要精确和稳定的固定距离，因此不能在 FLACS 中使用软垫。患有严重颈部问题或严重脊柱后凸的患者应视为相对禁忌证。能够平躺并保持几分钟静止也是必要的。
- 睑裂狭小导致对接困难。
- 对于非常紧张的患者，对接是一种挑战。如果患者拒绝表面麻醉而要求全身麻醉进行白内障手术，那么该患者绝不能成为 FLACS 的候选者。
- FLACS 引起的眼压升高虽然没有 LASIK 手术时那样高[27]，但 FLACS 对青光眼患者的

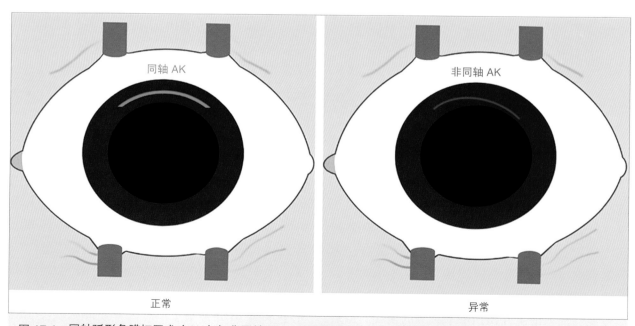

图 17.4 同轴弧形角膜切开术（AK）与非同轴 AK。对接倾斜会导致非同轴的 AK

安全性仍有待研究。与曲面隐形眼镜接口相比，液体界面接口较少引起眼压升高[1]。

* 小瞳孔患者不适合用 FLACS 进行晶状体前囊膜切开和预劈核，但这些患者仍然可以利用飞秒激光进行弧形角膜切开和制作角膜切口。

17.10 如果患者鼻梁高挺，无法进行对接，应该怎么办

对于鼻梁高挺的患者，需要将患者的面部稍微偏向一侧，以便手术眼可以对接。值得注意的是，当稍微转动患者面部时，必须让患者看一下固定灯，以确保对接保持垂直、居中且没有倾斜。

17.11 如果激光发射时发生负压脱失，应该怎么办

幸运的是，这种情况很少发生。如果发生负压脱失，应立即松开脚踏。如果在囊膜切开时发生负压脱失，则应手动完成撕囊。如果患者在手术过程中转动眼睛，即使对接良好也可能会发生负压脱失。在 LenSx 平台，眼睛和接口之间的小气泡通常不影响对接，但如果存在大气泡则需要重新对接。多余的结膜组织可能是负压脱失的一个危险因素。

17.12 激光制作主切口和侧切口的优缺点是什么

使用激光可以很好地制作复杂的三平面切口。主切口的制作是不完全的，所以不需要担心常规的消毒过程。基于此，建议初学者手工制作主切口和侧切口。

相比激光制作的切口，许多手术医师仍然喜欢手工制作切口。在撰写本文时，作者肯定更喜欢手工切口。2019 年 3 月 *Review of Ophthalmology* 的年度调查显示：只有 41% 的被调查者使用飞秒激光制作主切口，而只有 33% 的被调查者使用飞秒激光制作侧切口[28]。手工切口对切口与角膜缘血管弓的位置关系控制得更准确。随着未来成像技术的进步，激光制作的切口位置有望变得更好，但目前切口并不总是能做在理想的位置上；这些切口要么太靠内，要么太靠外。太靠内的切口会影响术中操作，导致术后像差更大；而如果切口太靠外，激光则无法精准操作，易导致出血和术中结膜水肿。在定位透明角膜切口时，明显的老年环可能会干扰角膜缘的识别，导致切口位置过于靠内，增加手术的难度[1]。倾斜的眼位或对接也可能会影响切口的准确定位。最近一项前瞻性随机研究显示：激光术后 1 天和 1 周的切口水肿明显多于手工切口[29]。该研究也显示：飞秒激光组术后 1 天、1 周、1 个月和 3 个月的术源性散光（surgically induced astigmatism，SIA）明显高于手工组，作者认为激光组 SIA 增加的原因是切口位置变化更大且从切口到角膜顶点的距离更近，尽管根据研究方案，作者已经有意将切口放置在了尽可能靠周边的位置。

在飞秒激光步骤完成后，应根据患者头位、眼眶解剖以及是否存在弧形角膜切开口，在显微镜下确定侧切口的最佳位置。这样做可能更安全，手术医师的姿势也更舒适。

17.13 激光导致瞳孔缩小应该怎么办

众所周知，FLACS 可导致瞳孔缩小，这主要是前列腺素释放增加所致[1, 26, 30]。飞秒激光的所有步骤都会导致瞳孔缩小，但前囊膜切开是最主要的原因[30]。以下方法可用于减轻瞳孔缩小的程度。

* 术前几天局部应用非甾体抗炎药。
* 只要患者没有心血管禁忌证，如血压升高和（或）心动过速，飞秒激光操作后立即局部点 10% 苯肾上腺素滴眼液。
* 前房内注射 1.5% 不含防腐剂的苯肾上腺素 / 1% 利多卡因（JCB Laboratories，Wichita，Kansas）。

- 平衡盐溶液（balanced salt solution，BSS）灌注瓶中添加 Omidria（0.3% 酮咯酸和 1% 肾上腺素）。Omidria 是获 FDA 批准的唯一可用于白内障手术中预防瞳孔缩小的药物[31]。
- 尽量缩短飞秒激光和白内障摘除的时间间隔。

17.14 如果看到邮票式的不完整 CCC，可以使用哪些特殊技术

如果存在前囊膜赘片，前房变浅会导致囊膜放射状撕裂。因此，首先通过侧切口用钝性针头将 OVD 填充并维持前房，然后将针头推进到前囊中央，下压针头的尖端。这个下压的操作[32]使前囊膜瓣收缩，然后将它轻柔地向中心拉，使前囊膜瓣的游离缘与周围的囊膜 360° 完全分离。如果存在前囊膜赘片，该操作也可以识别赘片的位置，通常还能将赘片从周边囊膜上游离出来，避免造成放射状撕裂。另外一种方法是在主切口完成后，用 OVD 填充前房，然后使用 Utrata 撕囊镊在中央前囊进行下压操作。

17.15 对于 FLACS 患者的水分离，应该特别注意什么

飞秒激光产生的囊袋内气泡会导致囊袋内压力升高。水分离将进一步增加额外的液体量，使囊袋内压力剧增，从而增加囊袋阻滞综合征

（capsular block syndrome，CBS）发生的风险。如果晶状体核和晶状体皮质阻塞前囊口，导致水分离过程中囊袋内的液体潴留，囊袋内压力剧增将引发 CBS，最终导致后囊膜破裂。飞秒激光导致囊袋内产生气泡时，CBS 及坠核的发生概率更高。轻轻摇动晶状体核就可以使气泡排出。缓慢轻柔的水分离操作可以减少 CBS 的发生。对于浅前房的患者，关键的是不要过度进行水分离，否则前房会变得更浅。一些手术医师利用囊袋内气泡进行气分离，就无须进行水分离；但如果分离不完全则可能会损伤悬韧带。

17.16 为什么在 FLACS 中抽吸皮质更困难？对于皮质抽吸，应该怎么做

FLACS 中的皮质抽吸可能比常规白内障手术更困难，因为激光同时截断了晶状体前囊膜下的皮质与前囊膜，导致该层皮质与截囊口边缘融合在一起。增加抽吸力可能有助于清除融合的皮质，但应尽量轻柔地操作，避免因抽吸力增加而对悬韧带施加拉力。JCRS 报道了一种被称为"第二波水分离"的技术，该技术有利于皮质的清除[33]。在高倍镜下，寻找皮质和囊膜之间的缝隙，然后进行第二波水分离。在大多数情况下，没有必要使用这种第二波水分离技术。采用双手法 I/A 在 FLACS 病例中非常有用。

（陈佳惠 译，方艳文 卢奕 审校）

参考文献

[1] Agarwal A, Jacob S. Current and effective advantages of femto phacoemulsification. Curr Opin Ophthalmol. 2017; 28(1): 49−57

[2] 2019 ASCRS Clinical Survey. ASCRS Database

[3] Logothetis HD, Feder RS. Which intraocular lens would ophthalmologists choose for themselves? Eye (Lond). 2019; 33(10): 1635−1641

[4] Yeu E. Surgeons hold strong opinions for and against FLACS vs. manual cataract surgery. Ocular Surgery News. Published July 3, 2018. Accessed January 28, 2021. https://www.healio.com/news/ophthalmology/20180629/surgeons-hold-strong-opinions-for-and-against-flacs-vs-manual-cataract-surgery

[5] Conrad-Hengerer I, Al Sheikh M, Hengerer FH, Schultz T, Dick HB. Comparison of visual recovery and refractive

stability between femtosecond laser-assisted cataract surgery and standard phacoemulsification: six-month follow-up. J Cataract Refract Surg. 2015; 41(7): 1356−1364

[6] Mursch-Edlmayr AS, Bolz M, Luft N, et al. Intraindividual comparison between femtosecond laser-assisted and conventional cataract surgery. J Cataract Refract Surg. 2017; 43 (2): 215−222

[7] Manning S, Barry P, Henry Y, et al. Femtosecond laser-assisted cataract surgery versus standard phacoemulsification cataract surgery: study from the European Registry of Quality Outcomes for Cataract and Refractive Surgery. J Cataract Refract Surg. 2016; 42(12): 1779−1790

[8] Popovic M, Campos-Möller X, Schlenker MB, Ahmed II. Efficacy and safety of femtosecond laser-assisted cataract

surgery compared with manual cataract surgery: a meta-analysis of 14,567 eyes. Ophthalmology. 2016; 123(10): 2113−2126

[9] Roberts HW, Wagh VK, Sullivan DL, et al. A randomized controlled trial comparing femtosecond laser-assisted cataract surgery versus conventional phacoemulsification surgery. J Cataract Refract Surg. 2019; 45(1): 11−20

[10] Kolb CM, Shajari M, Mathys L, et al. Comparison of femtosecond laser-assisted cataract surgery and conventional cataract surgery: a meta-analysis and systematic review. J Cataract Refract Surg. 2020; 46(8): 1075−1085

[11] Stuart A. Cataract innovations. EyeNet. American Academy of Ophthalmology. 2018: 43−47

[12] Kent C. New high-tech IOL options in the pipeline. Rev Ophthalmol. 2018; 25: 12−16

[13] Mamalis N, Lindstrom R, Chang D, et al. Refractive Index Shaping of IOLs with Femtosecond Laser. Presented at American Society of Cataract & Refractive Surgery Master Class in Refractive Cataract Surgery 20/Happy in 2020. December 5, 2020. https://ascrs.org/20 happy

[14] Waring GO, Gouvea L. Modifiable intraocular lens technology with light adjustment and refractive index shape changing. Cataract & Refractive 360. 2018; 3(2): 1−5

[15] MacRae SM. Femtosecond laser-induced refractive index change may lead to paradigm shift in refractive correction. Ocular Surgery News. 2019: 9. https://www.healio.com/news/ophthalmology/20190702/femtosecond-laserinduced-refractive-index-change-may-lead-to-paradigm-shift-in-refractive-correction

[16] Roberts HW, Wagh VK, Sullivan DL, Archer TJ, O'Brart DPS. Refractive outcomes after limbal relaxing incisions or femtosecond laser arcuate keratotomy to manage corneal astigmatism at the time of cataract surgery. J Cataract Refract Surg. 2018; 44(8): 955−963

[17] Visco DM, Bedi R, Packer M. Femtosecond laser-assisted arcuate keratotomy at the time of cataract surgery for the management of preexisting astigmatism. J Cataract Refract Surg. 2019; 45(12): 1762−1769

[18] Wortz G, Gupta PK, Goernert P, et al. Outcomes of femtosecond laser arcuate incisions in the treatment of low corneal astigmatism. Clin Ophthalmol. 2020; 14: 2229−2236

[19] Teuma EV, Gray G, Bedi R, Packer M. Femtosecond laser-assisted capsulotomy with capsular marks for toric IOL alignment: Comparison of tensile strength with standard femtosecond laser capsulotomy. J Cataract Refract Surg. 2019; 45(8): 1177−1182

[20] Visco DM, Hill WE, McKee Y. Prospective Evaluation of Iris Registration-Guided Femtosecond Laser-Assisted Capsular Marks for Toric IOL Alignment during Cataract Surgery. Paper presented at Annual Meeting of the American Society of Cataract & Refractive Surgery; May 16−17, 2020. https://ascrs.confex.com/ascrs/20am/meetingapp.cgi/Paper/64629

[21] Kovács I, Kránitz K, Sándor GL, et al. The effect of femtosecond laser capsulotomy on the development of posterior capsule opacification. J Refract Surg. 2014; 30(3): 154−158

[22] Devgan U. Centration of capsulorhexis an important part of cataract surgery. Ocular Surgery News. Published August 19, 2019. Accessed April 24, 2021. https://www.healio.com/news/ophthalmology/20190814/centration-of-capsulorrhexis-an-important-part-of-cataract-surgery

[23] Chao JT, Page TP. Slow Motion Videography and Timing of Manual Anterior Capsular Tear Outs in Intumescent Cataracts Compared to Femtosecond Capsulotomy Speed. Paper presented at Annual Meeting of the American Society of Cataract and Refractive Surgery; May 16, 2020

[24] Chee SP, Chan NSW, Yang Y, Ti SE. Femtosecond laser-assisted cataract surgery for the white cataract. Br J Ophthalmol. 2019; 103(4): 544−550

[25] Zhu Y, Chen X, Chen P, et al. Lens capsule-related complications of femtosecond laser-assisted capsulotomy versus manual capsulorhexis for white cataracts. J Cataract Refract Surg. 2019; 45(3): 337−342

[26] Taravella MJ, Meghpara B, Frank G, Gensheimer W, Davidson R. Femtosecond laser-assisted cataract surgery in complex cases. J Cataract Refract Surg. 2016; 42(6): 813−816

[27] Trikha S, Turnbull AMJ, Morris RJ, Anderson DF, Hossain P. The journey to femtosecond laser-assisted cataract surgery: new beginnings or a false dawn? Eye (Lond). 2013; 27(4): 461−473

[28] Bethke W. Cataract surgeons eye new techniques. Rev Ophthalmol. 2019; 26: 46−49

[29] Zhu S, Qu N, Wang W, et al. Morphologic features and surgically induced astigmatism of femtosecond laser versus manual clear corneal incisions. J Cataract Refract Surg. 2017; 43(11): 1430−1435

[30] Schultz T, Joachim SC, Stellbogen M, Dick HB. Prostaglandin release during femtosecond laser-assisted cataract surgery: main inducer. J Refract Surg. 2015; 31(2): 78−81

[31] Osher RH, Ahmed IK, Demopulos GA. OMS302 (phenylephrine and ketorolac injection) 1%/0.3% to maintain intraoperative pupil size and to prevent postoperative ocular pain in cataract surgery with intraocular lens replacement. Expert Rev Ophthalmol. 2015; 10(2): 91−103

[32] Arbisser LB, Schultz T, Dick HB. Central dimple-down maneuver for consistent continuous femtosecond laser capsulotomy. J Cataract Refract Surg. 2013; 39(12): 1796−1797

[33] Lake JC, Boianovsky C, de Faria Pacini T, Crema A. Second-wave hydrodissection for aspiration of cortical remains after femtosecond laser-assisted cataract surgery. J Cataract Refract Surg. 2018; 44(6): 677−679

18 人工晶状体计算公式
Intraocular Lens Formulas

Fuxiang Zhang, Alan Sugar, and Lisa Brothers Arbisser

摘要

如果说屈光性白内障手术的目标是达到屈光目标，那么非常重要的就是要熟悉人工晶状体计算公式。本专题旨在从临床实践的角度帮助初学者整理出当前最常用的公式。基于文献中已发表的同行评议研究，本专题列出并讨论了三种情况下的公式：非散光人工晶状体、Toric 人工晶状体以及有角膜屈光手术史的公式。基于诸如眼轴长度（长或短）、角膜曲率（陡峭或平坦）和前房深度（深或浅）等参数，我们总结了每种情况的最佳公式，以便我们的读者在实践中可以根据情况进行相应地调整。除了在每种临床场景下推荐提供最佳结果的公式外，我们还介绍了一个快速简便的心算公式，从而在常规白内障手术中避免由于人工晶状体选择而导致的屈光异常。

关键词

人工晶状体公式，Toric 人工晶状体公式，s/p LASIK/PRK/RK 术后的人工晶状体公式，Barrett Universal II 公式，Hill-RBF 公式，Barrett Toric 公式，Barrett True-K 公式，屈光性白内障手术

18.1 引言

自 1967 年，Fyodorov 教授提出第一个 IOL 理论计算公式至今，已经有大量的 IOL 度数计算公式发展起来并被应用于临床[1]。IOL 计算公式的选择是 IOL 度数计算不准确的四大潜在来源之一[2]，其他三种来源分别是角膜曲率测量、眼轴测量和有效晶状体位置（effective lens position，ELP）预测，而 ELP 的预测仍是我们目前难以攻克的问题。

与设备不断在更新换代一样，新一代的公式通常比过去的公式好，但也并不总是如此。那么面对这么多的公式选择，临床实践中我们应该用哪一种呢？这个选择受到许多因素影响，包括同行评审研究报道的优越性、特定眼轴长度、角膜曲率、前房深度、含内置公式的特定生物测量设备、便利性、个人经验等。

许多年轻医师应用的公式是他们在住院医师期间所学的，或者是在加入团队后与同事应用相同的公式。不难发现，一些医师还在用一些很久之前的公式，这在我们所处这个时代是几乎不应该的。为了所有人的利益，在实践中与时俱进是最好的做法。对于那些需要在新的实践中选择公式的医师，这一专题的内容将很有帮助。了解常见 IOL 公式的优缺点也对每一名白内障手术医师非常有帮助，因为你可以在某些特定情况下有目的地采用特定公式来优化结果。例如，如果 IOL Master 机器默认公式是 SRK-T，而患者角膜曲率 > 46.00 D，如果医师知晓已有研究指出在 K 值特别陡峭的患眼中，SRK-T 公式准确性最低，而 Hill-RBF 公式准确性最佳，那么他就可以用测量数据运行 Hill-RBF（径向基函数）公式。

值得注意的是，任何公式都离不开准确的测量和数据的合理输入；这也是我们用合适的生物测量仪和内置公式来防止数据输入错误的原因。另外，时刻谨记 "those who don't count, don't count"（没有梳理过的数据不可靠），意思是查看自己的数据和结果以确保我们没有脱离原来的目的非常重要。屈光结果就像航行的目的地，为了保持航向有时必须尝试和调整各种方式，类似地，定期优化调整个人的 A 常数可以让我们获得理想结果。

18.2　非散光矫正型 IOL 计算公式

对于过去几年，我们已经深刻体会人工智能（artificial intelligence，AI）如何改变我们的生活。大数据方法被证明在很多领域发挥越来越多价值。Hill-RBF 和 Kane 公式是 AI 在 IOL 计算领域的两个例子[3, 4]。仅依赖 AI 公式的缺点是，在某些罕见病例容易出现出乎预料的偏差。将来，我们期望 AI 公式有强大的优化能力，因为大数据会随着时间推移变得更庞大，突显其独特的妙处。应用精密光学生物测量仪和对原始数据仔细检查，据报道，Hill-RBF 公式在 21.0～29.0 mm 眼轴范围（多数集中在 22.50～24.50 mm）应用的预测准确性达 91%（在目标屈光度 ±0.50 D 以内）[5]。因为 ELP 难以预测，Hill-RBF 公式的算法不依赖 ELP 值，这就是该公式的优势[6, 7]。在短眼轴[8, 9]和 K 值陡峭（> 46.00 D）[10] 的情况下，Hill-RBF 公式是理想的选择之一。Hill-RBF 公式的第一个测试案例是我们的患者："碰巧，当 Hill-RBF 公式准备进行临床测试时，我遇到了一个很有挑战性的病例，需要决定使用哪种 IOL 度数，我咨询了 Warren，他第一次使用这个公式，结果在目标屈光度 0.25 D 以内。"

一项大样本回顾性研究[11]发表于 2016 年的 *Journal of Cataract & Refractive Surgery*（JCRS），其纳入 3 241 例患者，比较常用公式的 IOL 度数预测准确性：Barrett Universal Ⅱ、Haigis、Hoffer Q、Holladay 1、Holladay 2、SRK/T 和 T2，显示 Barrett Universal Ⅱ 公式在整个眼轴范围均表现出最低的平均绝对预测误差（P < 0.001）。总体上，Barrett Universal Ⅱ 公式的预测误差在 ±0.25 D、±0.50 D 和 ±1.00 D 范围内的比

例最高，它的优越性也被其他同行评审研究报道[9, 12, 13, 14, 15]。在过去几年，研究显示 Kane 公式结合了理论光学回归和 AI 组分[4]，并不亚于甚至优于 Barrett Universal Ⅱ 公式[4, 16]。

一项发表于 2018 年 2 月 *Ophthalmology* 的研究纳入了 18 501 只眼[17]，比较 7 种常见公式的准确性：Barrett Universal Ⅱ、SRK/T、Hoffer Q、Haigis、Holladay 1、Holladay 2 和 Olsen 公式，研究应用 SN60WF（n=13 301）和 SA60AT（n=5 200）IOL，术前生物测量采用 Lenstar 900（Haag-Streit），研究对象单眼入组，最佳矫正视力 < 0.5 者被排除。如果将 Hill-RBF 公式纳入比较，大约 15% 的患者会被排除，因此 Hill-RBF 公式没有被纳入比较。该研究得出结论：总体上，Barrett Universal Ⅱ 公式在 SN60WF 和 SA60AT 植入术后屈光预测的准确性最高（P < 0.001）。

- 对于短眼轴（< 22.50 mm），Barrett 公式的平均绝对预测误差最低，和预期不同的是，这项研究也表明在短眼轴中，Hoffer Q 公式（既往被用于短眼轴）对于这两种 IOL 模型的平均绝对预测误差最高。这一发现与 Kane[11]、Cooke 和 Cooke[13] 和 Gökce[6] 的研究一致。
- 对于长眼轴（> 25.50 mm），Olsen 公式的平均绝对预测误差最低，而 Holladay 1 和 Hoffer Q 的平均绝对预测误差最高。
- 对于扁平或陡峭 K，SRK-T 公式的结果最差。

与正常眼轴眼和长眼轴眼相比，短眼轴眼通常更难达到准确的目标屈光度，因为 ELP 的预测在短眼轴中更具挑战性；高 IOL 度数和 IOL 与视网膜间相对短的距离也在预测误差中扮演重要角色。一项研究表明，术后 ACD 0.25 mm 的测量误差，在眼轴为 30.0 mm 的眼中会导致 0.1 D 的误差，在眼轴为 20.0 mm 的眼中会导致 0.5 D 的误差[18]。对于 IOL 度数特别高的情况，囊袋内 IOL 每向前移动 0.1 mm 可产生 1.0 D 的屈光误差[19]。短眼轴眼术后容易发生近视漂移，一些

早期研究表明 Hoffer Q 公式在短眼轴中计算结果可靠[20, 21]，而一项最近的回顾性病例分析[6]纳入了眼轴 ≤ 22.0 mm 的 67 例患者的 86 只眼，比较了 7 个常见公式（Barrett Universal Ⅱ、Haigis、Hill-RBF、Hoffer Q、Holladay 1、Holladay 2 和 Olsen），研究表明，当平均算数屈光预测误差在每一个公式调整到 0 时，中位绝对误差在 7 种公式之间没有统计学差异，但如果像我们临床应用时那样不调整到 0，Hill-RBF 公式的中位绝对误差比 Hoffer Q 公式显著更低。另一项澳大利亚研究[9]纳入了 400 例 SN60WF IOL 植入术患者，发现 Hill-RBF 和 Barrett Universal Ⅱ 公式在短眼轴和长眼轴中平均计算误差最低，Barrett Universal Ⅱ 公式在所有眼轴范围内出现屈光意外（比预测误差超出 1 D 以上）的比例最低[9]。最近一项研究表明，Kane 公式在短眼轴中 IOL 度数 ≥ 30 D 时准确性最高[22]。

过于陡峭（> 46.00 D）和偏平（< 42.00 D）的 K 值也总是准确预测度数的一项挑战。最近一项以色列的回顾性研究比较了常见的第三代、第四代 IOL 计算公式，纳入 171 只眼（79 只眼平均 K 值 > 46.00 D，92 只眼平均 K 值 < 42.00 D），研究显示 Barrett Universal Ⅱ 公式在平均 K 值 < 42.00 D 的患者中预测准确性最高（预测误差在 ± 0.50 D 范围内占 96.7%），而 Hill-RBF 公式在平均 K 值 > 46.00 D 的患者中预测准确性最高（预测误差在 ± 0.50 D 范围内占 100%）[10]。将 Hill-RBF 公式在短眼轴与陡峭 K 值的高预测性联系起来并不奇怪，因为短眼轴眼常常伴有陡峭 K 值。

让我们看看前房深度（anterior chamber depth，ACD）的影响。最近一项研究[14]纳入 270 只正常眼轴眼（22.0~25 mm），术前采用 Lenstar LS-900（Haag-Streit）进行生物学测量，人工晶状体植入均为 Johnson & Johnson Vision 公司的 ZCB00 或 ZCT IOL，研究表明，如果 ACD 在正常范围（3.01~3.49 mm），Barrett Universal Ⅱ、Haigis、Hoffer Q、Holladay 1 及 2、Olsen PV、Olsen OLCR 和 Hill-RBF 8 种公式之间准确性没

有显著差异；而在浅前房组（ACD ≤ 3.0 mm）和深前房组（ACD ≥ 3.50 mm），与 Haigis 和 Holladay 2 公式相比，Barrett Universal Ⅱ 公式的中位绝对误差（median absolute error，MAE）显著更低，而误差在 ± 0.25 D 范围内的比例显著更高；在浅前房患者中，Barrett Universal Ⅱ 公式误差在 ± 0.50 D 范围内的比例比 Hoffer Q、Holladay 1 和 Olsen OLCR 公式更高，MAE 比 Hoffer Q、Hill-RBF 和 Olsen OLCR 公式更小；此外，在深前房患者中，Barrett Universal Ⅱ 公式的 MAE 比 Hoffer Q 公式更小；该研究中 Hill-RBF 公式最佳结果出现在正常 ACD 组[14]。

无论计算方法如何，玻璃体切割联合白内障摘除术后眼的屈光结果都比未手术眼的屈光结果变化大[23]。一项回顾性研究纳入 2013—2017 年 57 例患者的 61 只眼，发现这类患者术后结果相比于预测变化更大且偏向远视。玻璃体切割术后眼容易出现远视结果的一种可能的解释是玻璃体的缺少导致 IOL 位置偏后。人工晶状体 ELP 倾向于偏后，因此为了达到目标屈光度应该选择略高一些的 IOL 度数[24]。在玻璃体切割术后患者中，术后预测误差在 ± 0.50 D 范围内的比例最高的公式为 Holladay 2（60.4%）。除了 Wang/Koch adjusted Holladay 1 和 Wang/Koch adjusted SRK/T 公式，包括 Barrett 和 Hill-RBF 公式在内的所有公式在这类患者中的预测屈光度和实际屈光度之间均有显著差异[23]。悬韧带的完整性也可能是影响 ELP 的另外一个潜在原因。黄斑病变如黄斑裂孔、黄斑前膜，因为其可能轻微影响眼轴长度，也可能会影响屈光结果，尤其白内障手术在视网膜手术之前进行，有时这种影响在中心视力很差的患者中并不是特别重要，但对于视力较好的患者这种影响是令人失望的。

18.3 Toric IOL 计算公式

近 10 年前，Koch 教授及其同事利用光线追踪技术，分析了 435 例患者的 715 只眼角膜情况，发现当角膜散光只基于前表面曲率计算时，

顺规散光（with-the-rule，WTR）组通常会过矫，逆规散光（against-the-rule，ATR）会欠矫[25]。Bayer 医学院同一团队进一步用 5 种不同的设备（IOLMaster、LenStar、Atlas、手动曲率计和 Galilei 联合 Placido-dual Scheimpflug 分析仪）测量了角膜散光，得出结论：在 Toric IOL 植入的 WTR 眼中，所有设备都表现出显著的 WTR 预测误差（0.5～0.6 D），而在 ATR 眼中，除了 Placido-dual Scheimpflug 分析仪，其他设备都表现出 WTR 预测误差（0.2～0.3 D）[26]。他们还发现，随着年龄增长，前角膜表面的陡峭轴从垂直方向逐渐向水平方向变化，从 WTR 向 ATR 变化。然而，大多数人群角膜后表面的陡峭轴并不会随着年龄出现类似的变化趋势，而是始终保持垂直方向[25]。因为后表面屈光力为负值，而前表面屈光力为正值，角膜后表面的垂直陡峭轴就使得 ATR 增加。当角膜散光只基于前表面计算，WTR 组平均过矫 0.5 D，ATR 组常常欠矫 0.3 D[26]。

现状的力量是强大的。在 2018 年 ASCRS 调查中，约 30% 的白内障手术医师在矫正散光时仍然没有将后角膜散光的影响纳入术前规划[27]，2018 年 ESCRS 调查中这一比例约为 35%[28]。教育项目帮助下，根据 2019 年 ASCRS 临床调查，该比例降至 21.4%[29]。

一项发表于 2017 年 JCRS 的研究[30]纳入 86 只眼，比较了 11 种 Toric 计算器 / 方法，表明 Barrett Toric 计算器和新 Alcon 计算器（均纳入后表面散光计算）的散光预测误差最低，不论是整体还是在 WTR 和 ATR 散光亚组。

通过引入后角膜散光的 Baylor 图进行相应校正后，Alcon Toric 计算器和 Holladay Toric 计算器均明显优于之前标准的 Alcon 和 Hollady Toric 计算器（P < 0.001），但结果均不如 Barrett Toric 计算器[31]。Barrett Toric 计算器不需要进一步用 Baylor 图校正，所以使用方便、节省时间。研究表明临床结果显著提高，使残留散光比之前标准的计算器的预期值有显著降低[32, 33, 34]。

随着 Barrett Toric 计算器的出现，例如 Pentacam 等直接测量角膜后表面的设备需求也变得不那么

重要[33, 34, 35, 36]。后角膜散光是很难测量的，难点在于角膜和房水之间折射率的细小差别以及缺乏验证测量数据的金标准[37]。这可能是对实际后角膜散光直接测量而得到的屈光结果并没有优于 Barrett Toric 计算器的原因[33, 34, 35, 36]。根据德国最近一项研究，在 IOLMaster700（Zeiss）和 Pentacam（Oculus）之间，总角膜屈光力测量数据仍然存在相当大的差异[38]。这表明了准确测量后角膜散光的困难。这对于那些无法获取常规屈光性白内障手术所有新的昂贵工具的医师来说是一个优势，尤其是那些刚完成住院培训的医师。然而，随着技术的进步，直接测量将成为大势所趋。

根据 2019 年 ASCRS 的调查，Barrett Toric 计算器是最常用的（图 18.1）。

18.4 用于有屈光手术史患者的公式

LASIK、PRK、RK 手术是近年主要的角膜屈光手术（除了矫正散光的弧形切口）。RK 在屈光手术发展史中扮演重要角色，是至 20 世纪 90 年代为止治疗近视患者的主要手段。准分子激光最初应用于角膜是为了产生更精确的 RK 切口，而不是用于表面消融或目前所用于激光辅助原位角膜磨削术（laser in situ keratomileusis，LASIK）[39]。20 世纪 80 年代及 90 年代，全世界数百万患者接受了 RK 治疗。仅在美国和加拿大就完成了 200 万余台手术[40]。在美国，从 2001 年至 2007 年，每年有 120 万至 140 万例屈光手术病例[41]。到 2009 年，全世界已经完成了 1 600 万台 LASIK 手术，仅在美国 LASIK 病例每年可高达 100 万例[42]。累计病例数庞大，而他们现在正逐渐成为我们的白内障患者，对白内障手术医师来说总是充满挑战。

一项纳入 21 只眼的研究比较了最常用的 7 种公式［Atlas 0-3、Barrett True-K、Barrett-True-K（No history）、Haigis L、Masket、Modified Masket 和 Shammas P-L］，研究人员在有 LASIK 或 PRK 治疗远视病史的患者中，分析了不同公式的预测

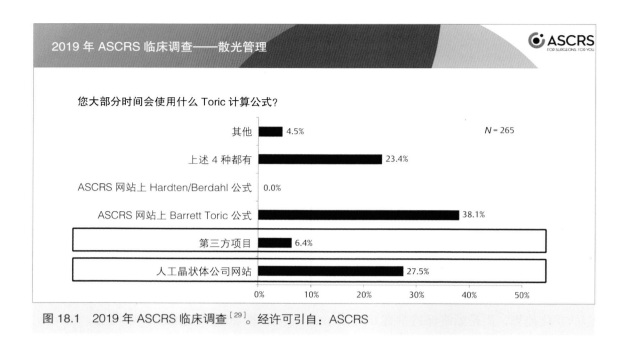

图 18.1 2019 年 ASCRS 临床调查[29]。经许可引自：ASCRS

屈光度 0.5 D 以内的百分比、中位绝对屈光预测误差的变化。就屈光预测而言，这 7 种公式在这些患者中应用的准确性没有显著差异[43]，美中不足的是该研究的样本量较小。

另一项纳入 44 例近视 LASIK 手术史患者（25 只眼）的连续性回顾性研究[44]采用 ASCRS 计算器的以下公式计算：Shammas、Haigis-L、Barrett True-K、Barrett No History、Masket、改良 Masket 公式，比较不同公式的平均预测误差、平均绝对误差（mean absolute error，MAE）和 ±0.5 D、±1.0 D、±1.5 D 和 ±2.0 D 范围内的百分比。这项研究表明，Shammas 和 Haigis-L 公式在 MAE 和 ±0.5 D 内的百分比方面表现最佳。同样，我们关注到该研究的样本量较小。

Haigis-L、Shammas 和 Barrett True-K（No History）是 RK 或 LASIK 术后患者 IOL 度数计算的可靠公式[45]。2020 年发表在 Ophthalmology 上的一项研究比较了 RK 术后（34 例患者的 52 只眼）7 种 IOL 度数计算方法准确性，并证明 Barrett True-K（history）公式具有最高的准确性[46]。最近发表在 2021 年 3 月刊 JCRS 上的一项研究对 107 例近视 LASIK 术后患者的 107 只眼进行了研究，指出 no-history IOL 公式的预测准确性取决于眼轴，Barrett True-K 公式在眼轴

< 28.0 mm 患者中准确性最高，Triple-S 在 28.0～30.0 mm 眼轴患者中准确性最高，而在眼轴 ≥ 30.0 mm 的患者中 Shammas-PL 公式最准确[47]。

研究纳入有近视 LASIK/PRK 和后续白内障手术史的 104 只眼，比较了 OCT 公式、Barrett True-K、Wang-Koch-Maloney、Shammas、Haigis-L 公式，得出结论："OCT 和 Barrett True-K 公式具备前景[48]。"

Serels 等在 2020 年 ASCRS 会议上汇报了一项回顾性研究[49]，探究用前角膜地形图和 Barrett True-K 公式是否与总角膜屈光力（total corneal power，TK）测量相当，以及术中像差测量是否为近视 LASIK 术后患者提供更好的结果。他们分析了近视 LASIK 术后 109 只眼，其中 46 只眼有可用的 TK。使用 TK 时，Wang-Koch 公式等效球镜屈光误差在 0.50～1.00 D 范围内的百分比最高，分别为 57% 和 87%。用前表面 K 值，Barrett True-K 公式在 0.50～1.00 D 范围内的百分比最高，分别为 64% 和 92%，但不明显优于用 TK 计算的 Wang-Koch 公式（McNemar 检验，$P > 0.2$）。对于 0.50 D 或 1.00 D 内的输出，基于 ORA 的预期平均等效球镜结果与 Barrett True-K 在 0.50～1.00 D 范围无显著差异（McNemar 检验，$P > 0.2$）。作者得出结论，在现有 LASIK

术后公式中使用测量的总角膜（TK）屈光力似乎没有帮助，公式本身可能需要调整以适用于 TK。用前表面角膜参数的 Barrett True-K 公式得到最佳结果，ORA 似乎没有实质性地改善球镜目标。

2020 年 ASCRS 另一项回顾性研究[50]比较了术中波前像差仪（intraoperative wavefront aberrometry，IWA）和现代 IOL 公式的准确性，包括 Hill RBF 2.0 版、Barrett True-K、Holladay 1 ± Wang Koch adjustment、SRK/T、Haigis（共 34 只眼：25 只近视 LASIK、7 只远视 LASIK、2 只 RK）。所有纳入病例均植入囊袋张力环。这项研究表明，在接受白内障手术的近视和远视 LVC 术后眼，IWA 和 Barrett True K 的准确性相当，但在近视 LASIK 术后眼中，Barrett True-K 比 ORA 产生的远视屈光意外更少。

18.5　过去几年同行评审研究结论

- 最新的公开同行评审研究认为，总体而言，Barrett Universal Ⅱ 公式预测 IOL 度数最准确[11, 12, 13, 14, 15, 17]。
- 对于短眼轴眼，尽管 Hoffer Q 公式曾经被认为是最准确的[20, 21]，但是近期的许多同行评审研究推翻了原有的观点[6, 11, 13, 17, 22]。Hill-RBF 公式可能是短眼轴眼的最佳公式[8, 9]，尤其是同时伴有 Ks > 46.00 D 的短眼轴眼[10]。K < 42.00 D 的短眼轴眼可能最适合用 Barrett Universal Ⅱ 公式[10]。最近的一项研究表明，当 IOL 度数达到或超过 30 D 时，Kane 公式提供了最准确的结果[22]。
- 从角膜测量曲率来看，SRK-T 公式不适合角膜非常扁平或陡峭的情况[17]。K < 42.00 D 的情况下 Barrett Universal Ⅱ 公式的预测性最高，而 K > 46.00 D 的情况下 Hill-RBF 公式的预测性最高[10]。
- Toric IOL 计算最常用的是 Barrett Toric 计算器[29, 20, 31, 51]，它考虑到了角膜后表面散光，以及重心概念下超乳切口的影响。但是

最近的一项研究纳入了 2020 年手术的 823 只眼，提出 Kane Toric 公式略胜一筹[52]。

- 对于近视 Lasik[47, 48, 49, 53]、远视 Lasik[43, 50] 和 RK 术后[46, 54, 55]的病例，Barrett True-K 公式被证明效果最好。RK 术后的患者如果尚存 RK 手术的病史资料，尤其是 RK 手术前后的屈光度数，那么纳入病史数据的 Barrett True-K 公式预测结果更精确[46]。如果没有屈光度数可用，Barrett True-K 公式（无病史）的表现和 Haigis 公式同样好，额外的优势在于不需要借助其他生物测量设备的数据[46]。

18.6　IOL 选择的双公式形式推荐

- 如图 18.2 所示，以双公式形式列出每只眼的两种公式计算结果，作为证据支持是大有裨益的。无论是 Barrett Universal Ⅱ 加上 Hill-RBF 公式，还是 Barrett Universal Ⅱ 加上 Olsen 公式都是很好的选择。Olsen 公式适用于长眼轴眼。
- 如果您不喜欢这个默认设置，那么运行另一个进行比较。请看下面的病例报告讨论。
- 如果您无法方便地计算生物测量数据，请在线访问 ASCRS 或 APACRS。缺点是数据转录可能导致人为错误（图 18.2）。

18.7　估计 IOL 度数的一种简便速算法

一旦我们确定了给定眼睛的 IOL 度数，还有一个快速简单的方法来粗略估计所选度数是否在"正确范围"内。这种估算方法可能已经有其他人使用过，但我们在文献中未搜到任何已有研究记载。

主要参数是眼轴和角膜测量读数，按照比例来算 1 mm 眼轴等于 3 D，角膜测量读数 K 和 IOL 度数的比例为 1:1。假设平均情况下的模板眼：AL=23.50 mm，K=43.50 D，当我们使用 SN60WF/SA60WF、ZCB00/DCB00 和最常用

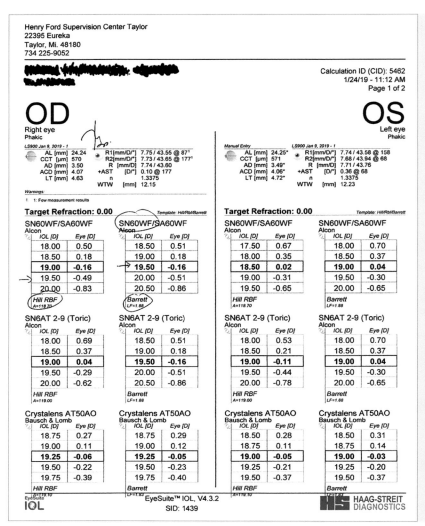

图 18.2　患者 IOL 选择的双公式形式

的 PCIOL 时，IOL 度数的最终终点（Final End Point，FEP）将在 21.00～22.00 D。如果 FEP ＜ 21.00 D 或 ＞ 22.00 D，则要么是 IOL 度数错误，要么是极端情况下的眼球（图 18.3）。

18.7.1　病例 1

平均 K 读数为 46.95 D。

眼轴为 22.35 mm。

病例 1 与模板的差异（D）如下：

K（D）=46.95−43.50＝3.45 D，意思是 K 值比平均情况更陡，因此我们需要从 IOL 度数中减去 3.45 D。

AL（D）=23.50−22.35＝1.15 mm，约为（1.15）× 3＝3.45 D; 这意味着眼轴比平均的 23.50 mm 短，所以我们需要给 IOL 度数增加 3.45 D。

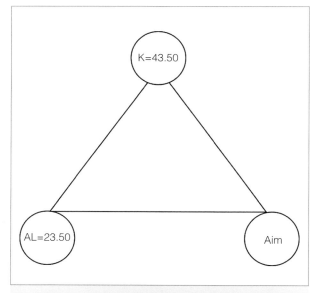

图 18.3　人工晶状体（IOL）度数快速心算的三个主要因素：K 值、眼轴和目标屈光度

当目标屈光度为 -0.50 D 时，Barrett Universal Ⅱ 推荐 SN60WF 度数为 +22.00 D。因为目标是 -0.50 D，所以 IOL 度数需要再增加 +0.50 D。

因此，平衡方程是：

$$+3.45 - 3.45 + 0.50 = +0.50\ D。$$

Barrett Ⅱ 建议的 IOL 度数为 22.00。如果减去额外的 +0.50 D，则 FEP 为 +21.50 D。

18.7.2　病例 2

K 为 44.19 D。

眼轴为 23.09 mm。

病例 2 与模式的差异（D）如下：

K（D）= 44.19 - 43.50 = 0.69 D，即角膜比平均的 43.50 更陡，因此我们需要从 IOL 中减去 0.69 D。

AL（D）= 23.50 - 23.09 = 0.41 mm，即产生 0.41 × 3 = 1.23 D，这意味着眼轴比平均的 23.50 mm 短，我们需要给 IOL 额外增加 1.23 D。

由于我们的目标屈光度是 -0.50 D，所以 IOL 度数需要再增加 +0.50 D。针对 -0.50 D 的目标，Barrett Ⅱ 推荐 22.50 D 的 SN60WF。

因此，平衡方程是：

$$-0.69\ D + 1.23\ D + 0.50\ D = 1.04\ D$$

Barrett Ⅱ 建议的 IOL 度数为 22.50。减去额外的 1.04 D，则 FEP 为 22.50 - 1.04 = 21.46 D。

18.7.3　病例 3

K 为 44.43 D。

眼轴为 27.29 mm。

K（D）= 44.43 - 43.50 = 0.93 D。K 比平均值 43.50 D 更陡，因此我们需要拿走 0.93 D。

AL（D）= 27.29 - 23.50 = 3.79 mm；3.79 × 3 = 11.37 D，眼轴比平均值 23.50 mm 长，所以我们需要拿走 11.37 D。

因为目标屈光度为 -0.50 D，所以我们需要增加 0.50 D。Barrett Universal Ⅱ 推荐 9.50 D 的 ZXR00。

平衡方程为 -0.93 - 11.37 + 0.50 = -11.8 D。

FEP 为 9.50 + 11.8 = 21.3 D。

18.7.4　总结

- 如果 FEP 在 21.00～22.00 D，就很少出现较大屈光误差了。这对于绝大多数未做过手术的眼睛都很有效。角膜屈光术后的患者则需要综合考虑角膜屈光手术矫正量。

- 极端情况下的眼睛，FEP 可能会超出 21～22 D 的范围。

- 这是一个非常简单的估算。当你熟悉它时，只需要花约 1 分钟甚至更少的时间。

- 这样的随手一算会让你安心，也有助于检测数据传输的错误。它在各种情况下都有效，尤其是下述情况：
  （1）白内障过熟，常规的生物测量（IOLMaster/LenStar）不能提供可靠的测量；或浸润超声显示的峰模式不规则，使您不确定准确性。
  （2）巩膜扣带术后、角膜移植后和其他特殊情况的眼睛。
  （3）它也会帮助检测数据传输错误。

18.8　来自住院医师和同事的问题

我的一例患者有单眼视网膜脱离和巩膜扣带术病史。因为这只眼比另一眼的眼轴长得多，那么这只眼的 IOL 度数是否需要做什么调整？

不，你不需要因为巩膜扣带术而调整 IOL 度数。在给定的 IOL 计算公式中，它会根据眼轴、角膜曲率、前房深度、白到白距离和其他参数自动给出推荐的 IOL 度数。我们的经验也印证了既往研究的结果，即不需要由于巩膜扣带的存在而调整 IOL 度数[56]。

想向您咨询这例患者的情况。去年我给她做了左眼白内障手术，植入 +16.50 D 的 SN60WF，目标屈光状态是 0°，但最终的屈光误差将近 -2.0 D。我采用了 SRK-T 公式。回顾这个病例，没有发现人为错误。你能告诉我这将近 -2.0 屈光误差的可能原因吗？

术前资料如下（表 18.1）：术后残留屈光误

差可能有许多潜在原因。大多数是与术前测量、人为错误或计算公式有关。拿错 IOL 度数也会发生，但非常罕见[57, 58]。如果重新测量后不能发现任何误差，则关注点应该在计算公式上。在所有的测量参数中，角膜曲率似乎是唯一属于极端的一类。当我们选择 IOL 度数时，非常陡（46.00 D）和非常平（42.00 D）的角膜测量读数对于准确预测是一个挑战。前文提到，在平均 K < 42.00 的患者中，Barrett Universal Ⅱ 公式的预测性最高，96.7% 的情况下实际与目标屈光度数误差在 ±0.50 D 内；而在 K > 46.00 D 时，Hill-RBF 公式在 ±0.50 D 误差范围内的预测性最高[10]。我还根据您的测量进行了 IOL 计算：目标为 0°时，根据 Barrett Universal Ⅱ 和 Hill-RBF 公式都是选择 15.00 D，而不是 +16.50 D 的 IOL。所以，我相信选择 SRK-T 公式至少部分解释了她的近视误差。*Ophthalmology* 发表的一项研究通过植入 SN60WF 或 SA60AT 的超过 18 000 只眼来比较七个常用的 IOL 计算公式，发现 SRK-T 公式尤其易受角膜平坦或陡峭的干扰[17]。然而 2017 年 ESCRS 调查显示，SRK-T 公式仍然使用最广。其中一个调查问题是"什么 IOL 计算公式是你大部分白内障手术的首选？"，回答 SRK-T

公式的大约是 Barrett 公式的 4 倍[59]。在 2019 年的 ESCRS 调查中，SRK-T 仍然是最受欢迎的公式，占 64%；而 Barrett 公式占 42%，排第二[60]。

当我们用 IOLMaster 700 测量角膜总度数时，还能用现在的 Barrett Toric 计算器吗？

目前的 Barrett Toric 计算器使用一个特殊的眼模型来预测角膜后表面。因此，使用 Barrett Toric 计算器的总角膜测量（total keratometry，TK）会导致后角膜散光的过度补偿。因此，Graham Barrett 博士开发了两种新的 IOL 度数计算公式：非 Toric IOL 适用的 Barrett TK Universal Ⅱ 公式，Toric IOL 适用的 Barrett TK Toric 公式[61]。两种新公式都使用角膜后表面测量。所以如果你用现在的 Barrett Toric 计算器，你不应该用总角膜测量。

当你发现一只眼睛术后残留屈光误差，而又无法查明原因时，另一眼的 IOL 如何选择？

使用第一只眼睛的预测误差来调整第二眼的 IOL 度数选择是很常见的策略，以便于让第二只眼获得更好的屈光结果[62, 63, 64]。通常这种临床模式很有效，这可能是为什么许多白内障手术医师把更重要的眼睛安排在第二眼手术（如在人工晶状体单眼视情况下，先对非主视眼进行手术），这样他们就可以优化第二眼的 IOL 度数。一种常见的方法是对第一眼预测错误所遗漏的部分进行 50% 的调整[63]。这种调整尤其是在双眼的生物测量特征对称时效果好[62]；反之，如果双眼的角膜度数差异 > 0.60 D，则双眼相关性较弱[63]。调整第二眼的 IOL 度数在应用现代 IOL 计算公式的情况下已经不太有必要了，而且也并不总是有益的[65, 66]。

（孟佳琪　杨帆　译，邱晓顿　卢奕　审校）

表 18.1　术前资料

项　目	OD	OS
眼轴	24.07	24.12
K 值	46.69/47.03@64	46.62/46.86@116
前房深度	3.26	3.23
白到白距离	11.55	11.57

参考文献

[1] Koch DD, Hill W, Abulafia A, Wang L. Pursuing perfection in intraocular lens calculations: I. Logical approach for classifying IOL calculation formulas. J Cataract Refract Surg. 2017; 43(6): 717–718

[2] Wang L, Shirayama M, Ma XJ, Kohnen T, Koch DD. Optimizing intraocular lens power calculations in eyes with axial lengths above 25.0 mm. J Cataract Refract Surg. 2011; 37 (11): 2018–2027

[3] Kieval JZ, Al-Hashimi S, Davidson RS, et al. ASCRS Refractive Cataract Surgery Subcommittee. Prevention and management of refractive prediction errors following cataract surgery. J Cataract Refract Surg. 2020; 46(8): 1189–1197

[4] Reitblat O, Gali HE, Chou L, et al. Intraocular lens power calculation in the elderly population using the Kane formula in comparison with existing methods. J Cataract Refract Surg. 2020; 46(11): 1501–1507

［5］ Hill WE. IOL power selection: Think Different. Presented at: The 11th annual Charles D Kelman Lecture for American Academy of Ophthalmology Annual Meeting; November 2015; Las Vegas, NV

［6］ Gökce SE, Zeiter JH, Weikert MP, Koch DD, Hill W, Wang L. Intraocular lens power calculations in short eyes using 7 formulas. J Cataract Refract Surg. 2017; 43(7): 892−897

［7］ Hill WE. Something Borrowed, Something New: Improved Accuracy of IOL Power Selection. Presented at Charles D. Kelman Innovator's Lecture for the ASCRS Symposium on Cataract, IOL and Refractive Surgery; April 2014; Boston, MA

［8］ Lopes D. Calculation comparison. EuroTimes. 2018; 23(6): 19

［9］ Roberts TV, Hodge C, Sutton G, Lawless M, contributors to the Vision Eye Institute IOL outcomes registry. Comparison of Hill-radial basis function, Barrett Universal and current third generation formulas for the calculation of intraocular lens power during cataract surgery. Clin Exp Ophthalmol. 2018; 46(3): 240−246

［10］ Reitblat O, Levy A, Kleinmann G, Lerman TT, Assia EI. Intraocular lens power calculation for eyes with high and low average keratometry readings: comparison between various formulas. J Cataract Refract Surg. 2017; 43(9): 1149−1156

［11］ Kane JX, Van Heerden A, Atik A, Petsoglou C. Intraocular lens power formula accuracy: comparison of 7 formulas. J Cataract Refract Surg. 2016; 42(10): 1490−1500

［12］ Kane JX, Van Heerden A, Atik A, Petsoglou C. Accuracy of 3 new methods for intraocular lens power selection. J Cataract Refract Surg. 2017; 43(3): 333−339

［13］ Cooke DL, Cooke TL. Comparison of 9 intraocular lens power calculation formulas. J Cataract Refract Surg. 2016; 42(8): 1157−1164

［14］ Gökce SE, Montes De Oca I, Cooke DL, Wang L, Koch DD, Al-Mohtaseb Z. Accuracy of 8 intraocular lens calculation formulas in relation to anterior chamber depth in patients with normal axial lengths. J Cataract Refract Surg. 2018; 44 (3): 362−368

［15］ Shajari M, Kolb CM, Petermann K, et al. Comparison of 9 modern intraocular lens power calculation formulas for a quadrifocal intraocular lens. J Cataract Refract Surg. 2018; 44(8): 942−948

［16］ Darcy K, Gunn D, Tavassoli S, Sparrow J, Kane JX. Assessment of the accuracy of new and updated intraocular lens power calculation formulas in 10 930 eyes from the UK National Health Service. J Cataract Refract Surg. 2020; 46(1): 2−7

［17］ Melles RB, Holladay JT, Chang WJ. Accuracy of intraocular lens calculation formulas. Ophthalmology. 2018; 125(2): 169−178

［18］ Olsen T. Calculation of intraocular lens power: a review. Acta Ophthalmol Scand. 2007; 85(5): 472−485

［19］ Morselli S. Precise preoperative planning optimizes premium IOL outcomes. Strategies for success with toric & presbyopia correcting IOLs. EuroTimes. April 2019

［20］ Hoffer KJ. The Hoffer Q formula: a comparison of theoretic and regression formulas. J Cataract Refract Surg. 1993; 19 (6): 700−712

［21］ Hoffer KJ. Clinical results using the Holladay 2 intraocular lens power formula. J Cataract Refract Surg. 2000; 26(8): 1233−1237

［22］ Kane JX,Melles RB. Intraocular lens formula comparison in axial hyperopia with a high-power intraocular lens of 30 or more diopters. J Cataract Refract Surg. 2020; 46(9): 1236−1239

［23］ Lamson TL, Song J, Abazari A, Weissbart SB. Refractive outcomes of phacoemulsification after pars plana vitrectomy using traditional and new intraocular lens calculation formulas. J Cataract Refract Surg. 2019; 45(3): 293−297

［24］ Devgan U. Cataract surgery after prior vitrectomy. Cataract Coach. Published August 27, 2018. Accessed March 13, 2021. https://cataractcoach.com/2018/08/27/cataract-surgery-after-prior-vitrectomy/

［25］ Koch DD, Ali SF, Weikert MP, Shirayama M, Jenkins R, Wang L. Contribution of posterior corneal astigmatism to total corneal astigmatism. J Cataract Refract Surg. 2012; 38(12): 2080−2087

［26］ Koch DD, Jenkins RB,Weikert MP, Yeu E,Wang L. Correcting astigmatism with toric intraocular lenses: effect of posterior corneal astigmatism. J Cataract Refract Surg. 2013; 39 (12): 1803−1809

［27］ ASCRS Clinical Survey 2018. EyeWorld. Published November 10, 2018. Accessed March 26, 2021. https://supplements.eyeworld.org/eyeworld-supplements/december-2018-clinical-survey

［28］ ESCRS Clinical trends survey 2018 Results. EuroTimes. Accessed April 9, 2020. https://www.eurotimes.org/wpcontent/uploads/2019/11/Clinical-Survey-Results-2018-12pp-Supplement-press.pdf

［29］ ASCRS Database

［30］ Ferreira TB, Ribeiro P, Ribeiro FJ, O'Neill JG. Comparison of astigmatic prediction errors associated with new calculation methods for toric intraocular lenses. J Cataract Refract Surg. 2017; 43(3): 340−347

［31］ Abulafia A, Barrett GD, Kleinmann G, et al. Prediction of refractive outcomes with toric intraocular lens implantation. J Cataract Refract Surg. 2015; 41(5): 936−944

［32］ Gundersen KG, Potvin R. Clinical outcomes with toric intraocular lenses planned using an optical low coherence reflectometry ocular biometer with a new toric calculator. Clin Ophthalmol. 2016; 10: 2141−2147

［33］ Abulafia A, Koch DD, Wang L, et al. New regression formula for toric intraocular lens calculations. J Cataract Refract Surg. 2016; 42(5): 663−671

［34］ Abulafia A, Hill WE, Franchina M, Barrett GD. Comparison of methods to predict residual astigmatism after intraocular lens implantation. J Refract Surg. 2015; 31(10): 699−707

［35］ Koch DD. The enigmatic cornea and intraocular lens calculations: The LXXIII Edward Jackson Memorial Lecture. Am J Ophthalmol. 2016; 171: xv−xxx

［36］ Abulafia A, Koch DD, Wang L, et al. A novel regression formula for toric IOL calculations. Paper presented at: European Society of Cataract and Refractive Surgeons Congress; September 5−9, 2015; Barcelona, Spain

［37］ Koch D. Inaugural Steinert Refractive Lecture: Posterior cornea is missing key in refractive outcomes. ASCRS EyeWorld. Published June 2017. Accessed March 26, 2021. https://www.eyeworld.org/inaugural-steinert-refractive-lectureposterior-cornea-missing-key-refractive-outcomes

［38］ Shajari M, Sonntag R, Ramsauer M, et al. Evaluation of total corneal power measurements with a new optical biometer. J Cataract Refract Surg. 2020; 46(5): 675–681

[39] Waring GO, III, Lynn MJ, McDonnell PJ. Results of the prospective evaluation of radial keratotomy (PERK) study 10 years after surgery. Arch Ophthalmol. 1994; 112(10): 1298–1308

[40] GVR scleral lens and RK. All radial keratotomy posts. Published September 22, 2014. Accessed on September 7, 2020. https://sclerallens.com/all-radial-keratotomy-posts

[41] Helzner J. Can you revive your refractive surgery practice? Ophthalmology Management. Published September 1, 2010. Accessed March 26, 2021. https://www.ophthalmologymanagement. com/issues/2010/september-2010/can-you-revive-your-refractive-surgery-practice

[42] Khor WB, Afshari NA. The role of presbyopia-correcting intraocular lenses after laser in situ keratomileusis. Curr Opin Ophthalmol. 2013; 24(1): 35–40

[43] Hamill EB, Wang L, Chopra HK, Hill W, Koch DD. Intraocular lens power calculations in eyes with previous hyperopic laser in situ keratomileusis or photorefractive keratectomy. J Cataract Refract Surg. 2017; 43(2): 189–194

[44] Lwowski C, Pawlowicz K, Hinzelmann L, Adas M, Kohnen T. Prediction accuracy of IOL calculation formulas using the ASCRS online calculator for a diffractive extended depth-of-focus IOL after myopic laser in situ keratomileusis. J Cataract Refract Surg. 2020; 46(9): 1240–1246

[45] Liu CF, Sun CC, Lin YH, Peng SY, Yeung L. Intraocular lens power calculation after radial keratotomy and LASIK: a case report. Am J Ophthalmol Case Rep. 2019; 15: 100495

[46] Turnbull AMJ, Crawford GJ, Barrett GD. Methods for intraocular lens power calculation in cataract surgery after radial keratotomy. Ophthalmology. 2020; 127(1): 45–51

[47] Whang WJ, Hoffer KJ, Kim SJ, Chung SH, Savini G. Comparison of intraocular lens power formulas according to axial length after myopic corneal laser refractive surgery. J Cataract Refract Surg. 2021; 47(3): 297–303

[48] Wang L, Tang M, Huang D, Weikert MP, Koch DD. Comparison of newer intraocular lens power calculation methods for eyes after corneal refractive surgery. Ophthalmology. 2015; 122(12): 2443–2449

[49] Serels CM, Sandoval HP, Potvin R, Solomon KD. Evaluation of IOL power calculation formulas using different keratometries in post-refractive surgery cases. Presented at 2020 Virtual Annual Meeting for American Society of Cataract and Refractive Surgery; May 16, 2020

[50] Chen AL, Long CP, Lu T, Heichel C. Accuracy of intraoperative aberrometry and modern preoperative biometry for IOL power selection in post-refractive surgery patients. Presented at 2020 Virtual Annual Meeting for American Society of Cataract and Refractive Surgery; May 16, 2020

[51] Holladay JT. Achieving optimal outcomes with toric IOLs. Ocular Surgery News. Published April 15, 2016. Accessed March 30, 2021. https://www.healio.com/news/ophthalmology/20160415/achieving-optimal-outcomes-with-toric-iols

[52] Kane JX, Connell B. A comparison of the accuracy of 6 modern Toric intraocular lens formulas. Ophthalmology. 2020; 127(11): 1472–1486

[53] Abulafia A, Hill WE, Koch DD, Wang L, Barrett GD. Accuracy of the Barrett True-K formula for intraocular lens power prediction after laser in situ keratomileusis or photorefractive keratectomy for myopia. J Cataract Refract Surg. 2016; 42(3): 363–369

[54] Ma JX, Tang M, Wang L, Weikert MP, Huang D, Koch DD. Comparison of newer IOL power calculation methods for eyes with previous radial keratotomy. Invest Ophthalmol Vis Sci. 2016; 57(9): OCT162–OCT168

[55] Curado SX, Hida WT, Vilar CMC, Ordones VL, Chaves MAP, Tzelikis PF. Intraoperative aberrometry versus preoperative biometry for IOL power selection after radial keratotomy: a prospective study. J Refract Surg. 2019; 35(10): 656–661

[56] Eshete A, Bergwerk KL, Masket S, Miller KM. Phacoemulsification and lens implantation after scleral buckling surgery. Am J Ophthalmol. 2000; 129(3): 286–290

[57] Kohnen S. Postoperative refractive error resulting from incorrectly labeled intraocular lens power. J Cataract Refract Surg. 2000; 26(5): 777–778

[58] Solebo LA, Eades Walker RJ, Dabbagh A. Intraocular lens exchange for pseudophakic refractive surprise due to incorrectly labeled intraocular lens. J Cataract Refract Surg. 2012; 38(12): 2197–2198

[59] ESCRS 2017 Clinical Trends Survey. EuroTimes. Accessed March 30, 2021. https://www.eurotimes.org/wp-content/uploads/2018/11/Clinical_Survey_Supplement-2017Results-12pp-final.pdf

[60] ESCRS Clinical Trends Survey 2019 Results. EuroTimes. Accessed March 30, 2021. https://www.eurotimes.org/wpcontent/uploads/2020/11/Clinical-Survey-Results-2019-Supplement_PQ.pdf

[61] Total Keratometry. Zeiss. Accessed September 12, 2020. https://www.zeiss.com/meditec/int/c/iolmaster-700/total-keratometry. html#:～: text=The%20IOLMaster%C2%AE700% 20from,Total%20Keratometry%20(TK%C2%AE)

[62] De Bernardo M, Zeppa L, Forte R, et al. Can we use the fellow eye biometric data to predict IOL power? Semin Ophthalmol. 2017; 32(3): 363–370

[63] Aristodemou P, Knox Cartwright NE, Sparrow JM, Johnston RL. First eye prediction error improves second eye refractive outcome results in 2129 patients after bilateral sequential cataract surgery. Ophthalmology. 2011; 118(9): 1701–1709

[64] Henderson BA, Schneider J. Same-day cataract surgery should not be the standard of care for patients with bilateral visually significant cataract. Surv Ophthalmol. 2012; 57(6): 580–583

[65] Landers J, Goggin M. An inter-eye comparison of refractive outcomes following cataract surgery. J Refract Surg. 2010; 26(3): 197–200

[66] Jabbour J, Irwig L, Macaskill P, Hennessy MP. Intraocular lens power in bilateral cataract surgery: whether adjusting for error of predicted refraction in the first eye improves prediction in the second eye. J Cataract Refract Surg. 2006; 32(12): 2091–2097

19 角膜屈光术后患者的屈光性白内障手术

Refractive Cataract Surgery for Post-Keratorefractive Surgery Patients

Fuxiang Zhang, Alan Sugar, and Lisa Brothers Arbisser

摘要

为角膜屈光术后的白内障患者行屈光性白内障手术面临诸多挑战。本专题通过回顾相关眼科文献来探究哪些角膜屈光术后患者适合植入功能性人工晶状体。我们将从术前咨询、生物测量、角膜形态及波前像差等方面去评估患者，以整理针对不同患者选择合适 IOL 的准则。ORA（optiwave refractive analysis）在激光辅助原位角膜磨削术（laserassisted in situ keratomileusis，LASIK）、光性屈光性角膜切削术（photorefractive keratectomy，PRK）和放射状角膜切开术（radial keratotomy，RK）后白内障患者手术中扮演着不同的角色。光调节性人工晶状体和 IC-8 小孔效应型焦深延长型（extended depth of focus，EDOF）人工晶状体对于具有脱镜意愿的角膜屈光术后患者具有重要价值。本专题也将简要讨论传导性角膜成形术和有晶状体眼人工晶状体植入术对屈光性白内障手术的影响。

关键词

屈光性白内障手术，s/p LASIK/PRK，s/p RK，波前像差分析仪，ORA，脱镜，IC-8 lens

19.1 角膜屈光手术的情况

在 20 世纪 80 至 90 年代，数百万的近视患者接受了角膜放射状切开术（RK），仅美国和加拿大就开展了超过 200 万台 RK[1]。RK 破坏了角膜的完整性，存在远视屈光回退，该术式近年来逐渐被具有更好预测性和安全性的激光辅助原位角膜磨削术（LASIK）和光性屈光性角膜切削术（PRK）所取代。截至 2009 年，全球开展了超过 1 600 万台 LASIK，仅美国每年就开展了超过 100 万台手术[2]。根据屈光手术协会的统计，截至 2018 年，美国的角膜屈光手术量连续 3 年增长，2018 年全年 LASIK、PRK 和 SMILE 总量超过 843 000 例，较 2017 年增长了 6.2%[3]。当这些患者发生白内障时，多数人仍希望在手术后减少对眼镜的依赖。这些患者年轻时拥有较好的裸眼视力，对不戴眼镜的生活状态抱有期望，增加了眼科医师的诊疗难度。主要的挑战来自患者角膜的改变，此外我们也需要关注其他可能影响屈光性白内障手术后患者脱镜效果的眼部结构，这些眼部结构可能不如患者年轻时行角膜屈光手术时一样健康，导致患者现在不适合植入功能性人工晶状体（intraocular lens，IOL）。

19.2 术前沟通的重要事项

患者应该对白内障手术效果有合理的预期。他们需要知道，屈光性白内障术后的视觉效果可能无法与年轻时行角膜屈光术后的视觉效果完全一样。有文献表明超过 90% 的角膜屈光手术后的屈光误差在目标屈光度的 ±0.5 D 内[4]。而据英国国民医疗服务体系（National Health Service，NHS）的基线数据显示，仅有约 60% 的白内障手术后的屈光误差控制在目标屈光度的 ±0.5 D 以内[5]。仅有 1% 的白内障手术医师可以实现将 90% 白内障手术后的屈光误差控制在目标屈光度的 ±0.5 D 以内[6]。对于角膜屈光术后白内障患者，屈光误差的控制难度更大。与未行角膜屈光手术的白内障患者相比，角膜屈光术后患者在植入功能性 IOL 后，更有可能需要再次行激光来矫正残留的屈光误差。一项研究观察了 38 例（49 只眼）近视 LASIK 术后白内障患者植入 AcrySof ReSTOR（Alcon）IOL 的术后情况，其中 42.9% 的患眼需再次行激光来矫正残留的屈光误差[7]。

在术前应充分告知患者，屈光性白内障手术后存在仍需佩戴框架眼镜、角膜接触镜甚至更换人工晶状体的可能性。虽然我们并非刻意恐吓患者，但对于这类普遍具有较强脱镜意愿的患者，充分告知可能面临的问题是十分必要的。尽管如此，很多 LASIK/PRK 术后白内障患者在植入功能性 IOL 后仍可取得良好的视觉效果，积极与患者沟通既有利于医师优化诊疗，也有利于患者放松心情。良好的术前沟通可以让大多数患者取得满意的手术预期。

19.3 对具有脱镜意愿的患者收集既往史和进行检查

首先我们需要了解患者既往所行的角膜屈光手术的具体情况。一些患者并不清楚自己曾经是近视还是远视。既往的手术记录和术前所佩戴的眼镜可以为我们提供有效信息，但目前往往很难获得这些历史信息，我们可以通过角膜地形图的结果来判断。图 19.1 展示了近视 LASIK 和远视 LASIK 术后的角膜地形图形态，近视 LASIK 术后角膜呈现中央较周边平坦的形态，远视 LASIK 后角膜呈现中央较周边陡峭的形态。角膜地形图还可展现角膜切削的居中性。对于存在 LASIK 偏心切削的白内障患者，首选零球差 IOL，如 SN60AT/SA60AT（Alcon）、enVista（Bausch & Lomb） 或 SofPort AO（Bausch & Lomb）[8]，这类 IOL 更适合偏心切削的患者。而对于该类患者，球差矫正的 IOL 可导致头晕和夜间眩光等现象。AcrySof IQ SN60WF/SA60WF（Alcon）和 ZCB00（Johnson & Johnson）是市场上最常用的球差矫正型 IOL。

在大多数情况下，既往的角膜屈光手术方式容易判断，不会对手术造成重大挑战。近期一项研究表明，切线曲率图较轴向曲率图可以更

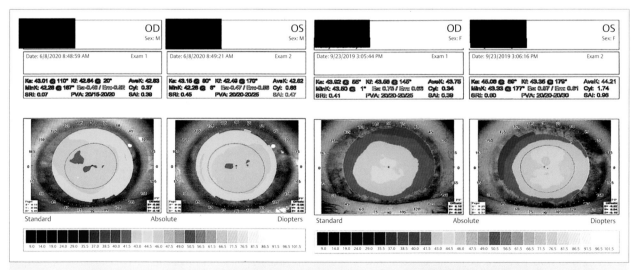

图 19.1 左侧为近视激光辅助原位角膜磨削术（LASIK）后，中央角膜比周边角膜平坦，右眼和左眼。右侧为远视 LASIK 术后右眼和左眼，中央角膜比周边角膜更陡，右眼和左眼

准确地反映角膜形态，有助于年轻医师判断角膜屈光手术前是近视还是远视状态[9]。此外我们也可以关注波前像差。尽管存在个体差异，近视 LASIK 通常增加正 HOA，而远视 LASIK 通常增加负 HOA。因为人角膜具有正球差[8, 10]，低度远视 LASIK 术后仍可有正 HOA。随着年龄的增长，总球差的增加主要来源于晶状体的老化[8, 10]，而角膜正球差是否随年龄增长而增加尚无定论。因此在极少数无法准确判断既往角膜屈光手术（近视或远视）的情况下，特别是对于既往轻度屈光不正的患者，术中像差测量将有帮助。

我们还需要询问患者在既往的角膜屈光手术后是否获得良好的视觉效果，该问题非常重要，每次必须询问。如果患者在既往的角膜屈光手术后未获得满意的视力，这将是一个危险信号，我们需要通过角膜地形图／光学相干断层扫描和裂隙灯对患者进行仔细的检查，并评估其是否具有苛刻的人格特征。

角膜屈光术后患者常合并干眼，该类患者在生物测量前常需人工泪液治疗或行泪点栓塞（详见"3 评估和优化眼球表面以实现精确的测量"）。这些患者可能在角膜屈光手术前就有大的 κ 角。此外，高度近视患者可能伴有近视黄斑病变、格子样变性伴有视网膜裂孔或牵引。

与无角膜手术外伤史的患者相比，既往角膜屈光手术史可能增加角膜不规则散光、角膜多灶性改变、明显球差、彗差甚至角膜扩张。即使这些患者不打算植入功能性 IOL，术前进行像差检查仍十分必要。图 19.2 展示了 1 例 RK 术后白内

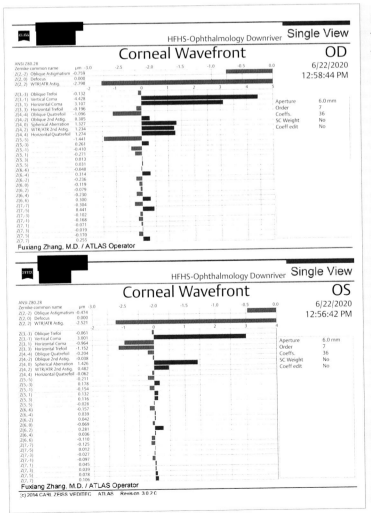

图 19.2　右眼有 16 条放射状角膜切开术（RK）切口，左眼有 8 条切口。两眼都有明显的高阶像差（HOA）和彗差，右眼比左眼更差

障患者，右眼 16 条切口、左眼 8 条切口。该患者表示"自己经济条件较好，想选择最好的植入物"，希望白内障手术后看远看近均不需要佩戴眼镜。Atlas（Zeiss）角膜波前像差检查结果显示严重 HOA 和彗差，且右眼条件比左眼更差。右眼慧差约为 0.3 μm 临界值的 15 倍，左眼为 10 倍，球差情况也类似。该患者不适合植入多焦点 IOL（multifocal IOL，MFIOL）、焦深延长型（EDOF）或三焦点 IOL。她可能适合植入 IC-8 IOL（"14 小孔径人工晶状体"）或 XtraFocus（"20 背驮式人工晶状体"）针孔型 IOL。

19.4 是否有足够的证据表明角膜屈光术后患者适合植入功能性 IOL

一些研究表明植入 MFIOL 对近视 LASIK[2,11,12,13,14] 和远视 LASIK[2,11,15] 术后白内障患者具有良好的效果。另有研究表明，近视 LASIK 和远视 LASIK 术后白内障患者在植入 MFIOL 后的最佳矫正视力可能会受到影响[16,17,18]。一项荷兰的研究[19]对 40 例（40 只眼）远视 LASIK 术后白内障患者进行为期 3 个月的术后随访，其中 62.5% 的患者屈光误差在目标屈光度 ±0.5 D 以内，87.5% 的患者屈光误差在目标屈光度 ±1.00 D 以内，9 只眼（22.5%）在术后行激光矫正残留的屈光误差。一项葡萄牙的研究[20]为 22 例（44 只眼）近视 LASIK 术后白内障患者植入 Symfony IOL（Johnson & Johnson），与植入 ZCB00 IOL 相比，两组患者具有相同的裸眼远视力，但前者在裸眼中视力和裸眼近视力上显著优于后者；两组在各频率下的对比敏感度相同；轻度光晕的比率也相同（13.6%），但 Symfony IOL 组轻度眩光的比率（22.7%）高于 ZCB00 IOL 组（9.1%）。一项 Baylor 的研究表明，Toric IOL 可有效地矫正 LASIK 术后白内障患者的残留散光，80% 的近视 LASIK/PRK 术后白内障患者和 84% 的远视 LASIK/PRK 术后白内障患者在植入 Toric IOL 后的残留散光 ≤ 0.50 D[21]。

据我们所知，尽管有一些相关的病例报道[22,23,24]，但目前仍缺乏对于 RK 术后白内障患者植入 MFIOL 的大样本临床研究。众所周知，RK 可增加患者的 HOA[25,26]。HOA 的增幅与中央角膜透明区域直径大小呈负相关关系[26]，与 RK 矫正的屈光不正程度呈正相关关系[27]。有文献报道表明 RK 术后白内障患者植入 Symfony EDOF IOL 可取得良好的视觉效果[28,29]。RK 术后白内障患者植入 IC-8 IOL 也可以取得良好的视觉效果[28,30]。

根据我们有限的经验，对于角膜条件较好和像差较小的患者，植入 Symfony EDOF IOL 可取得良好的视觉效果（在撰写本文的同时，我们正在对 Vivity EDOF IOL 的植入效果进行评估）。单焦点 Toric IOL 在该类患者也取得了良好的使用效果。我们同意 Koch 教授提出的三项术前评估标准[31]：

- 角膜散光为规则或接近规则的对称领结形。
- 两个可靠设备检查的柱镜结果差值 < 0.75 D。
- 两个可靠设备检查的轴向结果差值 < 15°。

19.5 该类患者如何选择球面 IOL 或非球面 IOL

年轻人的晶状体有负球差，角膜具有正球差，两者基本可抵消[10]。人眼的总球差随年龄增长而增大，主要来源于晶状体的老化[32]。角膜屈光手术改变了角膜形态，远视 LASIK 增加角膜负球差，近视 LASIK 增加角膜正球差[15,33,34]。远视 PRK 术后人眼的球差也由正转负[35]。与近视 LASIK 相比，远视 LASIK 可导致更多的三阶和五阶彗差[33]。一些 IOL 可抵消正球差，如：AcrySof ReSTOR MFIOL/PanOptix trifocal（Alcon）、Tecnis MFIOL/Symfony EDOF（Johnson & Johnson）等。理论上，角膜屈光术后白内障患者大多不适合植入用于抵消负球差的 IOL。

角膜像差的定量测量对于角膜屈光术后的白内障患者十分必要，即使他们不想植入功能性 IOL，HOA 的检查结果对于手术方案和 IOL

选择仍很有帮助。例如，远视 LASIK 通常会导致负球差，如果我们植入常见的负球差后房型 IOL，如 SN60WF/SA60WF（Alcon）和 ZCB00（Johnson & Johnson），会使情况恶化，特别是对于存在偏心切削的患者。在这种情况下我们首选零球差 IOL，如 SofPort/enVista（Bausch & Lomb）、SN60AT/SA60AT（Alcon）和 AAB00（Johnson & Johnson）。如果患者的远视程度较轻，LASIK 术后仍可维持正球差（图 19.3）。Karakelle 的研究结果表明，处于最佳视力状态的年轻人常有较小的正球差，因此 Alcon IOL 的球差值仅有−0.2 μm[8]。研究表明，非主视眼选择传统的零球差 IOL 适当保留正球差，可增加近视力和延长景深[36, 37]。

我们的研究表明，球面 MFIOL 对远视 LASIK 术后白内障患者的应用效果良好[15]。近视 LASIK/PRK 术后增加了正球差，这些患者应用非球面 MFIOL 可获得比球面 IOL 更好的视觉和光学质量[18]。AcrySof PanOptix 和 ReSTOR+3.0 D IOL 的球差值为−0.10 μm[38]，ReSTOR+2.5 D 的球差值为−0.2 μm，Symfony EDOF 和 Tecnis MFIOL 的球差值为−0.27 μm，可以抵消角膜的正球差。近视 LASIK/PRK 术后白内障患者选择 Johnson & Johnson Tecnis IOL 比 Alcon 的 IOL 更好，因为前者有更多的球差矫正值。对于传统的单焦点 IOL，我们也建议采用同样的原则。如图 19.3 所示，左眼远视 LASIK 术后负球差增加，使用 SN60AT，右眼依然为正球差，使用 SN60 WF。AcrySof IQ SN60WF/SA60WF IOL（Alcon）的球差值为−0.2 μm[8]，而 SN60AT/SA60AT 不矫正球差。RK 术后白内障患者通常正球差增加，因此优选负球差的非球面 IOL。

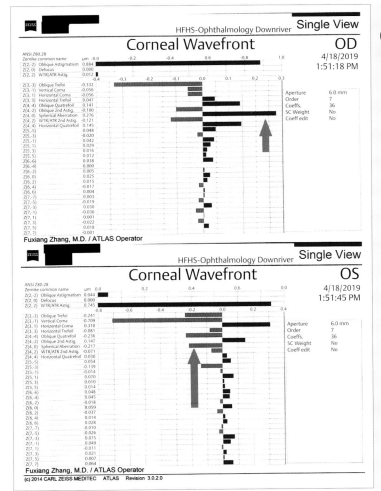

图 19.3　双眼远视激光辅助原位角膜磨削术（LASIK）。右眼较小的 LASIK 矫正，术后保持正球差（蓝色短箭头）。左眼较大的 LASIK 矫正，导致术后为负球差（蓝色长箭头）

19.6　如何为患者选择 IOL

该问题需要考虑众多因素。许多患者认为：人工晶状体越贵，质量越好，术后的视觉效果越好。多数患者主要根据医师的建议做出决定，很少根据他们的知识或研究结果做出决定，这是一件好事。

- 患者的意愿。
  - 有些患者希望白内障术后尽可能地实现脱镜。在我们的临床实践中，采用传统单焦点 IOL 进行单眼视（又称"双眼融视"）设计最为常见。现在可由光调节性 IOL（light adjustable lens，LAL）轻松实现。
  - 有些患者希望白内障术后拥有较好的远中视力，对于近距离阅读无太多要求。这类患者可选择微单视或改良单眼视设计的非球面单焦点 IOL。在改良单眼视设计中，主视眼植入目标屈光度为正视的非球面单焦点 IOL，而非主视眼植入 EDOF Vivity IOL（Alcon）或 EDOF Symfony IOL（Johnson & Johnson），目标屈光度为−0.50 D。
  - 有些患者在家中不喜欢戴眼镜，但可接受开车时戴眼镜。如果这些患者不能接受闪光感或者支付高额费用的话，可以选择单焦点 IOL，第一眼的目标屈光度设定为−1.50 D，基于第一眼术后的实际屈光状态调整第二眼的目标屈光度。如果第一眼术后患者在家庭生活中表现良好，并希望第二眼能拥有更好的远视力时，可将第二眼的目标屈光度设为−1.0 D，如果患者希望近距离阅读更好，则可将目标屈光度设为−2.0 D。
  - 可以通过快速简单的方法了解患者的意愿：你想获得哪种术后效果？① 获得较好的远视力，但在看小字或使用电脑时需佩戴眼镜。② 为了生活方便，日常生活中看远看近均无须佩戴眼镜，但视觉质量稍有下降，存在夜间光晕 / 眩光的现象。该问题的答案将引出接下来的讨论。

- 眼部检查条件。
  - 植入 EDOF/MFIOL/ 三焦点 IOL 的患者眼表状况应较为完美。积极的治疗可以使眼表情况暂时性改善，角膜地形图的测量结果也较理想，但该状态在术后可能无法长期维持；因此最好不选择功能性 IOL。
  - 合并其他眼部异常，特别是潜在的进展性黄斑病变和青光眼，避免选择功能性 IOL，但对于严重散光患者仍可植入 Toric IOL。

- 术前检查。
  - 角膜地形图是最重要的检查。如果角膜屈光术后有明显的不规则散光，最好避免使用衍射型的功能型 IOL。该类患者必要时可以尝试戴硬性角膜接触镜来观察其视力障碍是源于角膜形变还是源于白内障。该方法具有启发性，可有助于判断患者白内障手术的最佳预后，使患者具有合理的预期。有时白内障仅为影响视力的部分因素，佩戴角膜接触镜比行白内障手术更合适。
  - 如果要考虑 MFIOL/ 三焦点 IOL，角膜像差和 κ 角也需要满足条件。
  - 应为每个期望行屈光性白内障手术的患者行黄斑 OCT 检查。

- 角膜屈光手术类型。
  - 据我们有限的临床经验，由于存在不规则散光、HOA 增加和昼夜视力变化，特别是如果有 8 个或更多的角膜放射状切口，多数 RK 术后患者不适合植入功能性 IOL。
  - 如果角膜屈光手术有单眼视设计，患者在白内障发生前，多年来适应良好且满意。那么我们尽量使用单眼视设计的单焦点 IOL 或 LAL 以保持相同的屈光状态模式，最有可能使患者满意。
  - 对于有多次角膜屈光手术史的白内障患者，目标屈光度的准确预测难度更大，术后屈光误差可能更大。

19.7 Symfony-EDOF IOL 在角膜屈光术后患者中的应用

考虑到美国尚无 IC-8 EDOF IOL（Johnson & Johnson），Symfony EDOF IOL 目前常用于角膜屈光术后白内障患者。其有以下几点优势：第一，该类 IOL 较 MFIOL 具有更小的光学干扰现象[39, 40]；第二，由于焦深延长的作用，错过目标屈光度的概率更小；第三，最近的研究表明其对 LASIK 术后患者的残余散光有更好的包容性[41, 42]。尽管我们已经很久没有使用 Vivity EDOF IOL，但我们有限的经验也表明其可达到与 Symfony EDOF IOL 相似的视觉效果。

19.8 角膜屈光术后患者使用 ORA 的优势

在所有术中像差测量系统中，ORA（Alcon）可为 LASIK/PRK 术后白内障患者提供更有价值的信息。许多研究表明，ORA 在为 LASIK 和 PRK 术后白内障患者选择合适的 IOL 度数时具有重要作用[43, 44, 45]，这些研究对比了 LASIK 和 PRK 术后的白内障患者采用 ORA 和其他 IOL 公式进行计算，结果显示 ORA 具有更多优势。Barrett True-K 公式被广泛认为是 LASIK/PRK/RK 术后白内障患者选择 IOL 度数最精确的公式，截至目前，大多数研究并没有比较 Barrett True-K 公式与 ORA 的结果。在 2019 年 ESCRS 调查中，SRK-T 仍然是目前首选的公式，占比 64%，而 Barrett 公式以 42% 的比例位居第二[46]。

也有一些研究比较了角膜屈光术后白内障患者采用 Barrett True-K 公式和术中像差检测 /ORA 的结果。

- 在 RK 术后白内障患者中，ORA 的结果与 Barrett True-K 公式及其他公式相似，中位值的绝对误差和平均值的绝对误差间没有显著差异。与 SRK/T、Hoffer Q 和 Holladay 1 公式相比，采用 Barrett True-K 公式可以提高屈光误差在 ±0.50 D 范围内的比例[47]。但该研究纳入对象中，41 只眼（78.8%）有 4 条放射状切口，仅 8 只眼（21.2%）有 8 条放射状切口。

- 一项 2019 年发表于 ASCRS 的研究未发现角膜屈光术后患眼采用术中像差测量与 Barrett True-K 公式在预测准确性方面存在显著差异[48]。

- Fisher 等在一项对 44 只眼行 LASIK 术后的白内障患者的回顾性研究中发现，采用 ORA 与 Barrett True-K 公式的预测误差无显著差异[11]。

我们有限的经验表明，对于近视和远视 LASIK/PRK 术后白内障患者，采用 ORA 与 Barrett True-K 公式预测准确性相当。我们建议将 ORA 作为确定 IOL 度数的备用选择。在 RK 术后白内障患者中，仅使用 Barrett True-K 公式的效果可能优于 ORA，但目前尚缺乏相关的文献资料。RK 术后白内障患者进行术中像差测量的局限性将在本专题稍后讨论。

19.9 如果没有术中像差测量该怎么办

并非所有白内障手术医师都有 ORA（Alcon），也并非所有人都认为有必要配备 ORA。如"18 人工晶状体计算公式"所述，对于近视 / 远视 LASIK/PRK 和 RK 术后患者，Barrett True-K 公式相比其他公式更好。对于具有 RK 术前和术后屈光数据的白内障患者，Barrett True-K 公式可以提供更精确的结果[49]。对于缺乏 RK 相关屈光数据的患者，Barrett True-K 和 Haigis 公式表现相当[49]。感谢 Hill、Wang 和 Koch 博士，他们创造的 ASCRS 屈光手术后 IOL 计算器也为这类患者提供了非常出色且受欢迎的工具。

19.10 对于传导性角膜成形术后的患者需选用哪种人工晶状体计算公式

传导性角膜成形术（conductive keratoplasty，CK）是一种可用于矫正远视、散光和老视的手术，最常用的方法是让非主导眼近视以获得较好的近视力和阅读效果。美国食品药品管理局（Food and Drugs Administration，FDA）于 2002 年批准了 CK[50]，由于该术式存在屈光回退，FDA批准后未被广泛使用。CK 手术的操作位置距离角膜中央更远，所以其对屈光性白内障手术的影响不如 LASIK/PRK/RK 等术式显著。热能量波可使角膜几乎完全变陡，但 CK 并不扰乱角膜前表面和后表面的曲率平衡关系[51]，CK 可能导致负球差[52]，因此需要特别注意角膜散光和像差，无须使用特殊的 IOL 计算公式或进行矫正[51]。

19.11 对于有晶状体眼人工晶状体植入术后的白内障患者是否可以使用常规的生物测量和人工晶状体计算公式？有何特殊注意事项

一般而言，我们无须改变生物测量方法，如IOLMaster（Zeiss Meditec AG）或 Lenstar（Haag Streit）适用于大多数商品化的有晶状体眼后房型IOL（pIOL）或者可植入式接触镜（implantable contact lens，ICL）植入术后白内障患者，因为pIOL/ICL 在位时的眼轴（axial length，AL）测量结果与 pIOL/ICL 植入前的非常接近[53, 54, 55, 56]。屈光手术医师通常在 pIOL/ICL 植入前进行测量，该数据可提供有效参考，但对于 IOL 计算而言并不完全准确，因为某些高度近视患者的 AL会逐渐增加；因此，使用 pIOL/ICL 植入前测量的 AL 进行 IOL 度数计算并不总是准确[57]。在IOL 计算公式方面，我们也不必进行任何特殊改进[53, 54, 56]。大多数 pIOL/ICL 都很薄，位于晶状体 / 白内障上方。另外一个因素是多数近视患者 AL 很长，因此 ICL 在位对 IOL 度数计算的影响达到最小化。Wang/Koch 校正的 SRK-T公式取得了良好的结果，Barrett Universal Ⅱ 公式近年来也越来越受欢迎[53]。术中像差测量也可用于 pIOL/ICL 取出并行白内障摘除术（bi-lensectomy）后无晶状体眼状态的测量。对这些患者而言，超长眼轴、有效晶状体位置和黄斑解剖

结构的变化都对预测准确性造成挑战，而 pIOL/ICL 本身对 IOL 度数计算的影响不大[53, 54, 56]。

多数 pIOL/ICL 很薄且材质柔软，因此取出pIOL/ICL 并行白内障摘除术本身难度不大，操作过程中夹持镊应抓持晶状体的光学区，取出时避免撕裂。使用足够的 OVD 保护角膜内皮。高度近视患者前房较深，手术过程中容易发生反向瞳孔阻滞。由于悬韧带的过度拉伸，这些患者的悬韧带常较松弛[58]。如果术中发生反向瞳孔阻滞，应立刻使用第二个器械分离虹膜与晶状体前表面，使得房水重新循环到后房，并使虹膜 / 晶状体恢复到正常位置。

Benjamin Franklin 曾说过："预防胜于治疗。"手术中最好用采用低瓶高和慢动作来防止这一情况发生。

高度近视眼最好预防虹膜后移，可在黏弹剂填充前房时于鼻侧侧切口附近注入 OVD 于虹膜和前囊膜开口边缘。OVD 充满前房时脚踏零挡超乳针头有控制地进入，用超乳劈核刀将虹膜抬起与囊膜分离，一旦完成就可以开始灌注而不会加深前房，因为这保证了 BSS 在前房和后房之间的分布。当然必须注意，要在超乳开始前建立液流避免灼伤。这一小的操作消除了与反向瞳孔阻滞相关的疼痛和悬韧带拉伸，在高度近视患者中是可预测的和几乎无处不在的。

高度近视眼往往有较大的眼前节结构和囊袋，因此在手术中使用量标器可帮助完成合适的连续环形撕囊（continuous curvilinear capsulorhexis，CCC），以防止撕囊过大。高度近视眼较大的囊袋可能造成一片式 IOL 偏心。可以考虑使用三片式 IOL 进行光学夹持，或进行保留原始玻璃体结构的后囊膜环形撕囊后光学夹持于 Berger 间隙，在这些容易发生视网膜脱离的患眼中具有预防后发障的优势。

19.12 RK 术后的白内障患者在白内障手术后经历两阶段远视漂移

大多数医师意识到在选择第二眼 IOL 度数时

需要参考第一眼的术后屈光结果并进行调整。因此两眼手术之间要留出足够时间，以确保第一眼达到相对稳定的屈光状态。与 LASIK 术后白内障患者相比，RK 术后白内障患者更重要，因为 LASIK 角膜瓣在做白内障手术切口后不会发生根本性改变。相反，RK 术后患者在行白内障手术后角膜切口膨胀变形，可能导致严重远视。远视通常发生于白内障术后第 1 周[59]。第 1 个月后，术后即刻出现的远视漂移基本趋于消失。客观的检测方法是进行角膜地形图测量，我们可以将其与术前基线数据进行比较。白内障术后第二阶段远期缓慢的远视漂移可能在所有 RK 术后患者中情况相同，无论其是否进行白内障手术。第二阶段而非第一阶段的远视漂移是我们预留更多近视度数的原因。一项长达 10 年的前瞻性评估放射状角膜切开术（prospective evaluation of radial keratotomy，PERK）的研究结果显示，8 条切口的 RK 每 10 年会发生约 1 D 的远视漂移[60]。

19.13 为什么多数 RK 术后的白内障患者不适合植入功能性人工晶状体

与 LASIK/PRK 和 CK 相比，RK 对白内障手术的影响更为复杂。这取决于多种因素：放射状切开的数量、弧形切口、中央无切割的角膜光学区大小、切口朝向角膜缘的长度、切口瘢痕和新生血管等。RK 术后白内障患者通常不适合植入 MFIOL / EDOF / 三焦点 IOL，因为不规则散光增加、球差和彗差增加（图 19.2）和昼夜变化等。这些患者的 HOA 通常 > 1 μm，且经常 > 1.5 μm。在昼夜变化显著的患者中，早上和下午或晚上需要佩戴不同的眼镜。正如我们在其他专题中所讨论的，Placido 环（图 19.4）有助于外科医师的决策以及与患者的沟通。

19.14 单焦点 Toric IOL 对于 RK 术后白内障患者具有良好效果

许多 RK 术后白内障患者采用单眼视设计取得了良好的效果。对于较为规则且稳定的散光，单焦点 Toric IOL 可取得良好的效果，尤其是那些 RK 手术切割较少的患者。多数情况下，对于具有脱镜意愿的患者，我们可以采用单眼视设计。据报道，Symfony EDOF IOL（Johnson & Johnson）在 RK 术后白内障患者中取得良好的效果[28, 61]。

1 例右眼有 4 条 RK 放射状切开和左眼有 8 条 RK 放射状切开、2 条 AK 切开的患者，右眼植入单焦点 Toric IOL 效果良好。右眼 Lenstar 测量结果为 39.40/42.03@48，术前镜片度数为 -0.75/ 3.25 × 62，手动角膜曲率仪测量结果为 39.62/ 41.00 × 48。Atlas（图 19.5）角膜地形图结果显示 39.49/41.53@51，角膜散光相对规则，波前像

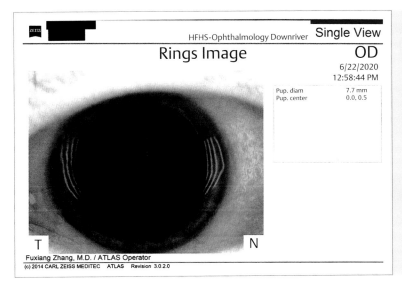

图 19.4 有放射状角膜切开术（RK）病史的患者的不规则 Placido 环

差在合理范围：球差为 0.113 μm，垂直彗差为 0.646 μm，水平彗差为 0.061 μm。右眼的 Placido 环（图 19.6）结果显示相对规则的椭圆形散光，与其他检查结果相似。以上术前结果一致性较好，提示该患者右眼适合植入单焦点 Toric IOL，左眼无须植入 Toric IOL。该患者在第二眼术后 1 个月随访时非常满意。右眼 UDVA 和 UNVA 均为 20/30，左眼 UDVA 和 UNVA 分别为 20/80 和 20/25。矫正视力 OD 为 −1.00＋0.50×30＝20/25，OS 为 −2.00＋0.50×160＝20/25。值得注意的是，我们建议为 RK 术后白内障患者预留轻度近视，以备将来术后患者发生远视漂移。

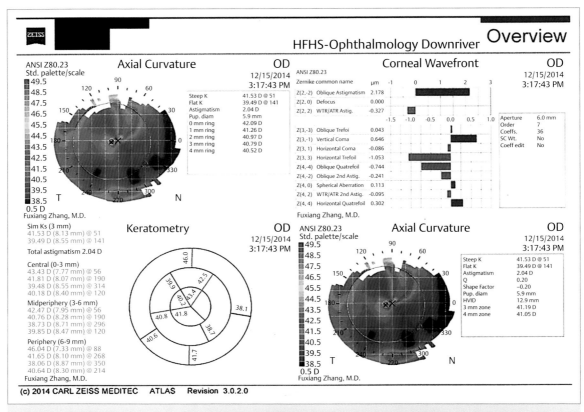

图 19.5　角膜地形图（Atlas，Zeiss）。右眼 4 条放射状角膜切开术（RK）切口

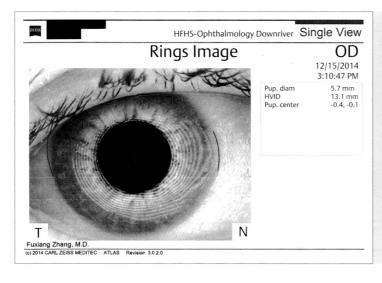

图 19.6　右眼 Placido 环，有 4 条放射状角膜切开术（RK）切口，角膜散光非常规则

19.15　RK 术后白内障患者是否有其他选择

在屈光指数（Refractive Index Shaping，见"17 飞秒激光辅助白内障手术"）出现之前，LAL（RxSight，Aliso Viejo，California）和 IC-8 小孔 IOL（AcuFocus，Irvine，California）的两种 IOL 可能是 RK 术后白内障患者最适合植入的两种 IOL。LAL 的独特优势是能够在白内障手术后调节 IOL 球镜和柱镜的度数。即使在 RK 术后白内障患者中，LAL 也同样表现良好，尽管术后早期数月需要佩戴防紫外线眼镜，直至角膜达到稳定，而未行 RK 的白内障患者仅需佩戴数周（见"13 光调节性人工晶状体"）。小孔径设计 IOL（IC-8 AcuFocus，Irvine，California）周边 3.23 mm 宽的不透明区域可以阻断外围未聚焦的光线，而中央一个直径为 1.36 mm 的小孔可以让中央和旁中央的光线进入[62]。这种独特设计理论上很适合用于既往存在 RK 手术史、角膜移植、圆锥角膜、外伤等可能导致明显不规则角膜散光的患者。一项研究表明植入 IC-8 IOL 可显著提高生活质量[63]。Dick 等的研究发现，使用 -0.75 D 近附加值的小孔径设计 IOL 可将视近范围扩大 1.0 D 而不会对远视力造成任何损失[64]，可包容高达 1.5 D 的残余散光。95.9% 的患者表示愿意在第二眼中植入相同的 IOL[64]。第二眼手术时可植入目标屈光度为正视的 IOL。详细信息请参阅"14 小孔径人工晶状体"IC-8 IOL。

19.16　RK 术后白内障患者应用单眼视设计有何注意事项

- 并非所有 RK 术后的白内障患者都适用单眼视设计。我们不建议对具有明显不规则角膜散光（尤其是主视眼）或昼夜视力变化较大的 RK 术后白内障患者采用单眼视设计。
- 主导眼的 UDVA 应该有潜力达到或超过 20/30，且 RK 切削次数尽可能 < 8 次。

- 一些单眼 RK 术后的患者存在 RK 导致的单眼视，这些患者在植入 IOL 后保持单眼视设计可取得良好效果。
- 使用多种公式计算 IOL 度数，并选取最高的 IOL 度数。Barrett-true K 公式是我们最常使用的公式。
- 建议在早上进行生物测量。人角膜在早上更平坦，测得的 IOL 度数更高，而患者在下午或者晚上可能出现近视漂移现象。但该方法优于采用下午或晚上的生物测量结果而使患者早上处于远视状态而看不清。
- 如果 RK 切削次数未超过 8 次，主切口最好位于角巩膜缘和角膜连接处，小于或等于 2.4 mm；如果 RK 切削次数为 12 次或更多，主切口最好采用巩膜隧道切口。隧道的长度尽量比常规切口长度短一些，以避免接触或牵拉 RK 切口。
- 建议对 RK 术后患者行白内障手术时降低手术流量和瓶高以降低眼压。如果发现任何渗漏，应当格外小心，这可能影响前房的稳定性并可导致 PC 撕裂的可能。当渗漏尚在角膜缘处而未延伸到角膜中央时需要立刻缝合。在手术结束时常规使用无菌荧光素条行角膜染色，以确保没有需要缝合的渗漏。

19.17　RK 术后白内障患者术中像差测量是否准确

在特定情况下，ORA 的结果可能不准确。与 LASIK 和 PRK 术后不同，RK 术后的白内障患者使用 ORA 的可靠性目前尚未被同行评议的文献证实[44]。然而目前 ORA 已广泛应用于 RK 术后的白内障患者，RK 术后角膜结构的变化与 LASIK 和 PRK 有所不同。据我们所知，超声乳化过程中，眼压可能高达 80～90 mmHg，该过程可能会使角膜变薄弱，使得 RK 手术切口产生裂纹，一些病例中可能出现角膜裂开。由于存在瞬时的变化，在高于 21 mmHg 眼压情况下，ORA

测量的角膜形态和曲率可能与术前的测量结果及白内障术后数月的测量结果有差异。因为术中即时的改变，还可导致前房深度（变深）和眼轴长度（变长）发生继发的改变，这些因素都将影响ORA对IOL度数测量的准确性。

2013年发表于ARVO的一项回顾性研究[65]随访了12例RK术后白内障和18例LASIK/PRK的白内障患者，所有手术使用ORA，结果显示ORA对于IOL度数的预测在LASIK/PRK术后白内障患者中显著优于RK术后白内

障患者（$P = 0.0064$）。据我们所知，我们发表于 *American Journal of Ophthalmology* 上的1例双眼RK术后白内障患者术后严重远视屈光误差的病例报道是目前有关RK术后白内障患者应用ORA推荐的第一例报道（https://www.sciencedirect.com/science/article/pii/S2451993617301810）[66]。

我们建议手术医师在对RK患者使用ORA时要谨慎，尤其是那些放射状切口超过6条的患者。

（李宏哲　刘馨　译，罗怡　卢奕　审校）

参考文献

[1] All Radial Keratotomy Posts. ScleralLens.com. Published September 22, 2014. Accessed September 7, 2020. https://sclerallens.com/all-radial-keratotomy-posts

[2] Khor WB, Afshari NA. The role of presbyopia-correcting intraocular lenses after laser in situ keratomileusis. Curr Opin Ophthalmol. 2013; 24(1): 35–40

[3] Baartman B. Laser refractive surgery gradually regains ground since peaking in early 2000s. Ocular Surgery News. Published April 10, 2019. Accessed March 3, 2021. https://www.healio.com/news/ophthalmology/20190329/laserrefractive-surgery-gradually-regains-ground-since-peaking-in-early-2000s#:～:text＝According%20to%20statistics%20released%20by,a%206.2%25%20increase%20over%202017

[4] Schallhorn SC, Venter JA. One-month outcomes of wavefront-guided LASIK for low to moderate myopia with the VISX STAR S4 laser in 32,569 eyes. J Refract Surg. 2009; 25 (7) Suppl: S634–S641

[5] Gale RP, Saldana M, Johnston RL, Zuberbuhler B, McKibbin M. Benchmark standards for refractive outcomes after NHS cataract surgery. Eye (Lond). 2009; 23(1): 149–152

[6] Hill WE. IOL power selection by pattern recognition. CRSTEurope. Accessed June 4, 2021.https://crstodayeurope.com/articles/new-frontiers-in-iol-prediction-for-improvedrefractive-outcomes/iol-power-selection-by-patternrecognition/

[7] Muftuoglu O, Dao L, Mootha VV, et al. Apodized diffractive intraocular lens implantation after laser in situ keratomileusis with or without subsequent excimer laser enhancement. J Cataract Refract Surg. 2010; 36(11): 1815–1821

[8] Karakelle M. The science behind the AcrySof IQ. Cataract & Refractive Surgery Today. 2018: 4

[9] Shah RS, Khandelwal SS, Goshe JM, Haberman ID, Randleman JB. Comparative postoperative topography pattern recognition analysis using axial vs tangential curvature maps. J Cataract Refract Surg. 2020; 46(10): 1368–1373

[10] Smith G, Cox MJ, Calver R, Garner LF. The spherical aberration of the crystalline lens of the human eye. Vision Res. 2001; 41(2): 235–243

[11] Fisher B, Potvin R. Clinical outcomes with distance-dominant multifocal and monofocal intraocular lenses in postLASIK cataract surgery planned using an intraoperative aberrometer. Clin Exp Ophthalmol. 2018; 46(6): 630–636

[12] Chow SSW, Chan TCY, Ng ALK, Kwok AKH. Outcomes of presbyopia-correcting intraocular lenses after laser in situ keratomileusis. Int Ophthalmol. 2019; 39(5): 1199–1204

[13] Chang JSM, Ng JCM, Chan VKC, Law AKP. Visual outcomes, quality of vision, and quality of life of diffractive multifocal intraocular lens implantation after myopic laser in situ keratomileusis: a prospective, observational case series. J Ophthalmol. 2017; 2017: 6459504

[14] Vrijman V, van der Linden JW, van der Meulen IJE, Mourits MP, Lapid-Gortzak R. Multifocal intraocular lens implantation after previous corneal refractive laser surgery for myopia. J Cataract Refract Surg. 2017; 43(7): 909–914

[15] Alfonso JF, Fernández-Vega L, Baamonde B, Madrid-Costa D, Montés-Micó R. Refractive lens exchange with spherical diffractive intraocular lens implantation after hyperopic laser in situ keratomileusis. J Cataract Refract Surg. 2009; 35 (10): 1744–1750

[16] Alfonso JF, Fernández-Vega L, Baamonde B, Madrid-Costa D, Montés-Micó R. Visual quality after diffractive intraocular lens implantation in eyes with previous hyperopic laser in situ keratomileusis. J Cataract Refract Surg. 2011; 37(6): 1090–1096

[17] Alfonso JF, Madrid-Costa D, Poo-López A, Montés-Micó R. Visual quality after diffractive intraocular lens implantation in eyes with previous myopic laser in situ keratomileusis. J Cataract Refract Surg. 2008; 34(11): 1848–1854

[18] Fernández-Vega L, Madrid-Costa D, Alfonso JF, MontésMicó R, Poo-López A. Optical and visual performance of diffractive intraocular lens implantation after myopic laser in situ keratomileusis. J Cataract Refract Surg. 2009; 35(5): 825–832

[19] Vrijman V, van der Linden JW, van der Meulen IJE, Mourits MP, Lapid-Gortzak R. Multifocal intraocular lens implantation after previous hyperopic corneal refractive laser surgery. J Cataract Refract Surg. 2018; 44(4): 466–470

[20] Ferreira TB, Pinheiro J, Zabala L, Ribeiro FJ. Comparative

analysis of clinical outcomes of a monofocal and an extended-range-of-vision intraocular lens in eyes with previous myopic laser in situ keratomileusis. J Cataract Refract Surg. 2018; 44(2): 149–155

[21] Cao D, Wang L, Koch DD. Outcome of toric intraocular lenses implanted in eyes with previous corneal refractive surgery. J Cataract Refract Surg. 2020; 46(4): 534–539

[22] Kim KH, Seok KW, Kim WS. Multifocal intraocular lens results in correcting presbyopia in eyes after radial keratotomy. Eye Contact Lens. 2017; 43(6): e22–e25

[23] Gupta I, Oakey Z, Ahmed F, Ambati BK. Spectacle independence after cataract extraction in post-radial keratotomy patients using hybrid monovision with ReSTOR(®) multifocal and TECNIS(®) monofocal intraocular lenses. Case Rep Ophthalmol. 2014; 5(2): 157–161

[24] Nuzzi R, Monteu F, Tridico F. Implantation of a multifocal toric intraocular lens after radial keratotomy and crosslinking with hyperopia and astigmatism residues: a case report. Case Rep Ophthalmol. 2017; 8(2): 440–445

[25] Hjortdal JØ, Olsen H, Ehlers N. Prospective randomized study of corneal aberrations 1 year after radial keratotomy or photorefractive keratectomy. J Refract Surg. 2002; 18(1): 23–29

[26] Applegate RA, Howland HC, Sharp RP, Cottingham AJ, Yee RW. Corneal aberrations and visual performance after radial keratotomy. J Refract Surg. 1998; 14(4): 397–407

[27] Applegate RA, Hilmantel G, Howland HC. Corneal aberrations increase with the magnitude of radial keratotomy refractive correction. Optom Vis Sci. 1996; 73(9): 585–589

[28] Waring GO IV. EDOF lenses in post-refractive eyes. Ocular Surgery News. 2018: 19

[29] Mah F. "Blended" monofocal monovision. Our refractive IOL armamentarium, more choices than ever. The ASCRS Master Class in Refractive Cataract Surgery, 20/Happy in 20 webinar. August 29, 2020. https://ascrs.org/20 happy/agenda/our-refractive-iol-armamentarium

[30] Agarwal S, Thornell E. Spectacle independence in patients with prior radial keratotomy following cataract surgery: A case series. Int Med Case Rep J. 2020; 13: 53–60

[31] Koch DD. Post-refractive eyes. Hitting the refractive target. The ASCRS Master class in Refractive Cataract Surgery, 20/Happy in 20 webinar. August 15, 2020. https://ascrs.org/20 happy/agenda/hitting-the-refractive-target

[32] Labuz G, Khoramnia R, Auffarth GU. Corneal Spherical Aberration in an Elderly Population with High Astigmatism. Paper presented at 2020 ASCRS virtual annual meeting. May 16–17, 2020

[33] Kohnen T, Mahmoud K, Bühren J. Comparison of corneal higher-order aberrations induced by myopic and hyperopic LASIK. Ophthalmology. 2005; 112(10): 1692–1698

[34] Wang L, Koch DD. Anterior corneal optical aberrations induced by laser in situ keratomileusis for hyperopia. J Cataract Refract Surg. 2003; 29(9): 1702–1708

[35] Oliver KM, O'Brart DP, Stephenson CG, et al. Anterior corneal optical aberrations induced by photorefractive keratectomy for hyperopia. J Refract Surg. 2001; 17(4): 406–413

[36] Zheleznyak L, Sabesan R, Oh JS, MacRae S, Yoon G. Modified monovision with spherical aberration to improve presbyopic through-focus visual performance. Invest Ophthalmol Vis Sci. 2013; 54(5): 3157–3165

[37] Worrall EB, Jung HC. Blended vision with multifocal intraocular lenses. EyeNet. 2019: 31–32

[38] Sudhir RR, Dey A, Bhattacharrya S, Bahulayan A. AcrySof IQ PanOptix intraocular lens versus extended depth of focus intraocular lens and trifocal intraocular lens: a clinical overview. Asia Pac J Ophthalmol (Phila). 2019; 8(4): 335–349

[39] Gundersen KG. Rotational stability and visual performance 3 months after bilateral implantation of a new toric extended range of vision intraocular lens. Clin Ophthalmol. 2018; 12: 1269–1278

[40] Coassin M, Di Zazzo A, Antonini M, Gaudenzi D, Gallo Afflitto G, Kohnen T. Extended depth-of-focus intraocular lenses: power calculation and outcomes. J Cataract Refract Surg. 2020; 46(11): 1554–1560

[41] Carones F. Residual astigmatism threshold and patient satisfaction with bifocal, trifocal and extended range of vision intraocular lenses (IOLs). Open J Ophthalmol. 2017; 7(1): 1–7

[42] Cochener B. Tecnis Symfony intraocular lens with a "sweet spot" for tolerance to postoperative residual refractive errors. Open J Ophthalmol. 2017; 7(1): 14–20

[43] Fram NR, Masket S, Wang L. Comparison of intraoperative aberrometry, OCT-based IOL formula, Haigis-L, and Masket formulae for IOL power calculation after laser vision correction. Ophthalmology. 2015; 122(6): 1096–1101

[44] Canto AP, Chhadva P, Cabot F, et al. Comparison of IOL power calculation methods and intraoperative wavefront aberrometer in eyes after refractive surgery. J Refract Surg. 2013; 29(7): 484–489

[45] Yesilirmak N, Palioura S, Culbertson W, Yoo SH, Donaldson K. Intraoperative wavefront aberrometry for toric intraocular lens placement in eyes with a history of refractive surgery. J Refract Surg. 2016; 32(1): 69–70

[46] ESCRS Clinical Trends Survey 2019 Results. EuroTimes. Accessed March 30, 2021. https://www.eurotimes.org/wpcontent/uploads/2020/11/Clinical-Survey-Results-2019-Supplement_PQ.pdf

[47] Curado SX, Hida WT, Vilar CMC, Ordones VL, Chaves MAP, Tzelikis PF. Intraoperative aberrometry versus preoperative biometry for IOL power selection after radial keratotomy: a prospective study. J Refract Surg. 2019; 35(10): 656–661

[48] Passi SF, Thompson AC, Kim MJ, et al. Refractive outcomes using intraoperative aberrometry for highly myopic, highly hyperopic, and post-refractive eyes. Paper presented at: American Society of Cataract and Refractive Surgery Annual Meeting; San Diego, CA. May 4, 2019

[49] Turnbull AMJ, Crawford GJ, Barrett GD. Methods for intraocular lens power calculation in cataract surgery after radial keratotomy. Ophthalmology. 2020; 127(1): 45–51

[50] Azar DT. In: Azar D, Gatinel D, Hoang-Xuan T, eds. Refractive Surgery. 2nd ed. Mosby; 2006: 475–482

[51] Brinton JP, Durrie DS, Khodabakhsh J, Wiley WF, Raviv T. Cataracts after conductive keratoplasty. Cataract & Refractive Surgery Today. 2012: 31–35. https://crstoday.com/articles/2012-sep/cataracts-after-conductive-keratoplasty/

[52] Pascucci S. Negative spherical aberration after CK is desirable:

greater degree of negative spherical aberration seen with great number of spots applied. Ophthalmology Times 2004: 73

[53] Vargas V, Alió JL, Barraquer RI, et al. Safety and visual outcomes following posterior chamber phakic intraocular lens bilensectomy. Eye Vis (Lond). 2020; 7: 34

[54] Meier PG, Majo F, Othenin-Girard P, Bergin C, Guber I. Refractive outcomes and complications after combined copolymer phakic intraocular lens explantation and phacoemulsification with intraocular lens implantation. J Cataract Refract Surg. 2017; 43(6): 748–753

[55] Pitault G, Leboeuf C, Leroux les Jardins S, Auclin F, ChongSit D, Baudouin C. Optical biometry of eyes corrected by phakic intraocular lenses. J Fr Ophtalmol. 2005; 28(10): 1052–1057

[56] Yu A, Wang Q, Zhu S, Xue A, Su Y, Pan R. Effects of posterior chamber phakic intraocular lens on axial length measurements. Zhonghua Yan Ke Za Zhi. 2015; 51(3): 206–209

[57] Saka N, Ohno-Matsui K, Shimada N, et al. Long-term changes in axial length in adult eyes with pathologic myopia. Am J Ophthalmol. 2010; 150(4): 562–568.e1

[58] Eleftheriadis H, Amoros S, Bilbao R, Teijeiro MA. Spontaneous dislocation of a phakic refractive lens into the vitreous cavity. J Cataract Refract Surg. 2004; 30(9): 2013–2016

[59] Stakheev AA. Intraocular lens calculation for cataract after previous radial keratotomy. Ophthalmic Physiol Opt. 2002; 22(4): 289–295

[60] Lindstrom RL. Many points need to be considered in cataract patients with prior corneal refractive surgery. Ocular Surgery News 2019: 3–5

[61] Baartman BJ, Karpuk K, Eichhorn B, et al. Extended depth of focus lens implantation after radial keratotomy. Clin Ophthalmol. 2019; 13: 1401–1408

[62] Kohnen T, Suryakumar R. Extended depth-of-focus technology in intraocular lenses. J Cataract Refract Surg. 2020; 46 (2): 298–304

[63] Shajari M, Mackert MJ, Langer J, et al. Safety and efficacy of a small-aperture capsular bag-fixated intraocular lens in eyes with severe corneal irregularities. J Cataract Refract Surg. 2020; 46(2): 188–192

[64] Dick HB, Piovella M, Vukich J, Vilupuru S, Lin L, Clinical Investigators. Prospective multicenter trial of a smallaperture intraocular lens in cataract surgery. J Cataract Refract Surg. 2017; 43(7): 956–968

[65] Tannan A, Epstein R, Virasch V, Majmudar P, Faron C, Rubenstein J. Utility of intraoperative wavefront aberrometry in post-refractive cataract patients. Invest Ophthalmol Vis Sci. 2013; 54(15): 3004

[66] Zhang F. Optiwave Refractive Analysis may not work well in patients with previous history of radial keratotomy. Am J Ophthalmol Case Rep. 2018; 10: 163–164

20 背驮式人工晶状体
Piggyback Intraocular Lenses

Fuxiang Zhang, Alan Sugar, and Lisa Brothers Arbisser

摘要

本专题重点讨论应用背驮式人工晶状体（intraocular lenses，IOL）的三个基本问题：适应证、晶状体选择和屈光度计算。首先对目前常用的背驮式 IOL 的优缺点进行综述；详细讨论常用的计算方法；简要讨论背驮式 IOL 的替代方案、相对禁忌证、发生屈光意外时的重要处理原则；简单介绍在高度远视等情况下，当单个 IOL 的度数不够时，考虑多 IOL 植入方法；最后介绍了一款全新设计的 360° 睫状沟背驮式 IOL。

关键词

背驮式 IOL，背驮式 IOL 计算，IOL 间隙膜，IOL 置换，新型睫状沟 IOL

20.1 引言

背驮式人工晶状体（IOL）植入有三要素：适应证、晶状体选择和屈光力计算。尽管与一期 IOL 植入相比，放置背驮式 IOL 空间有限，但因已有后房型 IOL（posterior intraocular lens，PCIOL）存在，手术操作通常不难。我们使用术语"一期背驮式 IOL"来表示在同一手术中放置两片 IOL（图 20.1），而"二期背驮式 IOL"是指在随后的二次手术中放置背驮式 IOL（图 20.2）。

20.2 背驮式 IOL 的替代方案和相对禁忌证是什么

白内障手术后屈光意外是应用背驮式 IOL 的适应证，如果使用最新一代 IOL 计算公式，那么背驮式 IOL 的应用需求应非常罕见。另一适应证是治疗阴性视觉干扰[1]，虽然反向光学捕获可能是更容易的治疗方法[2]。随着术中像差测量和光调节 IOL 的日益普及，这种适应证将更加罕见。

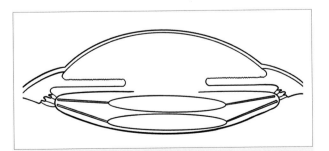

图 20.1　一期背驮式 IOL，两片 IOL 同时放置在囊袋内，这增加了 IOL 间纤维化的风险，应尽量避免这种植入方式

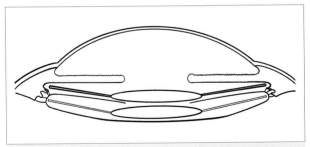

图 20.2　二期背驮式 IOL，第一片 IOL 在一期手术中置于囊袋内，第二片 IOL 在之后的二次手术中置于睫状沟。此模式也推荐用于一期背驮式 IOL 植入，即两片 IOL 同一手术操作内完成

并非所有屈光意外的病例都需要背驮式 IOL，如果患者可以并且愿意验配框架镜或隐形眼镜，则无须考虑手术；若残余散光较大，还可考虑激光矫正术；若为术后短期内，并且有完整的后囊膜，特别是存在明显的球镜屈光度数差异的情况下，通常建议更换 IOL。

对于短眼轴、浅前房及有青光眼病史的患者应谨慎应用背驮式 IOL，引发色素剥散综合征和葡萄膜炎-青光眼-前房积血综合征（uveitis glaucoma hyphema，UGH）的风险较大。对于有葡萄膜炎病史的患者，也尽量避免使用，易引起葡萄膜炎复发、IOL 表面沉积以及 IOL 间纤维膜形成。建议评估是否进行背驮式 IOL 前必须在裂隙灯下进行仔细的房角镜检查，尽管第二个 IOL 不是置于前房，如果已经存在明显的房角病变，例如周边前粘连、房角新生血管等，则不建议考虑使用背驮式 IOL，因为我们可能无法预测背驮式 IOL 是否会对已存在的房角异常产生进一步的负面影响。

美国没有 FDA 批准的睫状沟 IOL，因此无论何时我们在睫状沟中放置 IOL，都应该向患者告知，并做好医疗记录。

20.3 哪些 IOL 适合背驮式植入

背驮式 IOL 存在一个特殊的问题——IOL 间混浊。后房型 IOL 最常见的材质为丙烯酸酯，文献表明，当两个由相同材料制成，特别是疏水性丙烯酸树脂的 IOL 同时植入囊袋中，会出现 IOL 间混浊[3]，可能由于残留皮质或细胞再生，以及疏水性丙烯酸材质中的黏性-半黏性结构导致。IOL 间的混浊无法用 Nd：YAG 激光治疗去除，通常需要移除 IOL。因此，应将第二片 IOL 植入到睫状沟并选择硅树脂材质以减少并发症。只要第二片 IOL 不在囊袋内，即使两片 IOL 都是疏水性丙烯酸树脂，发生 IOL 间混浊仍然较罕见。注意：单片丙烯酸 IOL（如 Alcon 常用的 SN60WF/SA60WF、J&J 公司的 ZCBOO 和 B&L 公司的 enVista）禁止作为背驮式 IOL 放置在睫状沟。

- STAAR AQ 2010V 和 AQ 5010V 因其大光学直径（6.3 mm）、硅胶材料、圆形边缘设计、足够的长度（AQ 2010V 的长度为 13.5 mm、AQ 5010V 的长度为 14 mm），以及 AQ 5010 拥有的负屈光度（−4～+4 D），成为许多白内障手术医师应用背驮式 IOL 的首选，但目前它们不再生产，这是屈光性白内障手术的巨大损失，制造商是否也有责任为罕见但必要的应用继续提供生产？AAO、ASCRS、行业或政府是否应该探索给予制造商相应的经济补偿方案？

- Sensar 三片式 AR40E（+2.00～+5.50 D）和 AR40M（−10.00～+1.50 D）（Johnson & Johnson Vision）。E 和 M 两款均具有 6.0 mm 光学系统、13.5 mm 总长度和圆形前缘设计[4]，它们都是疏水性丙烯酸材质，AR40M 为弯月形透镜，AR40E 和 AR40e 是双凸形透镜。可能目前全球最常用的 PCIOL 就是 Alcon 的 AcrySof，自从 2018 年 AcrySof IQ IOL 问世以来，已经植入超过 1 亿枚[5]。Sensar 透镜（J&J）和 AcrySof 都是疏水性丙烯酸材料，但它们具有不同的分子结构[6]。仍然有发生 IOL 间混浊的风险，然而，这通常发生在两片 IOL 都在囊袋内时。如果将背驮式 IOL 放置在睫状沟中，可以降低 IOL 间混浊的发生率[7]。由于目前没有 STAAR AQ，背驮式 IOL 通常选用 Sensar。当我们无法使用一体式 IOL 时，由于 Sensar AR40 前边缘是圆形设计，我们也喜欢将其作为三体式 IOL 的备用选择。

- Z9002（Johnson & Johnson Vision）：其优势在于硅树脂材质，光学前表面为圆形边缘设计，光学直径为 6 mm，总长度为 13 mm[4]，如果不对称放置在睫状沟，会有 IOL 倾斜和不稳定的风险，可导致轻度慢性虹膜炎甚至 UGH。此外，它没有生产低度数或负度数，可用范围为 +6.00～+30.00 D。

- LI 61AO SofPort（Bausch & Lomb）：硅树脂材质，6 mm 光学直径和 13 mm 总长度，可

用范围从 0.0 D 开始，没有负度数。它是前后方形边缘设计，与圆形边缘相比，可以减少后囊膜混浊（posterior capsular opacification，PCO），但作为背驮式 IOL，会导致虹膜擦伤和慢性炎症[7、8、9]。

- Sulcoflex IOL（Rayner）：它是专为植入睫状沟而设计的[10]，尽管是单片式、亲水性丙烯酸树脂材质，但尸体眼实验证实它适合作为睫状沟背驮式 IOL[10]，其光学直径为 6.5 mm，总长度为 14.0 mm，边缘为圆形，襻向后与光学面成 10° 角。Sulcoflex 系列不仅包含单焦点，还有散光、多焦点和多焦散光版本[11]。也可作为背驮式 IOL 的适用选项，由于第二个 IOL 通常是可以置换的，如果患者将来出现糖尿病视网膜病变或黄斑变性等病理改变，多焦点 Sulcoflex IOL 可以置换回单焦点 IOL，从而使患者恢复更好的对比度。

- 中央孔 IOL（XtraFocus，Morcher GmbH，Germany）有两个版本，旧的三脚架型号 93E 和新的开环型号 93L[12]。它们没有度数（为 0 D/ 平光）[13]，两款 IOL 均为黑色疏水性丙烯酸材料，具有凹面-凸面，以及襻与光学面向后成角设计。新型号 93L 具有开环设计，总直径为 14.0 mm，6.0 mm 光学直径，中央孔径为 1.3 mm，光学部与襻成角 14°，光学部较薄[13]。中央孔背驮式 IOL 特别适用于角膜屈光术后、严重角膜散光、圆锥角膜、穿透性或板层角膜移植术后的患者，但尸体眼研究显示，它在睫状沟植入的居中性和倾斜度都受到影响[13]。一项对睫状沟植入 XtraFocus IOL 的研究指出，术后平均随访 2.3 个月时，偏心需要二次手术调位的比例约为 9%[14]。

XtraFocus 是专为睫状沟植入设计，但最近一项巴西的研究将 Xtrafocus 作为背驮式 IOL 植入囊袋内，也显示出较好的效果，研究包括 60 只眼（圆锥角膜 38 例，PKP 术后 12 例，RK 术后 8 例和其他 2 例），平均随访 16 个月，主要结果包括[14]：

- 所有 60 只眼均使用 Xtrafocus 中央孔的眼内人工晶状体（intraocular pinhole，IOPH）作为一期背驮式 IOL 植入，即 IOPH 在第一片主 IOL 植入之后，在同一手术中将其植入囊袋内（IC-8 中央孔 IOL 可能是更好的选择，详见"14 小孔径人工晶状体"）。

- XtraFocus IOPH 也是疏水性丙烯酸，所有主 IOL 也都是相同的疏水性丙烯酸材料（尽管生产公司不同，如 Alcon、Johnson & Johnson、Bausch & Lomb 等）。

- 在平均 16 个月的术后随访期间，没有出现明显的 IOL 间纤维膜。作者推测是由于凹凸设计避免了 IOL 在囊袋内的直接接触，此外，中央孔可以让水通过并在两个镜片之间流动，这可以进一步抑制镜片上皮细胞的增殖，所以没有出现 IOL 间纤维膜。

- 与睫状沟背驮式 IOL 常见的偏心相比，囊袋内一期背驮式 IOL 植入观察到更好的居中性。由于小孔的特性，IOPH 的偏心可能会导致严重的视觉问题。

- 与术前视力相比，裸眼视力和矫正视力均显著改善，从术前的 logMAR 1.34 ± 0.338 和 0.57 ± 0.145 分别提高到术后 1 年的 0.14 ± 0.012（$P < 0.001$）和 0.12 ± 0.008（$P = 0.001$）。

- IOPH 也可作为二期背驮式 IOL 睫状沟植入。

- XtraFocus IOPH 的性质可使红外光透过，因此不影响未来应用 ND：YAG 激光治疗后囊膜混浊和后段病变的检查。

- IOPH 也可以用作囊袋内单一植入物。

- IOPH 的主要缺点是氩激光无法穿透它，如果需要进行视网膜手术，必须首先取出 IOPH。另一个缺点是双边植入 XtraFocus 的患者经常抱怨"黑影"[15]（图 20.3）。

20.4 360° 睫状沟背驮式 IOL 设计方案

在没有囊袋支撑的情况下，白内障外科医师

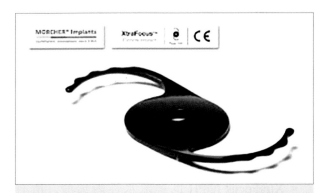

图 20.3　XtraFocus 中央孔背驮式 IOL。经许可引自：Morcher

通常需要在虹膜或巩膜上缝合后房型 IOL（PCIOL），或者选择前房型 IOL（anterior chamber intraocular lens，ACIOL）。缝合 PCIOL 是一项耗时、具有挑战性的技术，并且有术中出血等风险，许多医师不愿意使用这种缝合技术。ACIOL 对角膜具有潜在的长期风险，在许多情况下并不是首选。我们正在考虑设计一款新型 360° 睫状沟 PCIOL（图 20.4 至图 20.7），它可放置在后房睫状沟中，具有 360° 全方位支撑，我们还考虑到镜片的形状设计，正面和背面是双凸还是双凹面，而后者

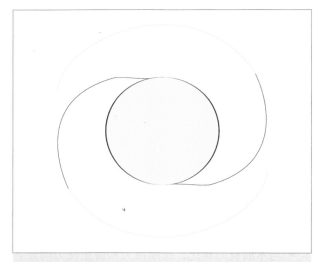

图 20.4　三体式 360° 睫状沟背驮式 PCIOL

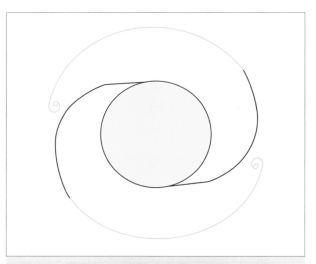

图 20.5　带孔的巩膜固定型三体式 360° 睫状沟背驮式 PCIOL

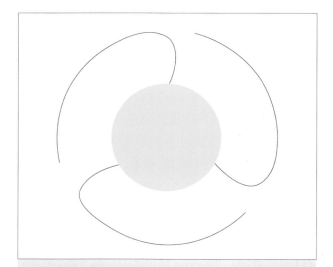

图 20.6　四体式 360° 睫状沟背驮式 PCIOL，具有更好的稳定性，缺点是植入困难

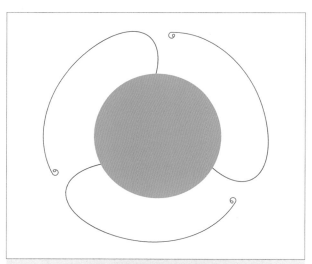

图 20.7　带孔的巩膜固定型四体式 360° 睫状沟背驮式 PCIOL

才能使两片 IOL 光学面避免接触。IOL 的尺寸根据特定眼睛个性化定制。目前已经可以通过光学相干断层扫描（optical coherence tomography，OCT）成像技术准确测量睫状沟直径，飞秒激光辅助白内障中依靠 OCT 技术已可清晰分辨眼内结构，故将这个 360° 支撑的 IOL 精确地放置在睫状沟中是完全可以实现的，这相较于虹膜或巩膜上固定缝合 PCIOL 更容易。欢迎工业公司通过电子邮件（fzhang1@hfhs.org）讨论细节（图 20.4 至图 20.9）。

20.5 如何计算背驮式 IOL 度数

在大多数情况下，背驮式 IOL 计算相对简单明了。通常，我们只需要知道眼镜平面所需的屈光度和目标屈光度，而无须知道一期 IOL 的屈光度。以下是一些常用的方法。

- 简单粗略的方法：每 0.5 D 的 IOL 屈光度相对应眼镜平面上为 0.35 D 屈光度。
- Holladay/Nichamin 列线图计算法（由 Nichamin 博士个人提供）。
  - 过矫的 IOL 眼（近视）：按 1∶1 比例，即如果屈光度为 −2.0 D 等效球镜，目标屈光度为 0，则选择 2.0 D IOL。
  - 欠矫的 IOL 眼（远视）：按照 1∶1.5 比例，即如果验光等效球镜为 +2.0 D，则选择 2×1.5=3.0 D 的 IOL 达到 0 D 的目标屈光度。

- Gills 列线图计算法[17]，是基于眼轴长度，比上述两种方法更详细。
  - 残余远视。
    短眼轴（< 22 mm），IOL 度数 =（1.5×SE）+1。
    正常眼轴（22～25 mm），IOL 度数 =（1.4×SE）+1。
    长眼轴（> 25 mm），IOL 度数 =（1.3×SE）+1。
  - 残余近视。
    短眼（< 22 mm），IOL 度数 =（1.5×SE）−1。
    正常眼轴（22～25 mm），IOL 度数 =（1.4×SE）−1。
    长眼轴（> 25 mm），IOL 度数 =（1.3×SE）−1。
- Abulafia Hill 计算法[18]。
  - 远视 SE < +7.00 D 且角膜曲率在正常范围：背驮式 IOL 屈光力 =SE×1.50（眼镜平面目标屈光度为 0）。
  - 近视 SE <−7.00 D 且角膜曲率在正常范围：背驮式 IOL 屈光力 =SE×1.3（眼镜平面目标屈光度为 0）。

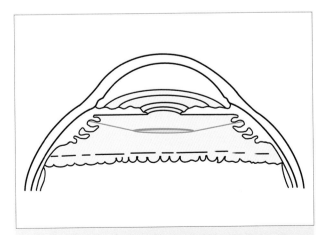

图 20.8　在没有任何囊膜支撑的情况下，眼内 360° 睫状沟 PCIOL 植入位置示意图

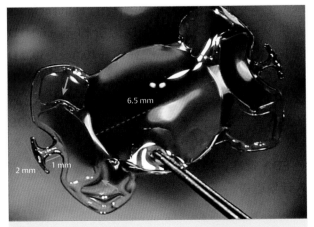

图 20.9　Mularoni 等[16] 设计的 Carlevale 无缝合睫状沟 PCIOL。经许可引自：Wolters Kluwer Health, Inc

- Barrett 公式，网址为 www.apacrs.org。
  - 该公式适用范围更广，远视与近视屈光误差超过 7.00 D 或异常的角膜曲率等，或者如果目标屈光度不为 0。Barrett 公式也可用于 IOL 置换和散光 IOL 轴位计算。

20.6 在超高度远视眼，当单个 IOL 度数不够时，如何确定背驮式 IOL 度数

超高度远视是背驮式 IOL 或多片 IOL 的应用指征。首先，我们需要弄清楚如果使用单个囊袋内 IOL，需要多少总屈光度；然后确定两个 IOL 度数如何分配。一般而言，囊袋内会放置高度数 IOL，剩余的度数留给睫状沟 IOL。因为睫状沟放置的 IOL 位置更靠前（更靠近角膜主平面），将比位于囊袋内的 IOL 具有更大的有效屈光力。因此，需要调整最初计算的放置在囊袋中的剩余 IOL 度数。如果不进行调整，最终结果可能会大大偏离目标屈光度。调整量将取决于背驮式 IOL 的屈光力。Warren Hill 网站（https://www.doctor-hill.com/iol-main/polypseudophakia_calculations.html）有示范案例和步骤说明[19]。

幸运的是，HumanOptics（Erlangen，Germany）可提供屈光度高达 60 D 的 IOL[20]。对于那些超短眼轴，最好选择单个 IOL 而不是背驮式 IOL，以避免本专题讨论到的相关副作用。HumanOptics 提供从 −20.0 D 开始以 1.0 D 为阶梯至 +60.0 D 的 IOL，以及以 0.5 D 为阶梯的 +10.0～+30.0 D 的单焦点版本，包括白片和黄片 2 种。散光 IOL 也具有相同的屈光度扩展范围，除此之外，它们还具有多焦点、三焦点，以及三体式单焦点 IOL（仅 +10.0 D～+30.0 D）。不便之处在于它们未经 FDA 批准，如果适用，只能酌情通过 FDA 准入计划进口。

20.7 白到白是否与睫状沟直径密切相关

Werner 和 Apple 等[21] 的一项早期尸体眼研究表明，睫状沟直径与白到白（white-to-white，WTW）不成正比。在研究的 10 只眼中，仅 6 至 12 点子午线处的 WTW 与前房直径之间存在正相关，但是 3 至 9 点子午线上的没有相关性，而后者是医师在选择 IOL 总长度时测量 WTW 最常使用的经线。在这两条经线中，WTW 与睫状沟直径之间都没有发现相关性。然而，现代前段 OCT 可以准确测量眼内结构，这可能是未来选择放置背驮式 IOL 时要依赖的方法。

20.8 发生屈光意外时的推荐处理原则

- 不要急于应用背驮式 IOL，除非出现 IOL 度数明显错误及散光 IOL 明显错位或旋转，通常建议等待几周，直至屈光状态更加稳定，尤其对于 RK 术后患者，需要 2～3 个月的时间才能使角膜恢复到稳定状态。
- 排除其他导致术后视力不佳的眼部疾病，如干眼、视网膜前膜等。
- 如果不确定，请先试行验配框架眼镜或隐形眼镜。
- 散光问题。
  - 如果等效球镜接近于 0，在 ±0.50 D 范围内，且残余散光 ≤ 1 D，首选 LRI，因为不会影响等效球镜。
  - 如果散光 > 1 D，激光矫正将优于 LRI。
- 球镜问题。
  - 背驮式 IOL。
  - IOL 置换。
  - 对于小度数误差，激光视力矫正（laser vision correction，LVC）效果非常好。
    - 光性屈光性角膜切削术（photorefractive keratectomy，PRK）
    - 激光辅助原位角膜磨削术（laser in situ keratomileusis，LASIK）

激光矫正对于近视误差改善比远视误差更好，有更好的预测性和包容性。注意避免在上皮细胞疏松和（或）薄角膜中应用。

- 如果散光 IOL 同时存在球镜及柱镜误差，对于等效球镜为近视、误差＜１D 的患者则通过激光矫正解决；对于存在远视或高度近视的情况，则首选 IOL 置换并旋转至理想轴位。

（樊帆　译，罗怡　卢奕　审校）

参考文献

[1] Masket S, Fram NR, Cho A, Park I, Pham D. Surgical management of negative dysphotopsia. J Cataract Refract Surg. 2018; 44(1): 6–16

[2] Masket S, Fram NR. Pseudophakic dysphotopsia: review of incidence, cause, and treatment of positive and negative dysphotopsia. Ophthalmology. 2020: S0161–6420(20) 30787–9

[3] Werner L, Mamalis N, Stevens S, Hunter B, Chew JJ, Vargas LG. Interlenticular opacification: dual-optic versus piggyback intraocular lenses. J Cataract Refract Surg. 2006; 32 (4): 655–661

[4] Intraocular lenses, OVDs & accessories. Product guide. Johnson & Johnson Vision; 2017

[5] Karakelle M. The science behind the AcrySof IQ. Cataract & Refractive Surgery Today. Published May 2018. Accessed April 8, 2021. https://crstoday.com/articles/the-blueprintfor-exceptional-image-quality/the-science-behind-theacrysof-iqiol/#:～: text=The%20AcrySof%20IQ%20IOL%20(Alcon,lens%20to%20patients%20with%20cataracts.&text=The%20design%20of%20the%20AcrySof,versus%20the%20prior%20spherical%20control

[6] Findl O. Intraocular lens materials and design. In: Colvard M, ed. Achieving excellence in cataract surgery: a step-bystep approach. Self-published; 2009

[7] Chang WH, Werner L, Fry LL, Johnson JT, Kamae K, Mamalis N. Pigmentary dispersion syndrome with a secondary piggyback 3-piece hydrophobic acrylic lens. Case report with clinicopathological correlation. J Cataract Refract Surg. 2007; 33(6): 1106–1109

[8] Kirk KR, Werner L, Jaber R, Strenk S, Strenk L, Mamalis N. Pathologic assessment of complications with asymmetric or sulcus fixation of square-edged hydrophobic acrylic intraocular lenses. Ophthalmology. 2012; 119(5): 907–913

[9] Ollerton A, Werner L, Strenk S, et al. Pathologic comparison of asymmetric or sulcus fixation of 3-piece intraocular lenses with square versus round anterior optic edges. Ophthalmology. 2013; 120(8): 1580–1587

[10] McIntyre JS, Werner L, Fuller SR, Kavoussi SC, Hill M, Mamalis N. Assessment of a single-piece hydrophilic acrylic IOL for piggyback sulcus fixation in pseudophakic cadaver eyes. J Cataract Refract Surg. 2012; 38(1): 155–162

[11] Amon M. Early results from the new Sulcoflex trifocal. EuroTimes. 2019 suppl: 2–3

[12] Reiter N, Werner L, Guan J, et al. Assessment of a new hydrophilic acrylic supplementary IOL for sulcus fixation in pseudophakic cadaver eyes. Eye (Lond). 2017; 31(5): 802–809

[13] Tsaousis KT, Werner L, Trindade CLC, Guan J, Li J, Reiter N. Assessment of a novel pinhole supplementary implant for sulcus fixation in pseudophakic cadaver eyes. Eye (Lond).2018; 32(3): 637–645

[14] Trindade BLC, Trindade FC, Werner L, Trindade CLC. Longterm safety of in-the-bag implantation of a supplementary intraocular pinhole. J Cataract Refract Surg. 2020; 46(6): 888–892

[15] Trindade BLC, Trindade FC, Trindade CLC. Bilateral implantation of a supplementary intraocular pinhole. [Published online ahead of print, 2020 Nov 12]. J Cataract Refract Surg. 2021; 47(5): 627–633

[16] Mularoni A, Imburgia A, Forlini M, Rania L, Possati GL. In vivo evaluation of a 1-piece foldable sutureless intrascleral fixation intraocular lens using ultrasound biomicroscopy and anterior segment OCT. J Cataract Refract Surg. 2021; 47 (3): 316–322

[17] Holladay JT, Gills JP, Grabow H. Piggyback intraocular lenses. Ann Ophthalmol. 1998; 30(4): 203–206

[18] Abulafia A, Hill WE. Enhancement with piggyback or intraocular lens exchanges. In: Hovanesian JA, ed. Refractive cataract surgery. 2nd ed. Slack. 2017: 225–232

[19] Piggyback IOL intraocular lens power calculations primary polypseudophakia eye cataract surgery eyes. doctor-hill.com IOL Power Calculations. Accessed April 15, 2021. https://www.doctor-hill.com/iol-main/polypseudophakia_-calculations.html

[20] Monofocal platform. HumanOptics. Accessed June 17, 2021.https://www.humanoptics.com/en/physicians/intraocularlenses/monofocal-1p-aspira/

[21] Werner L, Izak AM, Pandey SK, Apple DJ, Trivedi RH, Schmidbauer JM. Correlation between different measurements within the eye relative to phakic intraocular lens implantation. J Cataract Refract Surg. 2004; 30(9): 1982–1988

21 屈光性晶状体置换

Refractive Lens Exchange

Fuxiang Zhang, Alan Sugar, and Lisa Brothers Arbisser

摘要

大多数屈光性白内障手术的初学者不会考虑屈光性晶状体置换（refractive lens exchange，RLE）的问题，因为患者戴镜后视力仍可矫正到 20/20，而置换不仅费用昂贵，患者的期望值也相对较高。本书作为屈光性白内障手术入门书籍，为什么要纳入这一专题呢？随着技术进步和越来越多的新型优质人工晶状体（intraocular lenses，IOL）不断涌现，由于可以在全距离上实现良好的功能性视力，潜在的年轻患者对接受 RLE 手术后失去调节能力的顾虑已经大大减少。屈光性白内障手术医师迟早会遇到要求 RLE 的年轻患者。对于角膜屈光手术而言，高度近视、远视和散光的患者未必是最合适的受众群体。由于 RLE 具备一项额外的优势——术后患者不会发展为白内障，规避了将来须接受白内障手术的可能性——对于那些有意通过激光辅助原位角膜磨削术（laser-assisted in situ keratomileusis，LASIK）减少对眼镜的依赖，但已进入老视年龄、自身晶状体功能不足的患者，RLE 也可作为替代方案，避免了在角膜屈光手术后不久又须根据术后角膜情况植入 IOL 的尴尬局面。本专题讨论了 RLE 的一些基本原则和挑战，RLE 与常规白内障手术术前、术中、术后的主要区别，评估了 RLE 主要适应证和禁忌证，分析了 RLE 的手术方式，以及单焦点人工晶状体与多焦衍射型人工晶状体的优缺点。

关键词

屈光性晶状体置换，透明晶状体置换，屈光性白内障手术，人工晶状体单眼视，Symfony IOL，EDOF，多焦点 IOL，三焦点 IOL，PanOptix

21.1 引言

早在 19 世纪，欧洲就已经开展了屈光性晶状体置换术（refractive lens exchange，RLE），当时称为屈光性晶状体摘除术。20 世纪之前，欧洲超过 3 000 例高度近视患者接受了屈光性晶状体摘除术[1]。20 世纪初，人们意识到该手术的晚期并发症——视网膜脱离在当时是无法治愈的，因此在之后的几十年中，RLE 逐渐被弃用[1]。

在 40 岁以上的美国人群中，超过一半患有需要矫正的严重屈光不正[2]。2005 年，美国约有 3 600 万人使用角膜接触镜[3]。RLE 也叫作透明晶状体置换术，随着人工晶状体（intraocular lenses，IOL）、IOL 计算公式、术前生物测量和其他检查、手术设备、前房内抗生素的超药品说明书用药等新技术的进步而越来越流行。

激光视力矫正手术是年轻人群屈光不正手术治疗的主要方案。而在屈光不正合并老视（现在通常定义为早期晶状体功能失调综合征）的情况下，RLE 提供了另一种选择。对于老视人群，尤其是已经出现早期白内障的人群，RLE 可能优于激光辅助原位角膜磨削术（laser-assisted in situ keratomileusis，LASIK）、小切口角膜微透镜取出术（small incision lenticule extraction，SMILE）、角膜镶嵌术（corneal inlays）、有晶状体 IOL 植入术等其他手术疗法，因为它提供了"一站式解决方案"。一方面，尽管少数患者可能会出现反常的显著散光漂移，但 RLE 术后角膜外形基本保持相对稳定，没有明显的额外像差；另一方面，RLE 也规避了患者未来的白内障手术需求。RLE 的目标是消除或显著减少在患者术后使用角膜接触镜和框架眼镜的需要。

2020 年 ASCRS 线上会议进行了一项关于眼科医师进行老视 RLE 手术情况的调查（n=204），并评估了眼科医师向直系亲属推荐 RLE 的意愿[4]，其中正在开展 RLE 手术的眼科医师比例为 89%。调查显示，23% 的受访者愿意在没有白内障的情况下接受晶状体置换手术以矫正老视；32% 报告向直系亲属推荐了 RLE；19% 报告直系亲属已经接受了 RLE 手术。

根据两组分别在私人眼科诊所接受 RLE 手术（n=675）和记录于瑞典国家白内障登记册接受白内障手术患者的队列研究[5]，RLE 组患者更年轻［（52.1±7.7）岁 vs.（73.8±9.3）岁］，女性比例更低（45.28% vs.60.46%；P < 0.001），近视发生率也高于白内障患者。然而，我有限的经验表明，女性比男性更愿意尝试 RLE。

21.2　为什么屈光性白内障手术初学者也要了解 RLE

通常不推荐屈光性白内障手术初学者实施 RLE 手术。一方面，患者须自行承担高昂的费用（平均费用高达 4 000～4 500 美元 / 眼[6, 7]），另一方面，相对年轻的患者人群对于手术效果期望值也更高。但是，从事屈光性白内障手术并逐渐建立起良好的口碑和声誉后，不可避免地会有患者为行 RLE 手术前来就诊。本专题将讨论当适合 RLE 手术的患者前来就诊时，眼科医师需要考虑的一些重要的基本原则。

21.3　RLE 的适应证有哪些

- 老视，眼部解剖正常，晶状体透明或早期白内障，有 / 无高度屈光不正（近视或远

视）且主观要求不戴老视眼镜的患者。一般来说，除非选择单眼视（又称"双眼融视"），否则角膜屈光手术无法矫正老视，但对于单眼视的适应能力和患者意愿因人而异。理想的 RLE 适应证是远视、老视患者、角膜接触镜不耐受、年龄在 50～55 岁、有 / 无散光、早期轻度白内障。这类患者接受角膜屈光手术后短期效果很好，但由于白内障逐渐加重，视力也会再次下降。临床上，这类患者往往容易将视力下降归咎于角膜屈光手术。

- 高度屈光不正、晶状体透明、眼部解剖异常、伴 / 不伴老视、不适合行角膜屈光手术或有晶状体眼人工晶状体植入术的患者。高度近视、远视和散光不是角膜屈光手术的最佳适应证。高度远视患者由于前房过浅，不宜植入有晶状体眼人工晶状体，对于这类年轻患者而言，RLE 是一种可行的选择[8]。如果近视患者考虑 RLE 手术，自发性完全玻璃体后脱离可以降低视网膜脱离的风险，否则视网膜脱离风险可能增加。随着技术进步，涌现出越来越多不同类型的优质人工晶状体，使接受 RLE 手术的年轻人群对失去调节能力的担忧大大减少，对良好的全距离功能视力的期望得以实现。RLE 的另一个优点是避免了未来罹患白内障，需要接受白内障手术的可能性，这使 RLE 成为一个非常有吸引力的选择[9]。

- 晶状体功能失调综合征是评估晶状体功能障碍动态病理生理进展和 RLE 适应证的另外一种方式。晶状体功能失调综合征分为三个阶段[8, 10]：
  - 大约从 40 岁开始，调节能力丧失的动态过程。
  - 50 岁以后，散射光增加，对比敏感度下降。
  - 65 岁以上早期晶状体混浊。

基于晶状体功能失调综合征的概念，可通过客观方法评估 RLE 适应证[8]。一些设备，例如 iTrace（Tracey Technologies，Houston，

TX），能够生成一个称为晶状体功能失调指数（dysfunctional lens index，DLI）的客观参数，用于评估晶状体内部高阶像差、对比敏感度和动态瞳孔大小。其结果用一个"E"的图像表示，DLI分数越低，"E"的图像越模糊扭曲，随着DLI分数的提高，"E"的图像逐渐变得明确清晰。DLI分数低提示晶状体功能失调，对于这类患者，RLE可能有助于改善症状[8]。有些视力检查正常的患者主诉视觉质量下降，虽然明光下视力检测（bright-light acuity test，BAT）可能未提示视力明显下降；但患者依然抱怨视力不佳。可能原因包括由于晶状体功能失调引起的内部高阶像差增加、对比敏感度降低和散射光增加。

在决定为普通患者进行白内障手术时，通常须遵循每个国家制订的视力标准。但有些时候，眼科医师也应允许为Snellen视力不符合标准，甚至BAT未提示视力下降的患者进行白内障手术。因为视力不是影响视功能的唯一因素，眼科医师希望手术能显著改善这类患者的生活质量。

21.4　RLE的禁忌证和相对禁忌证有哪些

以下是根据2017年美国眼科学会眼科临床指南（Preferred Practice Pattern，PPP）列出的屈光性晶状体置换术禁忌证和相对禁忌证[11]。

禁忌证：
- 屈光状态不稳定。
- 角膜内皮疾病，如Fuchs营养不良。
- 未控制的青光眼。
- 未控制的全身疾病。
- 活动性葡萄膜炎、葡萄膜炎近期发作史、复发性葡萄膜炎或需要持续治疗的葡萄膜炎。
- 未控制的自身免疫病或其他免疫相关疾病。
- 患者期望过高，不切实际。

相对禁忌证[11]：
- 与角结膜炎、睑结膜炎、痤疮、酒渣鼻、结膜瘢痕、角膜暴露、神经营养性角膜炎

或其他角膜异常相关的严重眼睑、泪膜或眼表异常。
- 前节炎症。
- 滤过泡存在。
- 假性囊膜剥脱。
- 独眼。
- 葡萄膜炎病史。
- 自身免疫病或其他免疫相关疾病。
- 糖尿病。
- 怀孕或哺乳期。

从禁忌证／相对禁忌证的角度，建议屈光性白内障手术初学者不应对存在下列情况的患者实施RLE手术：
- 存在限制术后视觉质量提高的因素，如角膜中央云翳、视网膜前膜。
- 存在导致术后视力进行性下降的因素，如活动性糖尿病视网膜病变。
- RLE不能满足患者术后脱镜的需求，如放射状角膜切开术后伴明显不规则散光／球差／彗差。
- 值得注意的是，PPP列出的禁忌证不包括患者年龄较轻（40岁及以下）；但我认为，对于较年轻的患者来说，除非角膜和眼部结构条件不允许，否则选择其他屈光手术方式如角膜屈光手术等，保留原有的调节功能，预后可能优于RLE。
- 不伴有玻璃体后脱离（posterior vitreous detachment，PVD）的高度近视患者，推荐有晶状体眼人工晶状体植入术。

21.5　RLE是否已获得FDA批准？在美国，如果年龄达到平均寿命，每个人都需要白内障手术吗

FDA尚未批准将人工晶状体用于单纯矫正不伴有显著影响视力的白内障（visually significant cataract）的屈光不正[11, 12]。眼科医师应当向患者说明这一点，并记录在医疗文书中。

如果寿命足够长，每个人都会得白内障。根据 2010 年美国国家眼科研究所的数据，只有 30%～40% 的美国白种人需要在 70 岁时接受白内障手术[13]。到 75 岁时，美国白种人中约一半患有白内障，其定义为"影响视力的晶状体混浊"（图 21.1）。到 80 岁时，70% 的白种人、53% 的黑种人和 61% 的拉美裔美国人将患有白内障[13]。根据 2018 年美国疾病控制与预防中心的数据，美国人的平均寿命为 78.7 岁[14]。由于老年人玻璃体后脱离的发生率更高，年轻白内障患者术后视网膜脱离和黄斑囊样水肿的风险高于老年患者[15]。

21.6　老视患者中 RLE 手术与传统白内障手术的比例如何

根据 2019 年 ASCRS 临床调查，RLE 手术占白内障手术比例约为 4%[16]（图 21.2）。欧洲 RLE 手术比例高于美国（图 21.3）。

21.7　RLE 手术最大的挑战是什么

从患者的角度来看，RLE 手术最大的问题可能是费用。对于眼科医师而言，RLE 手术最大的挑战在于如何在满足患者预期的同时预防并发症

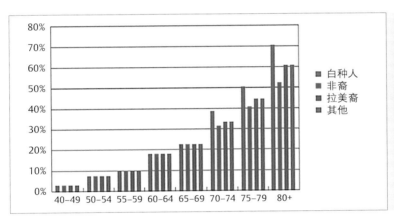

图 21.1　2010 年美国白内障患病率数据（按年龄和种族划分）[13]。经许可引自：National Eye Institute, National Institutes of Health（NEI/NIH）

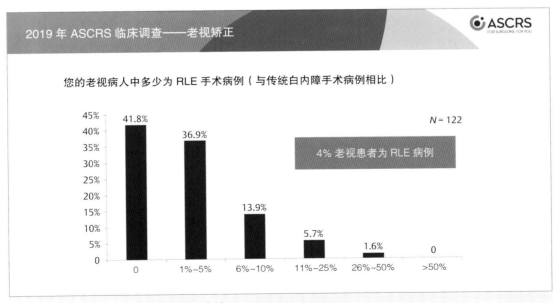

图 21.2　2019 年 ASCRS 临床调查[16]。经许可引自：ASCRS

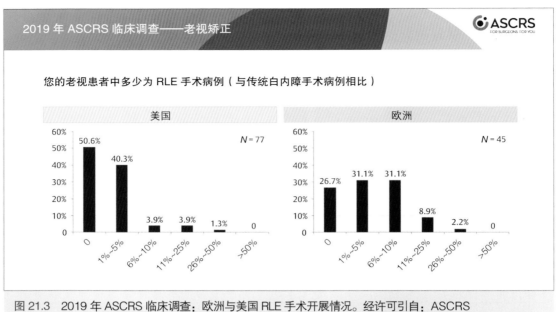

图 21.3　2019 年 ASCRS 临床调查：欧洲与美国 RLE 手术开展情况。经许可引自：ASCRS

发生。通常情况下，普通白内障手术术前无须通过术前角膜接触镜试验（preoperative contact lens trial）评估单眼视，但对于 RLE 患者，除非有角膜接触镜或角膜激光手术矫正的单眼视史，否则建议术前采用角膜接触镜试验评估单眼视。如果患者选择植入功能性人工晶状体，包括多焦点人工晶状体（multifocal IOL，MFIOL）、三焦点人工晶状体，或焦深延长型（extended depth-of-focus，EDOF）人工晶状体等，术前需要充分沟通和解释，强烈推荐采用照片和视频，详细向患者展示术后可能出现的眩光、光晕等不适症状，尤其是夜间不适感加重。要避免简单的口头说明。由于普通白内障患者经历了视力逐渐下降的过程，术后往往对视力提高程度感到惊喜，而透明晶状体患者则会将术后视觉质量与佩戴眼镜或角膜接触镜时的视觉质量进行比较。术后屈光误差可通过其他手术方式改善，但患者的主观不满往往难以处理。并非所有的不适主诉都能通过患者的神经适应自行改善，甚至可能终生存在。RLE 术前谈话的关键不是建立患者对术后脱镜视力和视觉质量的预期，而是让患者了解手术可能对术后生活质量产生哪些负面影响。

21.8　屈光性晶状体置换术与常规白内障手术的主要区别是什么

21.8.1　术前

术前需要充分沟通，了解患者的职业、爱好、需求和视觉预期等综合情况，同时，正如前文所述，在术前谈话中需要确保患者充分了解植入特定的人工晶状体可能产生的弊端。如果考虑植入 MFIOL、EDOF，或三焦点人工晶状体，应当预先评估患者像差、瞳孔大小、α 角和 κ 角等情况。

考虑到接受 RLE 手术的患者普遍较为年轻，应当合理避免使用易引起闪辉（glistening）的人工晶状体。尽管根据我的了解，目前尚未有结论证明闪辉会影响术后视力，但是现有的技术不能证实其劣质性，并不意味着缺陷一定不存在。当人工晶状体光学区在术后几年内出现大量闪辉点时，眼科医师应当加以关注。大量研究已经证实了闪辉对视觉质量的影响，如杂散光（straylight）[17]、散射光（light scatter）[18]、球差和对比敏感度[19]。

超高度近视患者在手术前应由视网膜专科医师进行视网膜检查，以记录和处理任何可能的视网膜脱离诱发因素，并记录 PVD 情况。

21.8.2 术中

从超声乳化操作角度来看，RLE 通常比大多数常规白内障手术难度更低，因为患者群体年龄较轻，有时不需要超声乳化操作，使用 I/A 就足以吸除柔软的晶状体。在功能失调的晶状体中，水分离有助于吸除密度稍高的晶状体核。

在高度近视的长眼轴眼中，前房深度及其变化可能是一个挑战。避免前房突然加深的方法是通过低灌注液瓶高和黏弹剂（ophthalmic viscosurgical devices，OVD）控制前房深度，零挡位脚踏下轻柔地插入超乳针头，并在初始灌注时使用辅助器械向上挑起瞳孔边缘（视频 21.1）。术中眼压（intraocular pressure，IOP）波动引起玻璃体体积的变化，可能导致玻璃体牵拉或变性，这被认为会增加医源性视网膜脱离的风险[8]。

高度远视的短眼轴眼手术同样存在一些挑战，如浅前房、易发生葡萄膜渗漏以及驱逐性脉络膜出血。对于这类患者应当极力避免前房变浅（见"23 手术技巧"）。第一，术前 20 分钟静脉滴注 0.25 g/kg 甘露醇，Arshinoff 黏弹剂内聚型选择 Healon GV——而不是 Provisc 或者 Healon——形成软壳对这类患者非常有益。第二，与其冒着手术时瞳孔相对阻滞的风险术前散瞳，在手术台上使用前房肾上腺素-利多卡因进行散瞳可能更加稳妥。第三，增加灌注液瓶高以对抗玻璃体压，保持良好的切口完整性，做大小合适的侧切口（约 0.5 mm 最佳）能够减少房水渗漏，从而避免前房变浅。第四，避免过度水分离使前房变浅。第五，在分核块吸除前有效地覆盖角膜内皮对短眼轴眼来说尤为重要，推荐做法是在超乳针头进入前，在前房注射弥散型黏弹剂，从而覆盖中央角膜（图 21.4；视频 21.2）。

21.8.3 术后

术后需要密切随访患者情况，尤其是对手术效果不满意或存在不适主诉的患者（见"22 屈光性白内障患者术后不满意的处理"）。如果远视患者植入了背驮式人工晶状体（piggyback IOL），

应仔细检查以排除晶状体内混浊和虹膜损伤。对于高度近视患者，视网膜脱离发生率可高达 8%[11]～10%[20]。一项权威综述指出，近视度数越高，孔源性视网膜脱离的发生率越高[21]。建议高危患者通过张氏环试验（图 21.5）进行自我监测。

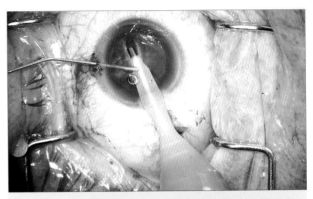

图 21.4　在分核块吸除前，使用弥散型黏弹剂覆盖角膜内皮面

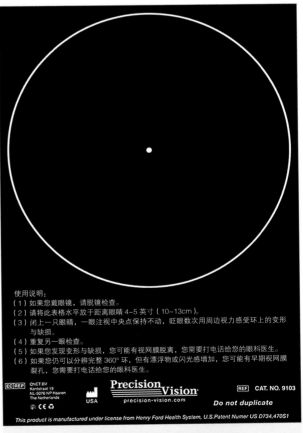

使用说明：
（1）如果您戴眼镜，请脱镜检查。
（2）请将此表格水平放于距离眼睛 4~5 英寸（10~13cm）。
（3）闭上一只眼睛，一眼注视中央点保持不动，眨眼数次用周边视力感受环上的变形与缺损。
（4）重复另一只眼检查。
（5）如果您发现变形与缺损，您可能有视网膜脱离，您需要打电话给您的眼科医生。
（6）如果您仍可以分辨完整 360° 环，但有漂浮物或闪光感增加，您可能有早期视网膜裂孔，您需要打电话给您的眼科医生。

EC REP　QNET BV　Kantstraat 19　NL-5076 NP Haaren　The Netherlands

USA

Precision Vision
precision-vision.com

REF　CAT. NO. 9103

Do not duplicate

This product is manufactured under license from Henry Ford Health System, U.S.Patent Numer US D734,470S1

图 21.5　张氏环试验：用于检测视网膜脱离

21.9 当患者怀疑自己的视力出现问题时，应该如何自查

正确的方法是双眼分别进行检查。然而并不是每例患者都知道这一点。我曾遇到一例：患者 62 岁，男性，2019 年 11 月自觉右眼闪光感伴轻微模糊，自行揉眼试图缓解症状。3 个月后，患者偶然捂住左眼，惊讶地发现右眼已然视物不见。2020 年至我处就诊，诊断为孔源性视网膜脱离，累及黄斑。得知诊断结果令患者大受打击。我询问患者是否知道自查时应当轮流遮住每只眼睛，以确定问题是只发生在其中一只眼睛还是两只眼睛，患者的回答是否定的。基于这个案例，我团队为公众教育设计了一个视觉研究调查项目，初步调查数据显示，在 2 000 多例受访患者（计划调查 5 000 例患者）中，约 50% 的受访患者（18 岁及以上，具备对调查内容的认知理解能力）不知道应该分别检查双眼或不知道如何通过保持稳定的中央固视以检查周边视力。张氏环试验要求患者双眼分别进行检查。

21.9.1 张氏环试验说明

- 如果您佩戴眼镜，请在检查时摘掉眼镜。
- 将测试内容放在距离眼睛 4～5 英寸（10～13 cm）的平面上。
- 测试眼不动，闭上另一只眼睛，测试眼盯着图像中心的圆点，反复眨几次，观察周边圆环是否存在任何变形或缺失。
- 换另一只眼睛，重复上一步。
- 如果检查发现变形或缺失，表明可能有视网膜脱离，请向眼科医师寻求帮助。
- 如果能看到完整的 360° 圆环，但飞蚊现象或闪光现象增多，表明可能有早期视网膜裂孔，但尚未发生视网膜脱离，建议向眼科医师寻求帮助。
- 如果您想进一步了解发生视网膜脱离的视野中扭曲 / 缺失的圆环图像，可以搜索"张

氏环试验"，通过 Precision Vision web 深入探究。

21.10 可调光人工晶状体（LAL、RxSight、CA）在 RLE 中的作用是什么

典型 RLE 患者的手术预期至少包括两点，一是摆脱沉重的眼镜和（或）角膜接触镜，二是能够"看清楚"。尽管偶有患者通过自学和（或）家人 / 朋友的建议选择了特定的人工晶状体，但大多数患者通常选择听取医师的建议。毫无疑问，衍射型人工晶状体，例如传统的多焦点人工晶状体，Symfony EDOF（Johnson & Johnson）和三焦点 PanOptix（Alcon）等，均已在大多数患者中取得了良好的效果，但部分患者对术后夜间异常视觉干扰（nighttime dysphotopsia）感到不满，尤其是当术后存在残余屈光度数时。

随着可调光人工晶状体（Light Adjustable Lens，LAL，RxSight Aliso Viejo，California）的问世，RLE 手术出现了新的方案。尽管单焦点人工晶状体眼单视已经应用了数十年，并在白内障和老视的管理中成果斐然。我团队的不记名调查（deidentified survey）显示，团队在 10 年间调查的单焦点人工晶状体眼单视患者满意度为 97%[22]（68.6% 非常满意，28.4% 满意）。众所周知，大多数眼科执业医师被问及会为自己选择什么类型的人工晶状体时，都选择了具备一定程度单视的单焦点人工晶状体[23, 24]。2019 年 ASCRS 临床调查显示，在美国，微单视（15%，< 1.0 D 近视离焦）和"真正的"单视（12%，1.0 D 或更高）共占白内障手术比例达 27%，而只有约 8% 的人使用了老视矫正型人工晶状体[16]。费用、视觉质量、患者满意度等可能是影响这些数据背后的因素。

- 可调光人工晶状体提高了术后获得最佳视力的能力，甚至可达到 20/15，并可在一系列术后随访中确定视近眼（near eye）所需的近视离焦程度（具体内容见"13 光调节性人

工晶状体")。显然，医患双方都避免了在术前需要确定预留屈光参差程度的压力。在视觉质量方面，也避免了光晕和眩光的问题。在功能性人工晶状体（premium IOL）中，植入 LAL 后裸眼视力达到 20/20 的比例是最高的，患者满意度非常高[25]。获得 FDA 批准时，RxSight 的一篇新闻稿指出，植入 LAL 的患者在术后 6 个月裸眼视力达到 20/20 或以上的可能性是对照组的两倍[25]。更令人印象深刻的是，其中约 50% 的患者视力达到 20/15[26]。可调光人工晶状体使医师不需要为了评估患者第一眼的术后屈光状态而耽误第二眼手术，实际上，为患者进行双眼手术更有利于屈光状态的个性化定制。我斗胆预测，凭借视觉质量的优势，单焦点人工晶状体在未来仍将占据主导地位，特别是折射率重塑（Refractive Index Shaping）技术实现后。

21.11　RLE 是否必须让患者完全脱镜

答案并非绝对。RLE 的目标是让患者满意，而不是百分之百确保脱镜。提供患者所需，尽可能满足其预期是 RLE 的核心。这需要眼科医师回顾术前沟通的内容，并听取患者的反馈。在所有功能性人工晶状体和人工晶状体单视的谱系中，令一例对 RLE 手术抱有期待的患者满意而归更像一门艺术，而不是科学。例如，如果患者第一眼使用 Symfony EDOF，术后 UDVA 20/25，UNVA J2，对阅读数字屏幕（仪表盘、GPS、电脑和手机）非常满意，但希望获得更清晰的 UDVA，同时避免额外的光学副作用（photic phenomena），为此愿意借助阅读器来阅读小字，那么为患者另一眼手术选择同一公司的单焦点人工晶状体 Tecnis ZCB00（Johnson & Johnson Vision），可能比选择 Symfony 或另一款三焦点眼镜更加合适，尤其是在患者相对年轻，喜欢户外活动的情况下。

21.12　为什么买一副辅助用阅读器可能优于处理夜间异常视觉干扰（nighttime dysphotopsia）

经验表明，即使术前取得了患者的同意并签署了手术同意书，如果术后患者对衍射相关的异常视觉干扰感到不适，问题仍然非常棘手。另外，对于微单视（屈光参差 < 1.0 D）或中度单视（屈光参差 1.0～1.5 D）的患者，一副非处方的阅读器即可解决他们的问题——关键差别在于前者往往对术后效果大失所望，而后者则感到称心如意。神经适应（neuroadaptation）并非适用于所有人，而且术前很难预测。在过去 10 年中，因为能保持双眼视和立体视，微单视和中度单视比传统的全单视（full monovision，屈光参差在 −1.75～−2.50 D）更受欢迎。这类患者可能经常需要借助阅读器阅读小字，或佩戴全程型渐进式眼镜以满足夜间驾驶和阅读的需求。虽然不是所有人都觉得有必要按照处方佩戴，但是全程型渐进式眼镜可以让使用者偶尔佩戴时双眼均能达到最佳视力。

Schallhorn 等[27] 在 *Journal of Refractive Surgery* 杂志上发表了一项研究，该研究比较了 LASIK 术后单视的患者与接受 RLE 手术并植入 EDOF Symfony（Johnson & Johnson Vision）的患者术后 3 个月的视力结果和患者满意度（LASIK 组 608 例，Symfony 组 590 例）。患者根据术前屈光状态分为 4 个亚组：正视、远视、低度近视和中高度近视。结果显示，在中高度近视亚组中，LASIK 与 Symfony 组满意度差异有统计学意义（LASIK 组 94.3% *vs* Symfony 组 79.1%，$P <$ 0.01）。而在其他亚组中，患者满意度无显著差异。在所有近视亚组中，Symfony 组患者出现的视觉相关不良事件比例均高于 LASIK 组。由于上述研究纳入的患者为 LASIK 单视而不是人工晶状体单视，不能据此得出人工晶状体单视优于 EDOF Symfony 的结论。但与此同时，确实有一项非安慰剂对照的前瞻性研究显示，单焦点人工

晶状体单视患者的满意度显著优于植入多焦点人工晶状体的患者[28]。

21.13 如果人工晶状体度数计算建议使用零屈光度人工晶状体，应该选择维持无晶状体状态，还是植入零屈光度人工晶状体

RLE 手术涉及的 IOL 度数可谓从高到低一应俱全。对患者而言，植入零屈光度人工晶状体要优于保留无晶状体眼。因为 IOL 可作为玻璃体和前房之间的屏障，以防将来需要用 Nd：YAG 激光治疗后囊膜混浊。由于 Nd：YAG 激光治疗对 RD 的发生率升高的影响大于手术本身，一旦掌握操作技术后，人工晶状体光学部后囊膜嵌顿术（posterior optic capture）可能是最好的选择。未来，当折射率重塑（Refractive Index Shaping）技术落地时，人工晶状体的存在将有助于根据屈光目标进行屈光矫正。

（杨佳宁 译，罗怡 卢奕 审校）

参考文献

[1] Alio JL, Grzybowski A, El Aswad A, Romaniuk D. Refractive lens exchange. Surv Ophthalmol. 2014; 59(6): 579–598

[2] Vitale S, Ellwein L, Cotch MF, Ferris FL, III, Sperduto R. Prevalence of refractive error in the United States, 1999–2004. Arch Ophthalmol. 2008; 126(8): 1111–1119

[3] Barr JT. Contact lenses 2005. Contact lens spectrum. Published January 1, 2006. https://www.clspectrum.com/issues/2006/january-2006/contact-lens-2005. Accessed June 25, 2021

[4] Hura A, Kezirian G. Prevalance of refractive lens exchange in ophthalmologists who perform refractive surgery. Presented at ASCRS Virtual Annual Meeting. May 2020. https://ascrs.org/clinical-education/presbyopia/2020-podsps-107-63366-prevalence-of-refractive-lens-exchange-inophthalmologists-who-perf

[5] Westin O, Koskela T, Behndig A. Epidemiology and outcomes in refractive lens exchange surgery. Acta Ophthalmol. 2015; 93(1): 41–45

[6] McIntire L. Refractive lens exchange (LASIK alternative). Heart of Texas Eye Institute. Published January 8, 2020. https://www.heartoftexaseye.com/blog/refractive-lens-exchange-surgery/. Accessed June 25, 2021

[7] Evans D. Better vision guide. https://www.bettervisionguide.com/refractive-iols-rle/. Accessed June 25, 2021

[8] Kaweri L, Wavikar C, James E, Pandit P, Bhuta N. Review of current status of refractive lens exchange and role of dysfunctional lens index as its new indication. Indian J Ophthalmol. 2020; 68(12): 2797–2803

[9] Alió JL, Grzybowski A, Romaniuk D. Refractive lens exchange in modern practice: when and when not to do it? Eye Vis (Lond). 2014; 1: 10

[10] Fernández J, Rodríguez-Vallejo M, Martínez J, Tauste A, Piñero DP. From presbyopia to cataracts: a critical review on dysfunctional lens syndrome. J Ophthalmol. 2018; 2018: 4318405

[11] Chuck RS, Jacobs DS, Lee JK, et al. American Academy of Ophthalmology Preferred Practice Pattern Refractive Management/Intervention Panel. Refractive errors & refractive surgery preferred practice pattern. Ophthalmology. 2018; 125(1): P1–P104

[12] Hamill MB, ed. Intraocular refractive surgery. 2017–2018 Basic and Clinical Science Course (BCSC), Section 13: Refractive Surgery. Volume 13. American Academy of Ophthlamology; 147

[13] Cataract Data and Statistics. National Eye Institute. Updated July 17, 2019. https://www.nei.nih.gov/learn-about-eyehealth/resources-for-health-educators/eye-health-data-andstatistics/cataract-data-and-statistics. Accessed June 25, 2021

[14] Xu J, Murphy SL, Kockanek KD, Arias E. Mortality in the United States, 2018. NCHS Data Brief. 2020(355): 1–8

[15] Reinstein DZ. Laser treatment options yield safer, better outcomes. What is the future of presbyopic correction in patients younger than 65 years old? Ocular Surgery News. 2018: 11

[16] ASCRS. 2019 Clinical Survey. ASCRS Database

[17] Łabuz G, Knebel D, Auffarth GU, et al. Glistening formation and light scattering in six hydrophobic-acrylic intraocular lenses. Am J Ophthalmol. 2018; 196: 112–120

[18] Henriksen BS, Kinard K, Olson RJ. Effect of intraocular lens glistening size on visual quality. J Cataract Refract Surg. 2015; 41(6): 1190–1198

[19] Luo F, Bao X, Qin Y, Hou M, Wu M. Subjective visual performance and objective optical quality with intraocular lens glistening and surface light scattering. J Refract Surg. 2018; 34(6): 372–378

[20] Passut J. Age, degree of correction determine surgery choice for myopes. EyeWorld. 2011; 16(9): 50

[21] Ullrich M, Zwickl H, Findl O. Incidence of rhegmatogenous retinal detachment in myopic phakic eyes. J Cataract Refract Surg. 2021; 47(4): 533–541

[22] Zhang F, Sugar A, Barrett GD, eds. Pseudophakic monovision. A clinical guide. Thieme Publishers; 2018

[23] Gossman M. What intraocular lens would you want in your eyes. EyeWorld. 2016; 21(7): 34–36

[24] Logothetis HD, Feder RS. Which intraocular lens would ophthalmologists choose for themselves? Eye (Lond). 2019;

33(10): 1635−1641

[25] Hillman L. Insights on the light adjustable lens. EyeWorld. 2020; 25(7): 28−29

[26] Berdahl J. Light adjustable IOL. Our refractive IOL armamentarium, more choices than ever. 20/Happy in 20 webinar. August 29, 2020

[27] Schallhorn SC, Teenan D, Venter JA, et al. Monovision LASIK versus presbyopia-correcting IOLs: comparison of clinical and patient-reported outcomes. J Refract Surg. 2017; 33 (11): 749−758

[28] Zhang F, Sugar A, Jacobsen G, Collins M. Visual function and patient satisfaction: comparison between bilateral diffractive multifocal intraocular lenses and monovision pseudophakia. J Cataract Refract Surg. 2011; 37(3): 446−453

22 屈光性白内障患者术后不满意的处理

Management of the Unhappy Refractive Cataract Surgery Patient

Samuel Masket

摘要

高品质人工晶状体植入的白内障手术术后不满意往往与术前漏诊和患者期望值过高有关，其中前者主要包括眼表疾病和隐匿性黄斑病变。为了使医师和患者都能获益，我们应客观分析患者的屈光数据、自身条件，并在术前对手术方案仔细讨论。完全脱离眼镜并达到期望视力仅仅是理想状态下的手术结果，对一些患者而言可能难以实现甚至不可能实现。

假设没有发生手术并发症，患者术后的不满意通常与发生或加重的眼表疾病、屈光不正和人工晶状体的光学干扰有关。目前，白内障手术已被证明可能诱发或加重干眼，并导致异物感和视力波动。鉴于植入多焦点人工晶状体的患者本身存在不同程度对比敏感度下降的现象，干眼导致的视力波动对这类患者的影响更不容忽视。尽管人工晶状体的计算公式在不断改进，但也只有80%的患者能实现与预期屈光度相差 0.5 D 以内。阴性、阳性人工晶状体视觉干扰现象可在术后独立或与其他视觉异常合并出现。

以上这些问题都应在术前告知患者，以最大限度地减少患者术后不满意的情况。此外，医师在术前应与患者建立良好的医患关系，倘若在术后发生问题，医师和患者能够和谐地像战友一样处理问题。

关键词

眼表疾病，屈光不正，隐匿性黄斑病变，功能性人工晶状体，屈光性白内障手术，人工晶状体光学干扰，患者不满意度，衍射光学人工晶状体

22.1 引言

迄今为止，所有发达国家的白内障手术，无论是否植入"功能性"人工晶状体，都被认为是屈光性的。就本专题的主旨而言，"功能性"人工晶状体是指患者需要额外自付费用的人工晶状体，无论该人工晶状体采用衍射环、环曲面还是其他更先进的技术。不仅植入"功能性"人工晶状体的患者会对术后结果有较高的期待值，而且在实际工作中几乎所有的患者，即使是把戴眼镜作为日常装饰的患者都希望减少对眼镜的依赖。

"功能性"人工晶状体植入的白内障手术相较于常规晶状体植入的白内障手术，区别在于前者需要更全面的术前评估和更细致的术中处理以获得最佳的视觉效果。例如，衍射型多焦点人工晶状体或焦深延长型人工晶状体植入术为获得最佳效果，要求患者黄斑区域没有明显异常。而最近的一项调查发现，常规白内障患者术前通过光学相干断层扫描筛查出黄斑异常的概率约为 25%[1]。因此，避免患者术后不满意的重要方法之一，就是术前严格把握适应证、善于发现禁忌证，以合理使用衍射型人工晶状体。可能的禁忌证包括：

角膜病变（前表面或后表面）、悬韧带病变、瞳孔病变、视神经病变和黄斑病变。某些人格障碍也会影响衍射型人工晶状体术后满意度。同样，就散光矫正型人工晶状体而言，手术医师必须认真确定合适的散光轴位并将晶状体植入正确的位置。

患者对手术结果不满意的原因有哪些？采取什么措施能够减少患者的不满意度呢？我们可以把患者的抱怨分为两大类：视觉或躯体症状，两者亦可并存。对于前者，最可能出现的是未矫正的屈光误差和意料之外的光学干扰。对于后者，最常出现的是异物感。此外，虽然视觉和躯体症状本身可能造成不满，但外科医师解决问题的方法也会对结果产生显著的影响。

为解决这些问题，我们首先应考虑医患关系在其中的作用。我认为，白内障手术医师的主要职责之一就是让患者了解白内障手术是什么，该技术的局限性在哪里，屈光状态的选择有哪些，人工晶状体相关公式的准确性是多少，手术可能的副作用和并发症是什么，解决潜在问题的方法有哪些，最终的目标是什么等。有了这些信息，患者就可以对人工晶状体的选择、是否使用飞秒激光、术中像差测量等手术方法做出更明智的决定。如果患者要求使用"功能性"人工晶状体或其他可及的技术，他们的手术成本将增加。这些自费更多的患者往往也希望医师能花更多时间解释新技术的好处。术前宣教越充分，术后不良事件发生后所需解释的时间也越少。医师们应意识到术前过度承诺是不合适的，例如："你可以在手术后扔掉你的眼镜。"如果患者没有达到术后预期效果，受到医师过度承诺的患者往往会更加沮丧。

此外，术前必须让患者了解那些可能会影响术后结果的自身状况，因为如果患者在术前意识到他们已有一些疾病（例如干眼），那术后效果不理想就是他们自身的问题。相反，如果他们在术后才得知，那就是医师的问题。大多数情况下患者术后不满意的原因源于自身已有的疾病或患者对术后预期结果的误解。

在本专题中，我们将以案例的形式讨论那些常规白内障手术术后可能产生的不良反应，探讨如何进行术前评估和处理患者术后的不满意情况。

22.2 眼表疾病

以干眼（dry eye disease，DED）和上皮基底膜营养不良（epithelial basement membrane dystrophy，EBMD）为典型的眼表疾病可能通过两种方式影响手术：因干扰生物测量而导致意外的屈光误差和以术后干眼或上皮缺损为主要表现的不适感。由于角膜屈光力读数对于测定人工晶状体屈光力和散光而言是十分重要的，因此其测量前需要确保角膜处于最佳状态。Placido 环成像是评估角膜表面的最佳选择之一。在裂隙灯下，检查体征（角膜上皮层螺旋状、地图状点状混浊等）和荧光素染色阴性提示 EBMD，点状染色及较短的泪膜破裂时间提示 DED（图 22.1）。因此在对患者进行手术评估与决定晶状体的类型和参数时，外科医师应采用角膜地形图或类似的检查技术。

以该患者为例：

1 例 70 岁妇女因散光矫正型人工晶状体脱位由主刀医师转诊至我处（图 22.2）。在第一次

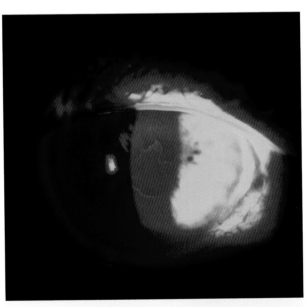

图 22.1　旁中央性上皮基底膜营养不良（EBMD）病例，特征性的荧光素"阴性"染色

手术中，该患者顺利植入了散光矫正型人工晶状体，但她在术后残留有明显散光，手术医师认为是人工晶状体散光轴位偏离原轴位所导致的，并计划进行人工晶状体调位术。不幸的是，第二次手术导致悬韧带断裂、后囊破裂，散光矫正型人工晶状体脱位。起初，裂隙灯检查结果、角膜地形图结果与 EBMD 相一致，均显示不规则散光（图 22.3）。医师将结果告知患者并进行了充分的沟通。该患者对后续的角膜表层切削术耐受良好，在 7 周后再次进行角膜表面分析，结果亦显示恢复较好（图 22.4），康复后的角膜仅有不到 0.70 D 的顺归散光，提示没有必要植入散光矫正型人工晶状体。此后医师安排了人工晶状体置换术，将脱位的人工晶状体取出后，进行了单焦人工晶状体悬吊术，取得了患者满意的手术效果。

该病例的关键在于医师在选择人工晶状体前未评估角膜表面情况。由于没有进行裂隙灯及相关检查，漏诊了患者术前存在的 EBMD，而错误地植入了散光矫正型晶状体，更糟糕的是该散光矫正型晶状体在调位过程中出现了手术并发症。不过，积极的医患沟通加之医师对问题的处理，有效地改善了患者的不良情绪，最终使患者得到了满意的结果。

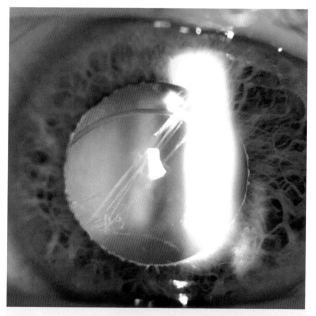

图 22.2　左眼人工晶状体（IOL）脱位；合并后囊撕裂，鼻侧悬韧带断裂

关于 EBMD 的另外一个问题是术后早期角膜上皮的破裂。如果破损位于中央或旁中央，会造成明显的不适和视力下降，使患者感到不满意。因此术前告知患者是十分必要的，能有效减轻患者的不良情绪。此外，医师在术中应小心保护眼表组织以防止细胞间桥粒的损伤，从而保持

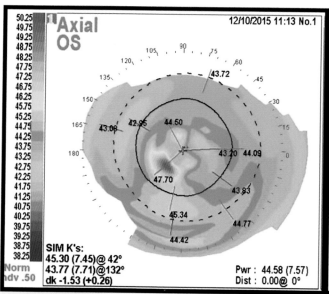

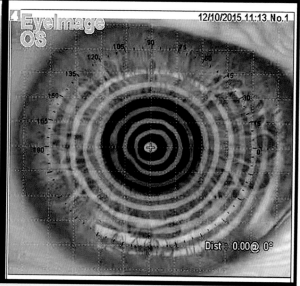

图 22.3　角膜地形图（左）和 Placido 环图像（右）提示明显不规则散光和相应特征性表面变形，与上皮基底膜营养不良（EBMD）一致

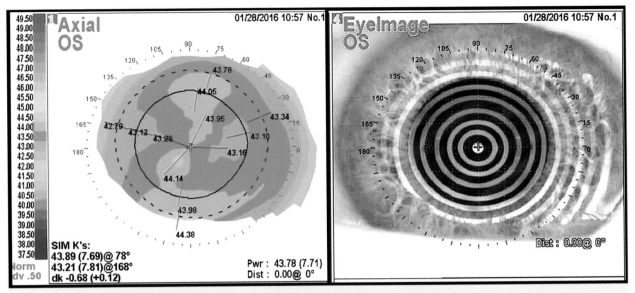

图 22.4 （同图 22.2 眼）角膜表层切削术后 7 周。角膜地形图和 Placido 环图像有明显改善

上皮细胞的完整。

- 围手术期尽量使用不含防腐剂的眼药水。近年来人们对于围手术期无须滴眼药水的白内障手术颇感兴趣。
- 不要在角膜表面使用丁卡因，该药物损伤角膜上皮细胞；应用对角膜上皮损伤更小的丙哌卡因后，可以用纤维素海绵擦拭角膜缘结膜和结膜囊。
- 术中使用 2% 羟丙基甲基纤维素（hydroxypropyl methylcellulose，HPMC）或黏弹剂反复涂抹于角膜能起到保护和润滑的作用，避免角膜表面干燥[2]。
- 手术结束时建议使用绷带镜，并在术后第一次复查时取下（视频 22.1）。

干眼（DED）是一种常见的眼表疾病，在术前术后会影响许多白内障患者，特别是女性。不同文献报道的术后 DED 发生率有显著差异，但大多数数据均在 35% 以上，是一个相当发人深省的数字[3]。术后干眼的主要表现为灼烧感或异物感，并且可能引起视力波动，特别是在每次眨眼后泪液迅速蒸发的情况下。其发生可能是由于泪液不足、睑板腺功能障碍合并蒸发过度、慢性睑缘炎或同时合并以上多种情况。因此，术后

患有干眼的患者可能对躯体的不适感和视力下降都不满意，后者在衍射型人工晶状体中可能更为明显。对干眼的处理已经成为一个重要的研究方向，甚至以后可能会单独成为一个亚专业。当前的诊断技术不断发展得以帮助识别那些可能在术后出现症状的患者[4, 5]。尽管白内障手术前发生干眼并不罕见，但与白内障手术相关的一些其他因素会使其加重或变得更明显。这些因素包括：角膜神经切断［原理与激光辅助原位角膜磨削术（laser-assisted in situ keratomileusis，LASIK）制瓣相似，但影响范围不如其广泛］、眼药水（即便不含防腐剂）和聚维酮碘的毒性作用、术中干燥和麻醉剂的使用、显微镜光毒性、角膜表面物理损伤等。

由于术后患者可能对干眼状很不满意，因而在术前确定眼睛是否存在问题是关键所在。但眼表是十分脆弱的，近 20% 术前无症状的患者在术后会发展为干眼[6]。现有大量的诊断性测试和治疗方案已经能够识别、处理泪液不足和睑板腺障碍[5, 6]。此外，某些疾病可能提示干眼发生的潜在风险，包括但不限于睑缘炎、眼睑成形术或其他导致眼睑闭合不良的原因、自身免疫病以及可诱发黏膜干燥倾向的全身药物使用。裂隙灯检查通常能确定诊断，但对有 EBMD 的患者而言，

角膜地形图依然是非常有益的。当计算 IOL 度数使用患者的生物测量数据时，有必要仔细检查角膜地形图图像，看看彩色图像是否存在干斑或"出血斑"样边缘。如果检查结果显示存在干眼，应考虑推迟手术并积极干预直至眼表情况得到改善。良好的医患沟通能使患者更理解并配合医师工作。

干眼患者的术中处理与 EBMD 患者的治疗方案非常相似。在允许的情况下，应避免散光角膜切开、减少手术和显微镜使用时间并小心放置开睑器。飞秒激光技术由于其花费更多时间、增加表面麻醉、对眼表造成额外的创伤等而不被建议在这类患者中使用。术后最好使用不含防腐剂的眼药水积极润滑角膜，并可适量使用局部非甾体抗炎药以免损伤角膜，即使对自身免疫病的干眼患者也不例外[7]。此外，医师可依据症状考虑使用泪点栓和（或）局部使用环孢素或利非斯特。关于在白内障术前是否使用泪点栓，我认为：虽然一些白内障患者可能从中获益，但原则是在术前不久将其取下以避免产生黏液以及利于微生物生长的生物膜。泪点栓最好在白内障手术前取出。

Salzmann 结节性退行性变是一种不太常见，但若术前漏诊可能会导致视力预后不佳的病变（图 22.5）。虽然它最常影响角膜的外周和中周，但它会对角膜地形图产生重大影响，进而影响角膜的生物测量，导致人工晶状体度数计算不当。该情况易通过角膜表层切削术处理并剥离结节。图 22.6 和图 22.7 展示了 Salzmann 结节性退行性变对角膜地形图和人工晶状体生物测量的影响。

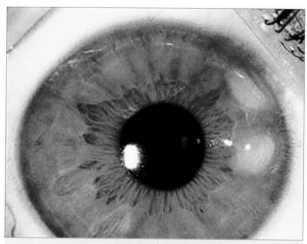

图 22.5　Salzmann 结节性退行性变（右眼），典型表现为鼻侧和鼻上两个白色隆起病变

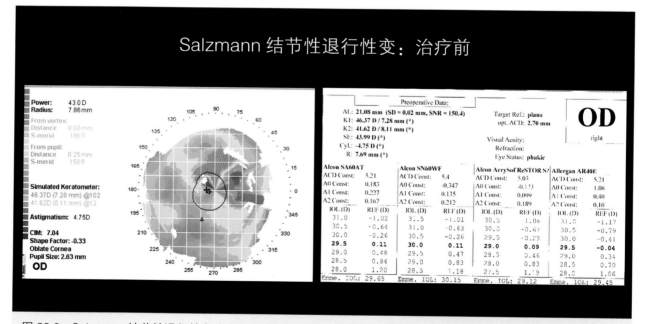

图 22.6　Salzmann 结节性退行性变（右眼）病例的角膜地形图（左）和生物测量（右）。角膜地形图提示不规则散光、高度散光，生物测量提示需要植入 30 D 的散光矫正型人工晶状体

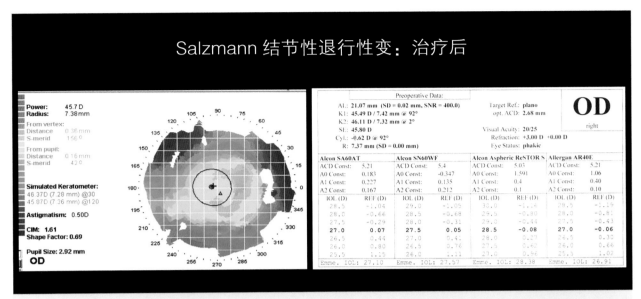

图 22.7 接受 Salzmann 结节性退行性变（右眼）治疗后的角膜地形图（左）和生物测量（右）。与图 22.5 相比，角膜地形图提示散光减少，较原先明显改善。生物测量提示需要植入 27.5 D 人工晶状体（IOL）

如果手术医师没有观察角膜地形图而只看生物测量报告来选择人工晶状体，可能会产生很大的误差。手术医师如果仅看生物测量报告会选择较高柱镜度数的散光矫正型人工晶状体。然而治疗后的角膜地形图仅有 0.5 D 的规则散光。因此角膜地形图是白内障手术重要的术前检查。

若术前忽视角膜后表面（内皮和后弹力膜）的基本情况也可能导致不理想的手术结果。最常见的是的 Fuchs 角膜内皮营养不良（Fuchs endothelial corneal dystrophy，FECD），位于角膜中央的滴状赘疣可导致光散射、眩光和对比敏感度降低（图 22.8）[8]，进而影响夜间视觉功能，尤其是在植入衍射型人工晶状体时。因此白内障

手术医师必须在白内障手术前仔细评估角膜前、后表面情况，并在选择人工晶状体时及时告知患者，以降低术后的不满意度。一般来说，考虑到疾病的进展性，FECD 患者最好避免使用衍射型光学人工晶状体。

22.3 术后出现预料外的视觉效果

正如前文所述，忽视术前已经存在的眼表疾病（OSD）是人工晶状体植入术后效果不尽如人意的主要原因。但事实上，术后残留的屈光不正以及不希望出现的视觉异常（又称为"光学干扰"），也是术后效果不令人满意的主要原因。根

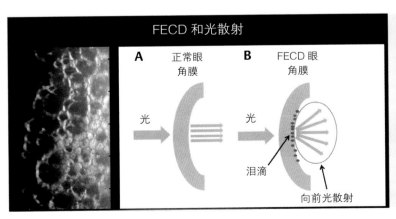

图 22.8 Fuchs 角膜内皮营养不良（FECD）的显微镜下图像（左），可诱导光散射并降低视觉功能（右），特别是衍射型光学人工晶状体（IOL）处于夜间时

据 Tester 等的研究，光学干扰是除了术后并发症以外令患者不满意的最主要原因[9]。

对于术后残留的屈光不正，手术医师和患者都应当意识到术前生物测量和术中像差测定在正确预测人工晶状体度数以实现预期的术后结果上是有局限性的。目前，即使在最好的情况下，大约也只有 80% 的眼睛在术后可以将光学误差控制在预期目标的 0.5 D 以内，也就是说 1/5 的病例的手术结果误差会超过 0.5[10]。但如果我们将现实中的复杂情况纳入考虑，包括过长或过短的眼轴、过平或过陡峭的角膜，以及既往做过的屈光手术，能够将术后光学误差控制在 0.5 D 的比例会更少[10]。当然在某些情况下术中像差测量在减少误差方面是有效果的，但是总体上，它对降低超出期望范围（0.5 D）的眼睛的总体百分比并没有帮助[11, 12, 13]。之所以会造成这种情况主要是因为目前所有的人工晶状体度数的预测方法都无法预知被植入的人工晶状体与其他（相对固定的）眼部结构的相对关系，即最终的"物理晶状体位置"（physical lens position，PLP）。PLP 以及人工晶状体自身的性质共同决定了"有效晶状体位置"（effective lens position，ELP），人工晶状体的度数预测公式也会纳入各种参数来预测 ELP。需要植入的人工晶状体的度数越高，预测准确的 ELP 就越重要。也就是说，短眼轴的远视眼的屈光度数的计算结果往往是不够准确的。而高度近视的患者虽然术后也会有光学误差，但这主要是由于生物测量不够准确，而非 ELP 的因素。随着现有公式的缺点逐渐为人所知，其他有价值的工具如人工智能，也被应用到了人工晶状体度数预测之中[14]。尽管如此，ELP 依然仅仅是一个预测值，一些患者术后还是会有不希望有的屈光结果。当然，从积极的方面来看，现在已经有了通过非手术的方式调整术后人工晶状体度数的技术，这有可能会带来新的变革[15]。

可是，就算是在最好的情况下，对于无复杂情况的常规患者，依然有相当一部分在术后不能获得满意的屈光结果。尤其是患者自费植入功能性人工晶状体时，白内障手术医师必须有一个明确的方案处理并帮助出现屈光误差的患者。其中第一步就是尽可能地确认误差的来源，同时向患者解释这一"侦探工作"。

- 进行准确屈光测量，确认光学误差确实存在。
- 确认放置了正确的人工晶状体。可以通过比较术前计划和实际使用的人工晶状体（通过检查人工晶状体随附的贴纸等），确认放置了正确的人工晶状体。这是导致人工晶状体度数错误的人为因素之一。对于白内障手术医师来说，最好为每一例患者的手术制订书面计划，并且在手术开始时对人工晶状体进行复查确认。
- 回顾术前的检查结果并且再次进行角膜地形图和生物测量。比如患者术前的生物测量是在佩戴角膜接触镜的情况下进行的，通常情况下，软性的角膜接触镜会产生更为平坦的前表面屈光力。又或者患者在摘下了角膜接触镜之后在角膜恢复正常曲率之前，就立刻进行了生物测量。
- 确认植入的人工晶状体处于预计的解剖位置。确认是否存在由于植入晶状体后前房过浅（伤口渗漏、房水逆流、囊膜阻滞综合征）而导致的近视，或者由于术后前房过深（比如医源性的广泛悬韧带病变）而引起的远视误差。

根据以上步骤来确定术后屈光误差究竟是由于使用了不恰当的人工晶状体，还是人为错误，抑或是解剖异常导致的。通常上述所有措施都无法发现问题的可能性很小，当然也有可能是盒装人工晶状体的标签不正确，但考虑到人工晶状体的制造过程都受到严格控制，这种可能性很小。一旦找到误差的来源，白内障手术医师就应当立即制订纠正的计划。在这个过程中，患者必须参与讨论和决策。最好让患者从白内障手术医师那里了解情况，而不是附近的竞争对手。那么白内障手术医师们应当如何处理意料之外的视觉效果呢？首先，某些纠正策略与视觉误差的来源无关，应用这些纠正方法时不需要这些信息。其次，在任何矫正手术之前，如有可能都应当请患者试戴角膜接触镜，以确保患者对新的屈光矫正方案感到满意。从最低成本和最低风险出发，可以考虑以下方案。

- 如果误差很小并且可以很好地容忍的话，那可能不需要进行矫正。比如使用单焦点人工晶状体小范围的预料之外的近视，通常患者也会获得更好的中间视力，并且可能使患者获益。但是对于植入了衍射型多焦点人工晶状体或者焦深延长型人工晶状体的患者，轻度的屈光不正通常也是不能耐受的。

- 矫正眼镜也应被纳入考量。但是接受白内障屈光手术的患者往往已经表达过他们消除或者减少眼镜依赖的愿望，而且有些患者是自费的。

- 佩戴角膜接触镜。与佩戴眼镜相似，患者往往不太会接受佩戴角膜接触镜，除非他们有长期的佩戴史。对于对角膜接触镜不熟悉的患者，往往也不太容易接受它们。而且，为了让手术切口愈合，人工晶状体植入术后几周内，患者们往往不被允许佩戴角膜接触镜。

- 角膜激光屈光手术。这对于那些既往已经接受过激光辅助原位角膜磨削术（LASIK）或者类似手术的患者是个不错的选项，尤其是不会增加个人费用的患者（如有保险覆盖）。

但对于已经抱有不满的患者来说，激光手术［光性屈光性角膜切削术（PRK）］带来的与表面消融相关的术后康复时间的延长和早期的眼部不适是难以接受的。因此，在我看来，LASIK 和 SMILE 是更好的选择（表面损伤较小），但要注意到白内障术后需要一段时间的愈合期，并且患者的眼睛必须适合做这样的手术。对于那些植入了 MFIOL 和 EDOF IOL 但不能忍受较小的术后光学误差的患者来说，这也是一个非常好的选择。图22.9 展示了 5 例植入衍射型人工晶状体并且术后残留中度的混合散光误差而视力较差的患者，他们在接受了个性化的波前激光视力矫正术之后无论是视力还是术后效果的满意度都明显提高了。

- "背驮式"或者睫状沟附加人工晶状体植入。虽然该方法可以立刻提升患者的视觉感受，但它也带来了额外的费用和二次眼部手术的风险。此外美国市场可供选择的人工晶状体比其他国家少。但这种手术只能在原先放置的人工晶状体囊袋完整、晶状体悬韧带完整并且后房有足够空间的情况下才可以施行。也有部分学者担心这种手术会造成迟发性的人工晶状体偏心和虹膜粘连。

- 散光矫正型人工晶状体植入。散光矫正型人工晶状体放置时应当仔细校准轴位以获得最

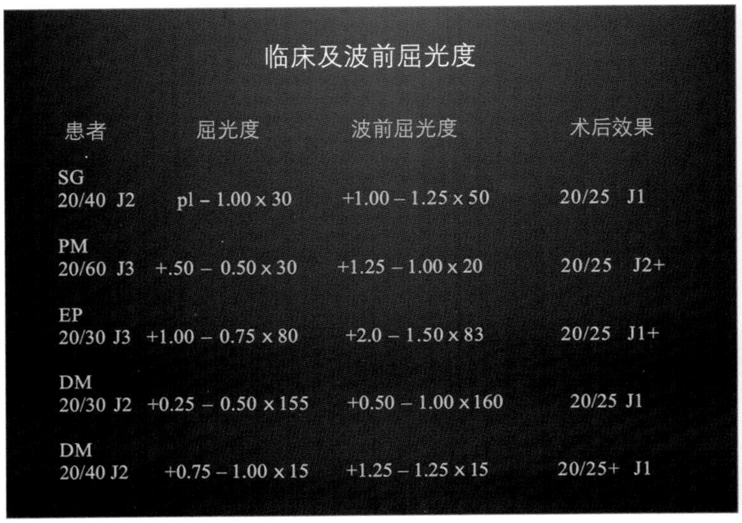

临床及波前屈光度

患者	屈光度	波前屈光度	术后效果
SG 20/40 J2	pl − 1.00 × 30	+1.00 − 1.25 × 50	20/25 J1
PM 20/60 J3	+.50 − 0.50 × 30	+1.25 − 1.00 × 20	20/25 J2+
EP 20/30 J3	+1.00 − 0.75 × 80	+2.0 − 1.50 × 83	20/25 J1+
DM 20/30 J2	+0.25 − 0.50 × 155	+0.50 − 1.00 × 160	20/25 J1
DM 20/40 J2	+0.75 − 1.00 × 15	+1.25 − 1.25 × 15	20/25+ J1

图 22.9　如图所示，5 例因植入了衍射型光学多焦点人工晶状体并发混合散光而对视力不满意的患者前来就诊。临床屈光检查发现其屈光不正的程度均小于波前屈光。所有病例均采用了个性化的波前像差引导的激光辅助原位角膜磨削术（LASIK）进行治疗。术后视力改善明显，患者都十分满意

好的矫正效果。人工晶状体每一度的偏斜都会使矫正效果减少3%，也就是说仅仅10°的错位就会使散光人工晶状体丧失1/3矫正效果。散光矫正型人工晶状体的恰当使用要求首先术前需要仔细检测角膜前表面和后表面的散光度数与轴向并计算矫正的数值，其次，手术中还要对植入的人工晶状体进行精准的定位，最后，术后应当维持植入人工晶状体的稳定性，防止旋转[16]。散光矫正型人工晶状体的制造商通常会提供列线图以协助白内障手术医师们帮助患者选择人工晶状体的最佳度数和轴向。并且人工晶状体参数的记录表应当与患者手术时的病历表放在一起，避免发生人为疏忽导致错配。并且随着越来越多的成像设备被用于术中散光人工晶状体的测量、标记和对准，手术也会越来越精细。如果植入的人工晶状体出现了旋转，最好在手术后的2～6周调位。关于矫正旋转的人工晶状体的指南可以从以下网站获得：asrigmatismfix.com[17]。

- 人工晶状体置换。该方法可以从生理结构上对术后光学误差进行修正。虽然该方法是侵入性的，费用高昂并且有手术风险，但却可以使眼睛处于我们最初设计的状态。白内障手术医师必须熟练掌握在初次人工晶状体置换术后的各个时间点再次进行晶状体置换的技能。和其他解决方案不同的是，在施行晶状体置换术之前必须确认术后光学误差的罪魁祸首是原先植入的人工晶状体的度数不正确。否则，该方案可能不会得到我们期待的结果。

接下来让我们用几个例子看看在临床工作中决策是如何进行的。

1例55岁女性在接受了白内障手术植入了人工晶状体［Crystalens（B&L）］后出现了夜晚开车视物困难的症状。根据既往病史，该患者10年前接受了近视LASIK手术，并在术后1年接受了额外的"修补"消融，且白内障发生之前，

她对自己的视力都非常满意。尽管白内障手术进展顺利，植入的人工晶状体也完美居中，但患者仍然存在残余的近视和散光。此外，她的暗视觉状态下的瞳孔直径大于晶状体光学部直径，并且根据角膜地形图的结果，患者角膜中央较平坦，消融部位稍偏向于鼻侧（图22.10和图22.11）。

考虑到患者之前就已经接受过2次激光视力矫正手术并且在白内障手术中植入了价格较高的人工晶状体，无论是戴眼镜还是角膜接触镜对患者都不是一个容易接受的选择。此外，考虑到患者的瞳孔相对较大，我们尝试使用0.15%的溴莫尼定（brimonidine）和0.5%的稀释毛果芸香碱进行缩瞳治疗，虽然该方案对该患者无效，但对其他患者可能有用。而且考虑到患者角膜已经接受过激光手术并且有过偏心的切削史，再次进行激光手术并切削的方案并不可靠。考虑到该型号的人工晶状体［Crystalens（B & L）］有着类似"八字胡"一样的襻，所以即使是在术后早期进行人工晶状体置换也是比较困难的。所以综合考虑来看，对该患者最好的方案是"背驮式"人工晶状体植入联合周边角膜松解切口（peripheral corneal relaxing incisions）治疗残余散光。在手

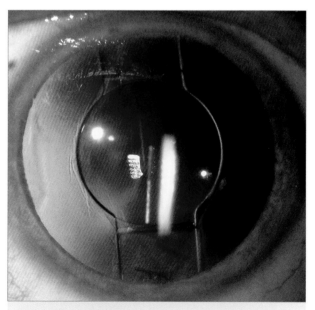

图22.10 患者接受白内障手术并植入囊袋内人工晶状体 Crystalens（Bausch & Lomb）。可见虽然人工晶状体的位置完美居中但其直径明显小于角膜直径

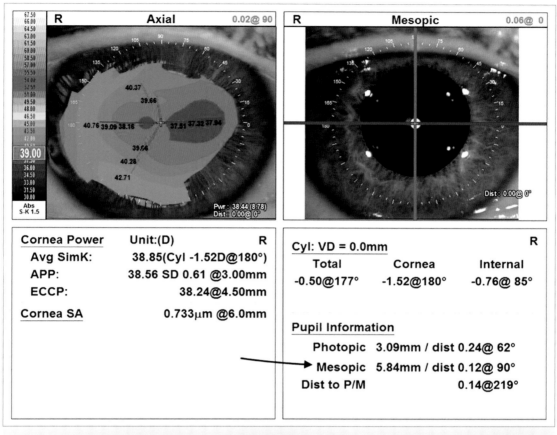

图 22.11　角膜地形图（左）显示了之前激光辅助原位角膜磨削术（LASIK）的结果，该手术使角膜中央扁平化并鼻侧偏中心切削。右图显示暗视瞳孔直径为 5.84 mm（箭头所指的位置）

术中（视频 22.2），我们将一个 −1.0 D、直径为 6.3 mm 的三片式硅凝胶人工晶状体（AQ5010V，Staar Surgical）植入睫状沟中（不巧的是，现在这种人工晶状体在美国市场已经没有了）。通过放置更大的前置人工晶状体以及手术矫正，患者的夜视困难得到了有效的缓解（图 22.12）。考虑到 Staar AQ5010V 型号的人工晶状体已经停止生产，目前美国市场仅剩以下几款附加人工晶状体可供选择：Sensar AR 40M、Sensar Z 9002（包括 J&J）、MA60BM（Alcon）以及 LI 61 series（B&L）。

从上述案例中，我们可以了解到白内障手术医师们是如何权衡各种策略，来帮助白内障手术术后屈光不正的患者。尽管手术十分顺利，但患者术后仍然需要长时间观察以确认是否有虹膜擦伤以及人工晶状体移位。这个案例也表明了该患者白内障手术的术前计划是有缺陷的，因为白内

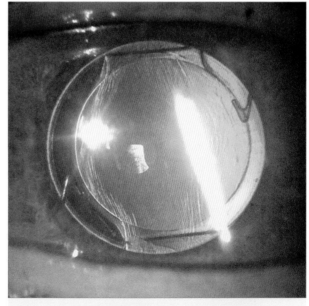

图 22.12　在睫状沟"背驮式"人工晶状体植入术后，可以看到第二次植入的人工晶状体的光学直径明显增加

障手术医师在选择植入的晶状体时并没有考虑到瞳孔直径和人工晶状体直径的差异。此外，植入的人工晶状体的度数也不够准确，但考虑到患者既往接受过两次激光视力矫正手术，该误差也可以理解。

1 例 51 岁常年佩戴角膜接触镜的高度近视女性患者在右眼白内障术后来寻求第二位医师的建议。她注意到术眼难以看清 10 英尺以内的物体，两眼之间存在屈光参差，并且有阳性光学干扰。她的检查结果显示白内障手术非常成功，但是考虑到患者既往高度近视，而术中仅植入了低度数的丙烯酸酯人工晶状体（+3.0 D Tecnis，J&J），从而导致患者出现了无法忍受的 +0.75 D 的远视屈光误差以及人工晶状体产生的光学干扰。经过角膜接触镜试戴，患者觉得右眼正视、左眼轻度近视的状态更加舒适。考虑到患者屈光不正合并光学干扰，最好的治疗策略应当是人工晶状体置换。手术中（视频 22.3）原先的植入晶状体被一分为二并取出，随后将低折射率 +4.0 D 的硅凝胶人工晶状体置于囊袋中。后续左眼的白内障手术完成了既定的−1.0 D 的微单视的目标，并且患者也感到非常满意。

该病例启示我们对于高度近视的患者，除非使用特殊公式进行校准，否则计算出的人工晶状体度数往往会给患者带来不可忽视的远视误差。

根据我的经验，Barrett Universal II 公式和 Wang-Koch 公式的校准效果都很好[18, 19]。此外，已经有研究证明低度数、高屈光指数的丙烯酸酯人工晶状体会导致阳性光学干扰。

1 例主诉视力下降的 64 岁患者左眼白内障手术植入散光矫正型人工晶状体（SN6AT9，Alcon）后约 6 个月，从外院转入以寻求植入晶状体的位置调整。在 25 年前，患者双眼曾接受放射状和散光性角膜切开术（radial and astigmatic keratotomy surgery）。双眼均可观察到在垂直子午线方向上有 4 个放射状角膜切开术（RK）和散光性角膜切开术（AK）的切口。角膜地形图（图 22.13）提示患者有一定程度的不规则散光，所以植入散光矫正型人工晶状体对该患者来说可能并不是最好的方案。目前我们还不清楚患者视觉不适的原因是白内障手术医师选择了轴向不正确的晶状体还是术后植入的晶状体发生了旋转。但是，考虑到过矫（overrefraction）也可以有效提升视力，并且当我将患者的相关数据输入散光矫正网站（astigmatismfix.com）后（图 22.14），其结果也提示患者可以通过矫正植入的人工晶状体的轴位而受益。需要注意的是手术（视频 22.4）时应当小心地解除囊袋和晶状体的粘连，并且从囊袋中取出人工晶状体。随后 360° 全方位撑开囊袋，并重新将人工晶状体以正确的轴位植入。最后

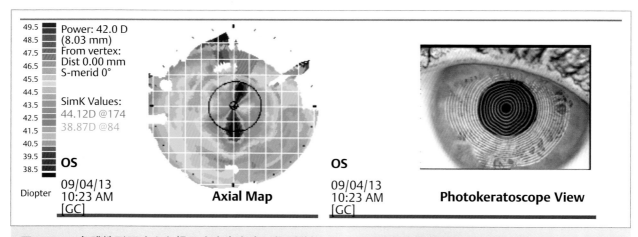

图 22.13　角膜地形图（左）提示患者有高度不规则散光，Placido 环角膜地形图（右）也如此提示。请注意图中非正交的"沙漏"图形，它们提示患者散光不规则

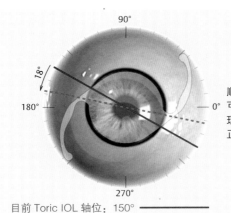

图 22.14 网站 astigmatismfix.com 的结果显示,逆时针旋转 18° 有助于患者的散光

顺时针方向旋转 Toric IOL 162° 可以减少散光。

理想的 Toric IOL 168° 轴位可矫正 4.53 D 的散光。

目前 Toric IOL 轴位:150° ——————
理想 Toric IOL 轴位:168° --------

吸除黏弹剂,并进行术中像差测定以确保植入的晶状体处于正确的轴位。术后患者的主客观视觉质量都得到了令人满意的提升(图 22.15)。

对于放射状散光角膜切开术后植入了高度散光矫正型人工晶状体的患眼,术后晶状体旋转移位导致视力下降的风险相对较高。除非患者通过多种手段包括角膜地形图、OCT、角膜测量、Lenstar 或者 IOLMaster 等技术手段,确认了患者的角膜散光为规则散光。在该病例中,患者植入的散光矫正型人工晶状体(T9,Alcon)(对于角膜平面有 4.1 D 的柱镜度数)仅仅出现了 18° 的旋转就导致了显著的视力下降。近来,其他方案也被用于处理散光晶状体旋转或移位,包括:瞳孔缩小术、瞳孔成形术,或者在睫状沟植入背驮式小孔人工晶状体(Trindade XtraFocus Morcher)(尚未在美国批准)[20, 21]。

22.4 光学干扰——不良的术后光学副作用

光学干扰通常发生在无并发症的晶状体手术之后(比如白内障手术或者透明晶状体置换术),

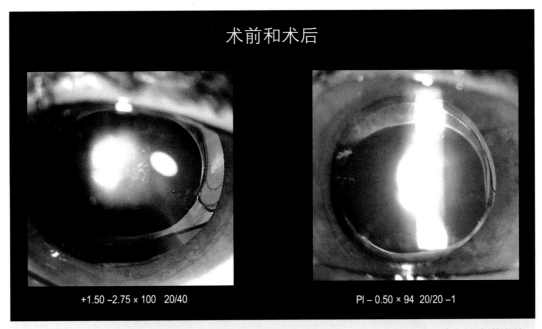

术前和术后

+1.50 -2.75 × 100　20/40

PI - 0.50 × 94　20/20 -1

图 22.15 人工晶状体(IOL)旋转可以显著提高最佳矫正视力(BCVA)并减少残余的光学误差

常表现为术后出现干扰视功能的、额外的视觉图像。需要注意的是光学干扰是一项排他性诊断，在做出该诊断之前，患者需要接受全面的检查以确保没有可以导致类似症状的其他疾病（比如明显的屈光不正或者晶状体后囊混浊）。目前，光学干扰通常被分为三种类型：阳性光学干扰、阴性光学干扰以及衍射性光学干扰。阳性光学干扰常表现为视觉图像中出现多余的光条、闪光、弧光以及星状射线[22, 23]，这些多余的视觉图像主要是由于额外的光源（尤其是斜入射光源）而产生。当然在某些情况下，近入射光也会导致阳性光学干扰，这种情况下要注意与由玻璃体视网膜牵引引起、在无外部额外光源下观察到的眼内现象相区分[24]。阴性光学干扰（negative dysphotopsia）通常会被认为是一种类似"马眼罩"效应的颞侧视野缺失，它通常是由颞侧入射光源刺激引起[25]。衍射性光学干扰（diffractive dysphotopsia）在视觉图像上常表现为围绕点光源的光晕、光环、蜘蛛网等图案，尤其是在夜晚比较明显。衍射性光学干扰通常发生在具有衍射环的多焦点人工晶状体或者焦深延长型人工晶状体。每种光学干扰产生的原因、进展和解决方法都不尽相同。同时不同类型的光学干扰也可以在同一患者中同时出现。尽管光学干扰并不属于白内障手术的并发症，但也有可能让患者感受到不适并干扰患者的正常生活。这类患者也需要白内障手术医师的支持并且也理应受到白内障手术医师积极的治疗。已经有太多术后光学干扰的患者被白内障手术医师们忽视了！

虽然阳性光学干扰的发病率目前还没有确切的研究，但也有文献提示有20%～50%的白内障术后患者会出现不容忽视的光学干扰（一种或几种）[9]。目前还没有试验设备可以有效记录或展现阳性光学干扰的视觉图像，而且患者一般也很难出现对阳性光学干扰的神经适应。但有研究显示对于那些不能耐受阳性光学干扰的患者，除了手术之外，通过药物（比如0.15%的溴莫尼定或0.5%的稀释毛果芸香碱）进行缩瞳治疗也可以让患者受益。如果药物治疗不起作用，那么就要考虑人工晶状体置换了。目前认为，具有高折射率并且边缘被设计为方形的人工晶状体是造成阳性光学干扰的主要原因。但是目前美国市场上还没有出现圆形边缘的可折叠人工晶状体。有些制造商尝试修改可折叠人工晶状体前部的边缘以减少阳性光学干扰的发生，但其后部的边缘依然是方形，还是会促使阳性光学干扰发生。一项最近的研究提示，对于阳性光学干扰的患者可以通过外科手段用折射率较低的晶状体替换原先植入的晶状体以治疗阳性光学干扰。该方法有85%～90%的成功率[26]，尤其是对于原先的人工晶状体是由丙烯酸材料制成的患者，将其置换为具有较低I/R和反射率的硅凝胶人工晶状体尤其有效[24]。

阴性光学干扰的患者主诉通常为颞侧尤其是颞下侧视野的缺失[25]。与阳性光学干扰不同，阴性光学干扰还没有非常明确的病因并且由于患者的临床表现和光学实验室台架测试之间存在差异[27, 28, 29]，所以在某些方面阴性光学干扰还存在争议。阴性光学干扰的发病率已经得到比较好的研究。在接受特别询问（包括来自医师或者护士的询问）的情况下，15%～20%的患者在术后早期会存在阴性光学干扰，在术后1年左右，发病率会下降到3%[30, 31]。患者这种阴性光学干扰的症状会随着时间的推移而减少的症状也提示阴性光学干扰具有神经适应性。此外，与阳性光学干扰不同，阴性光学干扰的"暗点"可以通过Goldmann动态视野计发现[32, 33, 34]。但最近，也有学者困惑地发现虽然部分患者单眼的Goldmann动态视野显示视野缺失比较小，但却有非常明显的阴性光学干扰的症状。而且这些患者双眼睁开时的视野缺失面积要明显大于只有一只眼睛睁开时的缺失面积（图22.16）[34]。尽管出现这种现象的具体原因还不明确，但该现象也提示我们中枢神经系统在某些方面会对阴性光学干扰造成影响。这种双眼视野的改变帮助我们更深的思考和理解患者为何会出现这种症状。奇怪的是，阴性光学干扰在女性的发病率要高于男性，并且左眼比右眼更容易发生。即使患者双眼的解剖结构完全相同，阴性光学干扰也往往只发

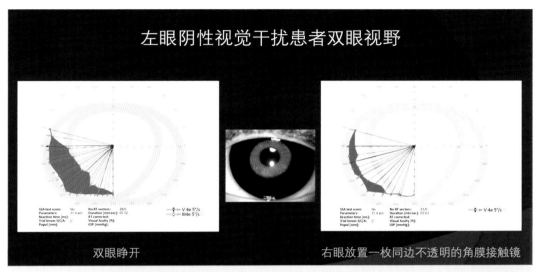

图22.16 患者接受Goldmann视野测试。左图为患者双眼完全睁开。右图显示在患者右眼放置一个周边不透明的角膜接触镜（中间）后，"暗区"明显缩小（经许可引自：Masket et al 2020）[34]

生在一只眼[28]。这些现象都提示阴性光学干扰受到中枢神经系统的调节。

尽管先前的理论认为高I/R、方形边缘的人工晶状体是阴性光学干扰的病因，但现在已经认识到，阴性光学干扰确实可以发生在任何材质和设计的"囊袋内"人工晶状体中[27, 28, 29]。与阳性光学干扰不同，阴性光学干扰的发生更多与人工晶状体和囊袋之间的相对位置有关，而不是人工晶状体本身的性质。因为临床研究发现，对于同一患者，如果我们将人工晶状体在光路中的位置"前移"到前囊边缘或者将人工晶状体放置在睫状沟中，抑或将襻放置在囊袋中但是将光学部进行"前移"（反向光学部挟持）均可以"治愈"阴性光学干扰[27, 28, 29]。事实上，还未在植入了前房人工晶状体（ACIOL）、睫状沟固定型人工晶状体或者巩膜固定后房型人工晶状体的患者中发现阴性光学干扰。临床发现也表明，反向光学部夹持植入总是能够完全或者部分缓解阴性光学干扰的症状[28]。

阴性光学干扰通常可以通过非手术的方法进行治疗，比如通过使用眼镜架或者边缘不透光的角膜接触镜来阻挡外周的入射光。阴性光学干扰不能通过药物性缩瞳来缓解，相反，其可以通过扩瞳来缓解，尽管可能会诱发眩光。有时阴性光学干扰也会迁延变成慢性并且难以忍受，此时二次手术就有必要了。根据现有前囊口的大小和位置以及人工晶状体性质的差别，可以进行二期反向光学部夹持或者人工晶状体睫状沟放置（必要时进行人工晶状体置换），一般都会成功。对于有症状的第二只眼，一期反向光学部夹持也能起到作用[27, 28, 29]。根据一般的经验，位于囊袋上的光学区可以有效预防或者治疗阴性光学干扰，但如果仅仅是将囊内人工晶状体置换为不同设计或材料的其他晶状体往往不会成功[27, 35]。此外，据报道，使用Nd：YAG激光切开鼻侧光学区上方的囊袋可以成功地减少阴性光学干扰的症状[36, 37]。

1例58岁女性，为治疗阳性和阴性的光学干扰从外院转入，她曾在3个月前于外院接受白内障手术并植入了散光矫正型人工晶状体（SN6AT3，Alcon），术后并未发生并发症。她的检查结果都正常，并且被告知手术没有问题，可以再等几个月并期待症状自行好转。但是由于家庭原因，患者失访了近1年。然而再次复查时患者的症状仍未好转并要求手术治疗。术中患者原先植入的散光矫正型人工晶状体被取出，我们放置了囊袋张力环（capsular tension ring，CTR）以支撑下方的悬韧带。之后我们植入了三片式硅凝胶人工晶状体并且做反向光学部夹持（视频22.5）。因为替换的是散光矫正型人工晶状体，术中同时行周边角膜松解切口以矫正散光。术后该患者各种类型的光学干扰都得到了缓解，患者对此也非常满意和感激。1年之后患者另一只眼接受了反向光学部夹持的白内障手术。至此，患者的生活不再受任何类型光学干扰的影响。

由于衍射光学多焦点人工晶状体与衍射型焦深延长型人工晶状体的自身设计特点，其产生的非"预期"的视觉图像除了眩光和光晕之外，还会表现为同心圆、"星状射线"或者点光源周围出现"蜘蛛网"状图案（图22.17）。因此，夜间驾驶时汽车的头灯和道路旁的路灯往往会增强衍射型光学干扰的症状。尽管大多数植入了衍射光学人工晶状体的患者都会注意到这些光学效应，但随着时间的推移，大多数患者其实是可以耐受这些副作用的，尤其是考虑到可以不再佩戴眼镜。此外，随着时间的推移，这种耐受具有神经适应性并且可以逐渐改善。白内障手术医师应当

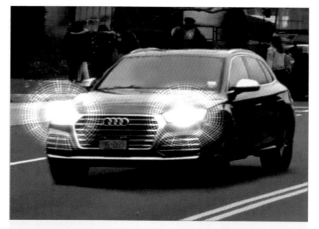

图22.17　与衍射光学人工晶状体相关的典型的"蜘蛛网"型光学干扰。经许可引自：Drs Geunyoung Yoon and Scott MacRae，University of Rochester

时刻记住并关注衍射性光学干扰，尤其是当其与阴性光学干扰或阳性光学干扰同时发生时。

通常，植入了新型的、低近附加的三焦点人工晶状体的患者对于光学干扰的容忍度会更高。但美国FDA的一项关于植入了近附加为+4.0 D的双焦点人工晶状体 Alcon ReStor 的临床试验中，仅有93%的患者表示还是会再次选择同样的晶状体，尽管这些患者事实上已经是"最佳案例"[A]。与此形成对比的是，在最近的一项关于 Alcon 三焦点人工晶状体（Alcon trifocal Panoptix）的研究中，99%的患者表示愿意再次植入相同的晶状体[B]。同样，对于 Johnson and Johnson 的具有 +4.0 D 近附加的多焦点人工晶状体（Tecnis MFIOL），只有87%的患者还会做出相同的选择，而对于接受了相同手术、植入了新款近附加为 +2.75 D 的晶状体的患者（Tecnis MFIOL），这个数字是96%[C]。Alcon 和 J&J 的例子都提示，三焦点设计和低近附加的多焦点人工晶状体相较于原有高附加多焦点的晶状体要有更好的患者接受度。此外，随着对患者在不同情况下（包括：眼表疾病、黄斑病变、术前存在的高阶光学像差等）如何选择老视矫正型人工晶状体的研究越来越多，未来这些晶状体的应用将更加成功。尽管如此，我们掌握了如此多的信息，拥有了更优的人工晶状体，但还是有一小部分患者对手术的结果不满意并需要帮助。

处理植入衍射型人工晶状体后疗效不佳的患者需要进行仔细的评估，并且对眼表疾病进行治疗，使用 OCT 检查黄斑以排除黄斑囊性水肿，并且纠正任何有意义的残余屈光不正。植入了衍射型人工晶状体的患者通常不能很好地耐受屈光不正。但考虑到患者的情况可能随着时间的推移而好转，所以应当给予患者3个月的时间进行神经适应。但如果患者依然感到不适或对视觉图像不满意，则必须考虑将多焦点人工晶状体置换为单焦点[38]。以我个人处理因对植入的多焦点或

A. B Alcon 试验数据资料（Ft. worth，TX）

C Johnson and Johnson 数据资料（Santa Ana，CA）

者焦深延长型人工晶状体不满意而转诊的患者的经验来看，那些患有慢性合并症的患者几乎没有成功治愈的机会，而那些没有其他合并症的患者在注意残余屈光不正和治疗眼表疾病后，康复的可能性较大。白内障手术医师必须时刻做好准备，为有需要的患者提供人工晶状体置换和其他相关支持。此外，如果患者术前被告知即使在最好的情形下，还是会有 5%～8% 的患者不会再次选择相同的人工晶状体，但患者对老花镜的依赖还是会减轻，那么患者的心理压力会减小很多。而且，患者需要被告知有时并不是自己或者手术的问题，而是这项技术与他不匹配，但这种不匹配在手术前是难以预判的。接下来让我们看一个治疗案例。

1 例 63 岁女性因在植入了三焦点衍射型光学人工晶状体（Tecnis，J&J）后感到视力下降而转诊入院。她的检查结果显示 BCVA 为 20/40，有残余散光并且黄斑前膜无黄斑水肿（图 22.18）。她曾接受角膜接触镜治疗以矫正散光，但患者对其视力依然感到不满意。患者要求接受人工晶状体置换。术中（视频 22.6）我们将患者原先的多焦点晶状体置换为散光矫正型单焦点人工晶状

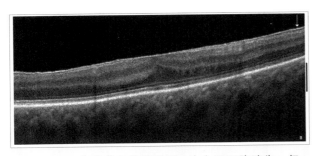

图 22.18 患者黄斑前膜增厚，中心凹凹陷消失，但无囊状水肿

体。患者术后 BCVA 达到了 20/20−，达到了相对满意的结果。

该案例说明了仔细检查患者（视网膜前膜）并逐步排查问题的重要性。首先使用角膜接触镜对患者的残余散光进行校正，如果患者对该方案满意，则激光角膜屈光不正矫正是个比较合适的选择。但在该案例中，最好的选择是将患者衍射型人工晶状体替换为散光矫正型单焦点人工晶状体。

22.5　结语

本专题我们仅探讨了那些无手术并发症的白内障术后相关问题。手术并发症是难免的，但将在其他专题具体论述。综合本专题的内容，为避免白内障手术患者产生不满意的情绪，我们应在手术前就开始仔细评估患者的需求、生活方式和既往处理老视的方法。这些因素结合全面的眼部检查能够查明患者预先存在的合并症，特别是眼表疾病和黄斑病变，以帮助外科医师更好地决策手术方案，反过来也可以指导患者以获得更好的术后康复。但即使是堪称完美的手术也有可能出现屈光不正和视觉障碍。医师和患者应形成良好的团队关系，共同找到问题并以最好的方式解决它。毕竟，大多数手术医师都不希望在完成一场解剖学上看起来完美的手术后听到患者的抱怨。为解决问题，我们应与患者成为盟友，而不是"敌人"。此外，在合适的情况下为患者寻求其他专家的意见也不失为一种选择。

（陈泽旭　申鑫　贾婉楠　译，

蒋永祥　卢奕　审校）

参考文献

[1] Weill Y, Hanhart J, Zadok D et al. Patient management modifications in cataract surgery candidates following incorporation of routine preoperative macular optical coherence tomography. J Cataract Refract Surg. 2021; 47(1): 78–82

[2] He Y, Li J, Zhu J et al. The improvement of dry eye after cataract surgery by intraoperative using ophthalmic viscosurgical

devices on the surface of cornea: The results of a consort-compliant randomized controlled trial. Medicine (Baltimore). 2017; 96(50): e8940

[3] Naderi K, Gormley J, O'Brart D. Cataract surgery and dry eye disease: A review. Eur J Ophthalmol. 2020; 30(5): 840–855

[4] Gupta PK, Drinkwater OJ, VanDusen KW, Brissette AR,

Starr CE. Prevalence of ocular surface dysfunction in patients presenting for cataract surgery evaluation. J Cataract Refract Surg. 2018; 44(9): 1090−1096

[5] Starr CE, Gupta PK, Farid M et al. An algorithm for the preoperative diagnosis and treatment of ocular surface disorders. J Cataract Refract Surg. 2019; 45(5): 669−684

[6] Villani E, Marelli L, Bonsignore F et al. The Ocular Surface Frailty Index as a Predictor of Ocular Surface Symptom Onset after Cataract Surgery. Ophthalmology. 2020; 127(7): 866−873

[7] Ting D, Ghosh S. Acute corneal perforation 1 week following uncomplicated cataract surgery: the implication of undiagnosed dry eye disease and topical NSAIDs. Ther Adv Ophthalmol. 2019; 11: 2515841419869508

[8] Watanabe S, Oie Y, Fujimoto H et al. Relationship between Corneal Guttae and Quality of Vision in Patients with Mild Fuchs' Endothelial Corneal Dystrophy. Ophthalmology. 2015; 122(10): 2103−2109

[9] Tester R, Pace NL, Samore M, Olson RJ. Dysphotopsia in phakic and pseudophakic patients: incidence and relation to intraocular lens type(2). J Cataract Refract Surg. 2000; 26(6): 810−816

[10] Melles RB, Holladay JT, Chang WJ. Accuracy of Intraocular Lens Calculation Formulas. Ophthalmology. 2018; 125(2): 169−178

[11] Sudhakar S, Hill DC, King TS et al. Intraoperative aberrometry versus preoperative biometry for intraocular lens power selection in short eyes. J Cataract Refract Surg. 2019; 45(6): 719−724

[12] Hill DC, Sudhakar S, Hill CS et al. Intraoperative aberrometry versus preoperative biometry for intraocular lens power selection in axial myopia. J Cataract Refract Surg. 2017; 43(4): 505−510

[13] Kane JX, Chang DF. Intraocular Lens Power Formulas, Biometry, and Intraoperative Aberrometry: A Review. Ophthalmology. 2021; 128(11): e94−e114

[14] Carmona GD, Palomino BC. Accuracy of a new intraocular lens power calculation method based on artificial intelligence. Eye (Lond). 2021; 35(2): 517−522

[15] Chang DF. Disruptive Innovation and Refractive IOLs: How the Game Will Change With Adjustable IOLs. Asia Pac J Ophthalmol (Phila). 2019; 8(6): 432−435

[16] Abulafia A, Barrett GD, Kleinmann G et al. Prediction of refractive outcomes with toric intraocular lens implantation. J Cataract Refract Surg. 2015; 41(5): 936−944

[17] Potvin R, Kramer BA, Hardten DR, Berdahl JP. Toric intraocular lens orientation and residual refractive astigmatism: an analysis. Clin Ophthalmol. 2016; 10: 1829−1836

[18] Wang L, Shirayama M, Ma XJ, Kohnen T, Koch DD. Optimizing intraocular lens power calculations in eyes with axial lengths above 25.0 mm. J Cataract Refract Surg. 2011; 37(11): 2018−2027

[19] Zhou D, Sun Z, Deng G. Accuracy of the refractive prediction determined by intraocular lens power calculation formulas in high myopia. Indian J Ophthalmol. 2019; 67(4): 484−489

[20] Narang P, Agarwal A, Ashok KD. Single-pass four-throw pupilloplasty for Urrets-Zavalia syndrome. Eur J Ophthalmol.

2018; 28(5): 552−558

[21] Dick HB. Small-aperture strategies for the correction of presbyopia. Curr Opin Ophthalmol. 2019; 30(4): 236−242

[22] Masket S, Geraghty E, Crandall AS et al. Undesired light images associated with ovoid intraocular lenses. J Cataract Refract Surg. 1993; 19(6): 690−694

[23] Holladay JT, Lang A, Portney V. Analysis of edge glare phenomena in intraocular lens edge designs. J Cataract Refract Surg. 1999; 25(6): 748−752

[24] Erie JC, Bandhauer MH, McLaren JW. Analysis of postoperative glare and intraocular lens design. J Cataract Refract Surg. 2001; 27(4): 614−621

[25] Davison JA. Positive and negative dysphotopsia in patients with acrylic intraocular lenses. J Cataract Refract Surg. 2000; 26(9): 1346−1355

[26] Masket S, Rupnick Z, Fram NR, Kwong S, McLachlan J. Surgical management of positive dysphotopsia: U.S. perspective. J Cataract Refract Surg. 2020; 46(11): 1474−1479

[27] Masket S, Fram NR. Pseudophakic negative dysphotopsia: Surgical management and new theory of etiology. J Cataract Refract Surg. 2011; 37(7): 1199−1207

[28] Masket S, Fram NR, Cho A, Park I, Pham D. Surgical management of negative dysphotopsia. J Cataract Refract Surg. 2018; 44(1): 6−16

[29] Masket S, Fram NR. Pseudophakic Dysphotopsia: Review of Incidence, Cause, and Treatment of Positive and Negative Dysphotopsia. Ophthalmology. 2021; 128(11): e195−e205

[30] Osher RH. Negative dysphotopsia: long-term study and possible explanation for transient symptoms. J Cataract Refract Surg. 2008; 34(10): 1699−707

[31] Makhotkina NY, Nijkamp MD, Berendschot T, van den Borne B, Nuijts R. Effect of active evaluation on the detection of negative dysphotopsia after sequential cataract surgery: discrepancy between incidences of unsolicited and solicited complaints. Acta Ophthalmol. 2018; 96(1): 81−87

[32] Makhotkina NY, Berendschot TT, Nuijts RM. Objective evaluation of negative dysphotopsia with Goldmann kinetic perimetry. J Cataract Refract Surg. 2016; 42(11): 1626−1633

[33] Masket S, Rupnik Z, Fram NR. Neuroadaptive changes in negative dysphotopsia during contralateral eye occlusion. J Cataract Refract Surg. 2019; 45(2): 242−243

[34] Masket S, Magdolna RZ, Fram NR, Vikesland RJ. Binocular Goldmann visual field testing of negative dysphotopsia. J Cataract Refract Surg. 2020; 46(1): 147−148

[35] Vámosi P, Csákány B, Németh J. Intraocular lens exchange in patients with negative dysphotopsia symptoms. J Cataract Refract Surg. 2010; 36(3): 418−424

[36] Folden DV. Neodymium: YAG laser anterior capsulectomy: surgical option in the management of negative dysphotopsia. J Cataract Refract Surg. 2013; 39(7): 1110−1115

[37] Cooke DL, Kasko S, Platt LO. Resolution of negative dysphotopsia after laser anterior capsulotomy. J Cataract Refract Surg. 2013; 39(7): 1107−1109

[38] Braga-Mele R, Chang D, Dewey S et al. Multifocal intraocular lenses: relative indications and contraindications for implantation. J Cataract Refract Surg. 2014; 40(2): 313−322

23 手术技巧

Surgical Pearls

Lisa Brothers Arbisser, Fuxiang Zhang, and Alan Sugar

摘要

要成为一名屈光性白内障手术医师，首先要成为一名好的白内障手术医师。我（Fuxiang Zhang）非常感激 Arbisser 教授——本书的共同著作者主持撰写了这一专题。我与 Arbisser 教授结识于 1998 年，自那时起，我一直向 Arbisser 教授请教白内障手术的改进建议和技巧。本专题针对术中每个步骤都进行了详细的介绍。此外，还会提及许多看似不重要，但对于初学者来说必不可少的技巧，需要读者们耐心学习，如术前准备、麻醉和手术铺巾。效率和速度对所有的白内障手术医师来说都很重要，但是一名好的屈光性白内障手术医师需要进一步优化每一个步骤。

关键词

撕囊挽救，非同轴玻璃体切除术，话疗，光学部夹持，I 期后囊膜撕囊术，圆周分块技术

23.1 引言

手术医师的能力、一致性和同理心是保证屈光性白内障手术成功的前提。提高自身手术成功率需要密切关注手术细节，而不是一味地追求速度。Arbisser 教授 30 年来经手了许多病例，不仅包括大量的屈光性手术患者，而且还有具挑战性的复杂白内障患者，本专题分享了从中收集到的手术技巧。每一次手术和每一例患者都需要我们拿出最高水平的手术技术。除了单眼患者外，很少有比选择不戴眼镜的人更危险的了，此类患者对于术后完美的裸眼视力、快速恢复能力、术后舒适度以及预期结果期望值都很高，需要医师格外谨慎。患者对第一眼术后第一天的检查结果往往比较在意，第一眼的手术结果也是术者进行第二眼手术的重要参考。

23.2 手术计划

我建议将屈光性白内障患者的手术安排在一天内较早时间段，而将更复杂的、情况存在不确定性的手术放在后面。如果手术安排的过于紧凑，术者会很难表现出最佳的手术技术。

23.3 个性化方案制订

术者需要根据患者眼睛的个体情况及可能出现的风险个性化制订术前和术后的检查。

如果患者存在术后眼压升高的风险，出院时需配降眼压药。白内障常见的合并症包括青光眼、高眼压、假性剥脱综合征、硬核白内障、窄房角或浅前房以及其他复杂病例，同时部分患者的第二眼术后眼压可能会升高。对于非磺胺类药物敏感的患者，我推荐此类患者出院后应带乙酰唑胺。有研究发现，阿芬太尼等药物的效果也很理想[1]。

从 2007 年开始，我经手的所有患者术中眼内都注射了莫西沙星。对复杂病例和同一天接受双眼白内障手术的患者来说尤其必要[2, 3]。

针对假性剥脱综合征的患者，我往往在术中

使用囊袋张力环（capsular tension rings，CTR）和三片式人工晶状体（还有标准的单片式）。在不影响屈光手术计划的前提下，为保证悬韧带的长期稳定，往往采用联合囊袋张力环在囊袋内植入三片式人工晶状体手术的方式。术者要注意悬韧带发育不良的患者，此类患者在术前可能会存在无法解释的眼轴不等长和前房深度不对称的情况。对小瞳孔和术中虹膜松弛症（intraoperative floppy iris syndrome，IFIS）的患者可以考虑在前房内注射散瞳药，包括使用舒卡因（shugarcane）[4]、不含防腐剂的肾上腺素、溶于平衡盐溶液的去氧肾上腺素酮咯酸眼内溶液（omidria）以及添加托吡卡胺（mydriacyl）和苯肾上腺素混合东莨菪碱，这些方式对维持前房支撑力有一定帮助，但不会提供额外的扩张程度。术中一定要使用瞳孔扩张器或其他瞳孔装置。不要拉伸虹膜松弛症（IFIS）患者的虹膜或者扩大其瞳孔来达到环形撕囊术要求的尺寸，以免进一步破坏虹膜括约肌。

对于先天性白内障和浅前房患者，除了我经常使用的 Duovisc 眼用黏弹剂（OVD）外，还可使用 Healon 眼用黏弹剂。在膨胀型白内障中，推荐使用 Healon 眼用黏弹剂（黏性适应性），能够为前囊提供最大的支持力，从而防止囊膜裂开。对于晶状体内或后囊下压力高的患者，在做切口前 20 分钟，可以静脉推注 0.25 g/kg 甘露醇。需要注意的是，甘露醇必须作为推注物以达到所需的渗透作用，而不能简单地静脉注射。如果使用的时机恰当，该操作可以对手术过程中的有效性和安全性产生巨大的影响。若给药太早，患者可能会在手术台上排尿（通常会备有便盆或尿壶）。为了更好地观察囊膜，要预先备好锥虫蓝染料以免因准备而耽搁时间。

要加强对葡萄膜炎、糖尿病性视网膜病变、黄斑水肿［尤其是对侧眼黄斑囊样水肿（cystoid macular edema，CME）］患者的抗炎治疗，以及术中需要使用虹膜拉钩，如使用 Malyugin 环的患者。即使还没得到行业认可，我仍然会在手术结束前将 0.1 mL 由 BBS 稀释 10 倍后的曲安奈德

（Alcon）注入前房抗炎。从理论上讲，通过抑制炎症反应，避免激活免疫系统，可以保证患者的眼睛处于稳定，避免糖皮质激素应答使眼内压力升高。为了使患者眼睛恢复稳定，按需治疗慢性葡萄膜炎患者。除了严重的糖尿病患者外，建议所有患者在术前 2 天至术后 4 天内加用 60 mg 泼尼松，每日晨起口服，该方案无须逐渐减量。

提前考虑特殊患者的需求将减少疏漏并提高效率。

23.4 医患沟通

患者的合作对获得最佳治疗效果至关重要。积极沟通可以消除患者的恐惧并填补他们的知识空白。因此，医师可以有意识地实践眼科精神病学的知识。大多数患者接受的是局部和球内麻醉而没有进行气道控制。部分患者会因为害怕失去意识而感到恐惧或出现过激反应，即使是一名敬业且经验丰富的麻醉师也不能做到让这些患者入睡。所以一定要确保患者了解正在和将要发生的事情。运用话疗（"vocal local"）时，不必使用直接诱导麻醉的药物，而可少量使用具有抗焦虑和遗忘特性的系统性药物。良好的术中关系还可以促进患者对术后药物治疗和随访的依从性。

在听力障碍患者术前，我们希望患者暂时将同侧助听器更换为手术专用助听器，以便术者可以通过夹在手术面罩上的麦克风与患者直接对话。这可以防止垂坠式助听器发出噪声，并极大地促进交流，从而减少对麻醉药物的需求。对于听力损失较重的患者，如果手语表达良好，我会使用触觉交流，增加局部麻醉的可能性，类似于 Fuxiang Zhang 教授所说的"触觉语言"[5]。

患者家属在房间中远程观看并倾听我谈话，这为家属了解手术恢复视力所需技巧及其复杂性提供渠道。

术者在手术过程中所说的每一句话都需要慎重考虑对患者心理的影响，并向助手详细介绍步骤（视频 23.1）。曾有患者用"有趣"描述这段

手术经历，而"艺术家们"会以兴奋的，而不是恐惧的态度用爆炸性的色彩和图像将他们的经历描绘出来。

23.5 麻醉

在安排手术之前应先进行麻醉评估。对于无法固视灯光或因眼睑痉挛、畏光或缺乏固视控制而无法进行眼部照相和间接眼科检查的患者，需要球周阻滞麻醉，因为此类情况不会在台上得到改善。如果术中需要进行虹膜缝合，做较大的切口或经巩膜固定人工晶状体，球周阻滞麻醉是最佳选择。依赖全身药物进行麻醉以提高依从性的做法会导致不必要的并发症。全身麻醉仅适用于年轻或不合作的患者以及其他罕见情况。

术前要识别并在医师办公室讨论幽闭恐惧症的处理方案。我有一个装置：患者可以通过吹气从脸上抬起手术铺巾，该铺巾只需在手术侧黏附即可。这样还可以遮挡患者对侧眼睛的视线，不会因为突然感知到房间内医护的行动并跟随而导致眼球运动。幽闭恐惧症患者不必在手术开始前就将手术巾完全铺在脸上（除了必须覆盖的术眼区域），但我们会要求他们尽可能地将对侧眼睛闭起来。为了消除该类患者的疑虑和担心，我们会在医师办公室进行交流，要求他们术前保持禁食状态，以便可以安全地转为全身麻醉。但我们从来没有遇到这种情况。

我向 Howard Gimbel 的麻醉师 Roy Hamilton 学习了球旁注射（并传授给我们医院的麻醉师）[6]。实际上，凭借在局部注射方面的专业知识，我们从不需要进行二次补充注射。即使首次球旁麻醉不完全，只需要挤压眼球，使眼球左右运动就可让麻醉药物充分吸收。30 多年来，我一直使用这种技术，从没有出现任何并发症（但在抗凝患者中需避免使用）。尽管如此，也没有一种麻醉剂能比话疗更安全。

我只在球旁麻醉时使用丙泊酚。对于局部麻醉的患者，我使用咪达唑仑（短效抗焦虑药）和阿芬太尼（相比芬太尼，短效镇痛药更不容易引起恶心），并利用生理盐水封管静脉注射来减轻患者恶心的感觉，还便于实施其他任何紧急措施。

在常规情况下，术者可以考虑用一种更加新颖的、经济效益高和安全的方案，包括舌下含服咪达唑仑、氯胺酮、昂丹司琼（midazolam, ketamine, ondansetron, MKO）注射液，从而避免出现需要使用静脉注射的情况[7]。

以下为 Lisa Brothers Arbisser 教授用于白内障手术的局部麻醉方案。

- 所有患者进行生理盐水封管。
- 在手术室中，监护仪连接后，注射 1 mg 咪达唑仑（范围是 0.5～2 mg）。
- 在准备和手术铺巾期间，如果患者出现紧闭和挤压嘴唇的现象，给予 125 mg 阿芬太尼和 10 mg 地溴铵（丙泊酚）（将阿芬太尼用生理盐水稀释 8 倍，最终浓度为 125 mg/2 mL，否则会因为体积太小而无法推进去）。
- 手术过程中，如果患者感觉有压力或应手术医师的要求，可能要第二次给予 125 μg 阿芬太尼。如果患者仍然感觉不舒服，在同一注射器中混合添加 10 mg 地溴铵（丙泊酚）和阿芬太尼。

感谢 Sang Sapthevie 教授（已获得许可）。

23.6 术前准备

当手术要求非常精密细微时，通过不断练习获得肌肉记忆很重要，这对于手术结果的积极作用是不可替代的。我强烈建议使用模拟眼球等眼部模型来练习白内障手术中的每一个步骤，掌握手术技巧的同时，对患者没有任何影响。即使模拟和实战区别很大，我也会遵守常规流程，努力让每一次练习一致稳定，以此降低术中及术后并发症的概率。将注意力集中在一件重复的事件上，还可以让术者能够提前预见任何可能出现的并发症或偏离常规的情况，从而及时有效地进行干预，以获得最佳结果。

23.7 准备铺巾

一旦注入局部麻醉剂，患者眨眼频率减少，这时应该尽可能地让患者闭上眼睛。如果手术方案是让助手在手术医师上台前放置开睑器，手术开始前应将湿纤维素海绵覆盖在患者的角膜上，并偶尔滴入 BSS 以保护角膜上皮。当术者上台时，海绵有助于患者适应显微镜的灯光。

为提高手术效率，可以连续安排同侧眼睛的患者手术，或者选择在切换眼别时不需要频繁重新移动手术仪器的方式。当然，术者如果是一个"熟练工"，则不会有以上问题。

尽管对患者进行了详细的术前检查，但仍要进行三方核查。除了患者的 IOL 外，切勿让其他患者的 IOL 进入手术室。只有既定的接受者进入手术室时，当天留在手术室外的其余 IOL 才可进入。

负责眼部冲洗的助手应该使用智能小型高压灭菌 Osher 放大镜 HD（Storz）来为他们提供可靠的冲洗针管方向、准确装入 IOL 和确认细节。

OVD 不能像液体那样将注射器中少量的空气排出，因此将 OVD 针头连接到注射器时，要首先用 BSS 填充。在注射 OVD 的同时出现气泡是非常令人恼火的。助手养成这个习惯就可以完全消除这种情况。

我的铺巾方案能够提供双重保护，隔离大部分感染性生物聚居的睫毛和眼睑边缘区域。在铺主巾前先放置一块小的被分为两片的透明敷料。要求表面麻醉患者向下凝视，把棉签放在上睑板的上方，眉毛下方，与眼睑边缘平行并向上滚动或旋转，通过摩擦完成打开睑裂的操作，而不对眼球施加任何压力。这可以令睫毛外翻，这样睫毛很容易被透明敷料的前半部分覆盖。一旦上睫毛被覆盖，便重复同样的操作，让患者向上凝视，向下旋转，使下眼睑凸出，覆盖下睫毛。这种操作手法非常轻柔，不会挤压眼球产生压力，也不会挤压到睑板腺，避免泪膜中出现碎屑。用透明敷料将睫毛覆盖后，在合适的位置放置标准铺巾，然后用钝的下颌剪刀将其切开。将手术巾

边缘和开睑器一起向后折叠进入眼睑穹窿部，就可以两次覆盖眼睑边缘。

通过对多种开睑器测试后，我发现需要将其放置在一个固定的位置，以防止患者挤压它。此外，开睑器必须符合从眼内到眼外的解剖学变化，不会对眼球造成压力。合适的开睑器也不能限制术者眼球对颞侧的手术操作。我常用 Koch-Cionni 可调节开睑器（Duckworth and Kent）而不是有线开睑器，有线开睑器有很多电线着实烦人。

铺巾时挤压眼睑边缘有时会出现一些像白色油脂的小水泡，一旦出现，不仅会扰乱手术医师的视野，而且无论怎样用力冲洗都不可能冲洗掉此类油脂状物质。但是用温热的 BSS 快速冲洗可以使它立即消失，使角膜表面更加干净清晰。为了解决这个不常见但令人不安的问题，我往往会提前加热一瓶 5 mL 的 BSS。

手术室里的沟通应以与患者的沟通开始，而不是以此结束。我相信提高效率的一个重要方法是每个人都付出努力，从监护仪到助手和麻醉师，在任何时候都要保持一致。手术室人人都需要保持专注，熟悉术者一贯的话术是很有帮助的，能够让医护了解术者的所思所想。如果情况复杂，我就简单地说"时间到了"。每个人都会知道要去拿"玻切套包"，并在另外一个手术室暂停铺巾，等待进一步的指示。

23.8 上皮保护

保持角膜上皮细胞的完整性是术前准备的一个关键步骤，但围手术期往往对此做得不够好。因为我们目前仅能提供无防腐剂的人工泪液，大部分局部眼用药物都是有防腐剂的。我建议每 1～2 小时使用 1 次，但是不要在用其他眼药水后 10 分钟内使用，以免引起稀释。

我强烈推荐在切口和前房稳定后给角膜涂上弥散型黏弹剂或 Ocucoat（2% 羟丙基甲基纤维素溶液眼润滑液）。一次性滴几滴 BSS 可以使其表面平滑，确保整个角膜视野统一且清晰。我会告

诉患者：在手术过程中有可能会看到万花筒般的颜色，并会向患者解释该操作是在保护他们的眼睛，患者需要配合手术，尽可能避免眨眼。该操作可以避免在整个手术中不断角膜冲水的需要，也减少了眨眼的可能性，避免对上皮细胞造成伤害。冲洗时机完全依赖于助手的判断和注意力，在手术进行到关键时进行角膜冲洗可能会在关键时刻干扰手术医师的视野。

23.9 切口

白内障手术的每一步都会影响后续手术的质量。正确的切口构型可避免如虹膜脱出、眼内炎等一系列并发症。

虽然既往标准的穿刺切口大约是 1 mm，但我认为除非术者有劈核器或用针管堵住切口，否则术者须以 0.5 mm 切口为目标。我的患者术中使用 BBS 平均为 50～75 mL。有研究表明，当角膜内部的切口阀门效应中断时，通过 1 mm 侧切口的液流量可达 22 mL/min。尽可能避免发生在渗漏的侧切口部位注吸晶状体碎片。术者应避免密闭前房遭破坏或内皮完整性受威胁的情况出现。超声乳化仪（Alcon）具有主控设置，可以在一定程度上避免此类情况。

我设计的侧切口离透明角膜主切口（clear corneal incision，CCI）90°。虽然效果可能很小，但至少可以抵消手术源性散光（surgically induced astigmatism，SIA），而不是在两者之间创建一个完全不可预测的向量。虽然大家都了解，用 centroid 值进行环曲面公式计算所得的值要优于 SIA 值，但我仍然认为这种方法是合理的。这种结构也提供了一个很好的角度以施加机械力和劈核。

CCI 的大小应该是紧密但不狭窄的，刚好可以允许插入硅凝胶针管手柄，从而使得泄漏最小。过大的泄漏切口会导致更大的流体湍流、不稳定的环境和过量的 BSS 流经前房。过小的切口则限制了灌注，导致 IOP 升高和潜在的伤口灼伤。扩大的小切口也可能破坏后弹力层内部的完整性，需要更多的水合作用才能关闭切口，并在术后早期无法提供安全的屏障——可能会增加眼内炎的风险。

术者应当牢记基质层是有弹性的，但后弹力层则无弹性。这就是为什么被拉伸的伤口变得松弛无力，需要大量的基质水密和高眼压才能出现闭合。随着眼压迅速下降到正常水平，基质水密在短短几小时内就会消退，这样的切口可能会"吸"结膜囊液体或渗漏，导致严重的并发症。

正方形切口是最有效的，所以术者的目标是做一个接近正方形的切口。如果手术刀过早进入，隧道可能不够长，无法抵抗的形变或可能导致虹膜脱出。太长的隧道会使术者的器械产生一个尴尬的角度，操作时会产生干扰视线的条纹。术者从不希望影响视轴，因为担心时间一长会产生微妙的不规则散光。虽然患者原本的巩膜硬度不同，但术者最主要需要控制的因素是眼压。术者必须在做完切口和 CCI 术前灌注 OVD 时建立稳定的眼压。当眼压过高时，隧道会过短，当压力不足时，隧道会过长。舒适和一致的操作将使切口形状更一致，手术会更安全，整体效果更好。

我最喜欢的手术刀是钻石刀（来自 Mastel 的 Arbisser-Fine Triamond 刀片；不涉及经济利益）。这种薄的精密刀片能够进行从 0.3 到专用标记定义的任何尺寸的切口。图 23.1（视频 23.2）。

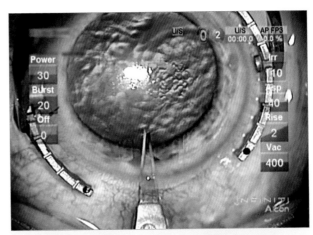

图 23.1 使用 Arbisser-Fine 钻石刀制作切口（来自 Mastel 精密手术器械；不涉及经济利益）

Howard Fine 描述了一种操作方法：遵循角膜形状的角膜基质内平面上，然后稍微倾斜，以与虹膜平行的直线进入后弹力层。这是我的偏好。我倾向于这样操作[8]。

不要用器械打开切口，最好用 OVD 打开切口。当通过颞侧透明角膜主切口进入任何器械时，我会使用针管或 sweep 器械插入侧切口以提供对抗力与维持稳定。

我闭合切口不依靠主切口侧方的水密。冲洗切口隧道以清除内部后弹力层和隧道之间的碎片，随后在切口的顶部水密充足以达到缝合伤口的效果。虽然这在某些情况下可能需要适度的外侧角膜基质水密作用，但关键是 OVD 和隧道无碎片，以及增厚的切口上方与切口下方的连接。通过与主要 CCI 类似的方式做隧道以将压力调整至正常值（可以使用术中眼压计，或者也可指按进行评估），并用纤维素海绵确认眼睑是干燥的。该技术还可以发现手术中的小错误和一些隐藏晶状体碎片（视频 23.3）。通过与主 CCI 类似的方式做切口将眼压调整至正常值（可以使用术中眼压计，或者也可指按进行评估），并用纤维素海绵确认眼睑是干燥的。术者可以通过用荧光试剂来确认，但我认为该操作无必要。一旦切口闭合，仅对后切口瓣施加精确压力将威胁切口完整性。即使眼压变低，切口也不会"倒吸"。如果出于任何原因，在这种情况下切口不闭合，我不会再进一步水密，而是会选择用缝线缝合或胶水粘贴。

23.10 内皮细胞保护

在屈光性白内障手术中，角膜水肿是不能容忍的。RCS 的关键不仅仅是术后 1 个月角膜的状态，还有术后 1 天的角膜状态。白内障手术医师除了要注意预防毒性眼前节综合征（toxic anterior segment syndrome，TASS）并关注其所有参数外，还要进一步注重保护内皮细胞的完整性[9]。

在超声乳化术中，术者就像是在两片脆弱的膜之间使用了一个微观意义上的"千斤顶"。为

了解决这个问题，Steven Arshinoff 医师设计了一种"软壳"技术，即在角膜内皮下使用弥散型黏弹剂，并在其后面使用内聚型黏弹剂[10]。对于常规病例来说，Duovisc（Alcon）能够达到两种OVD 的效果。

在手术时间较长、核硬度较大的病例中，如果手术中感觉角膜内皮失去黏弹剂保护，可通过侧切口重新注入弥散型黏弹剂，超乳头始终稳定地保持在零挡。该操作目的是用弥散型黏弹剂完全填满前房。注意在应用脚踏 3 档超乳之前，先用 2 档脚踏建立眼内灌流，以避免切口灼伤。

即使在术中遇到 5 级以上硬核，只要在术中角膜保护措施做得好，术后第二天角膜就会非常透明。另外一个保护角膜的技巧是可以在术中使用非连续的超乳模式减少湍流和超声时间，同时用扭动式超声来提高跟随性和减少颤动，具体详见下文。术中可能对角膜造成损伤的原因有很多：如超声能量的过多浪费、超声时超乳头太靠近角膜内皮，而不是在虹膜平面、晶状体颗粒反弹、前房不稳，以及由于切口渗漏，眼内使用过多 BSS 进行灌注等。手术医师可以通过提高手术技巧避免以上不必要的损伤。

手术医师可以在术后记录累积释放能量（cumulative dispersed energy，CDE）（Alcon）或有效的超乳时间（effective phaco time，EPT）（J & J）以及晶状体核的等级。其一，可以跟踪术者使用超声的效率和一致性，记录自己手术的学习曲线，并找到减少超声能量的方法。其二，在判断核密度方面，通过记录，可以掌握判断的一致性，有助于设定超声参数以提高效率。术者应该经常学习回顾自己的手术录像，不断学习，提高技术。

23.11 可视化

在手术中，要注意保持聚焦，以此了解超乳头尖端所在垂直方向的位置。白内障手术新手往往都会担心后囊破裂而无意识地将超乳头的尖端更接近角膜，从而伤及角膜内皮。术者最好在整

个手术过程中，将显微镜始终保持在中心和聚焦的位置，以避免意外情况的发生。

术者应提前对可见度不佳的前囊进行染色，以减少并发症。前囊染色适用于以下情况：全白白内障或棕色核白内障、角膜存在瘢痕或者雾状混浊影响手术视野、由于后节异常而缺乏红色反射、前囊不完整、飞秒激光后前囊膜无自由漂动，以及用于降低囊膜弹性等情况。虽然屈光性白内障手术并不适用于所有患者，但只要术后人工晶状体能够保持居中性和稳定性，即使手术较为复杂，也可以选择植入 Toric 或者老视矫正型人工晶状体。屈光性白内障手术医师需要时刻保持警惕，杜绝术中并发症的发生。锥虫蓝染料可以通过永久改变囊袋分子结构而使富有弹性的儿童囊膜固定变硬，但目前并没有远期实验结果。我通过使用了 Healon GV 这类的保留型 OVD，改变撕囊时方向至较为向心方向，继续向前操作。

市售的锥虫蓝对角膜内皮细胞无毒无害，但较高浓度的锥虫蓝仍有毒性。低浓度锥虫蓝目前已被用于鉴别眼库中的内皮细胞。锥虫蓝既往的使用方法是在眼内注入气泡后再注射锥虫蓝，但实际上在眼内注入空气是有害的。有一些术者使用染料填充前房，然后将其置换为 OVD。我认为使用锥虫蓝的最佳方法是首先用 OVD 支撑前房，但是不要完全充满前房。然后通过 Osher 染色管（Storz）再灌注锥虫蓝。这种管子的底部有一个孔，而不是在顶端，这种设计有利于在 OVD 下方的晶状体表面"涂"上一层染料。我至少要再等 1 分钟使锥虫蓝充分染色，然后用更多的 OVD 由近及远慢慢注射，推动染料，基本上就排空了染料。这种方法不会产生极深的染色，并且可以达到充分囊膜可视化。术者也可以选择加大染料的剂量，或在囊膜上静置更长时间，染色效果会更强。

Soon Phaik Chee 等的研究表明，当一个不连续的皮层混浊在撕囊路径上面遮挡术者视野时，其实没有必要进行染色。该混浊并不是固定在皮层内，可以用手术器械平放在完整的前囊上稍稍用力将其"挤"到外围。这个操作可以清楚地看到囊内的变化。此类异常情况不需要使用染料[11]。

23.12 连续环形撕囊（continuous circular capsulorhexis，CCC）

对称的 CCC 可以与人工晶状体光学部的大小相适应，能够促进 IOL 植入后的稳定性及居中性，减少屈光误差。虽然 IOL 植入都对 CCC 有很高的要求，但是相对来说，散光 IOL 对好的 CCC 依赖性更高。覆盖人工晶状体光学部边缘不仅可以改善术后远期视力预后，并减少 PCO 的发生。不完整的 CCC 会增大术中一连串并发症发生的风险。同时，在面对术中后囊并发症时，刚好小于 IOL 光学部大小的 CCC 能够在保证人工晶状体稳定性的同时，允许光学部夹持技术实施。

居中的 CCC 对于 IOL 尤其是多焦点人工晶状体至关重要。术者需要理解 Purkinje 图像和手术显微镜，并且善于抓住患者在表面麻醉下的眼球固视的时机。虽然飞秒激光辅助白内障手术（femtolaser assisted cataract surgery，FLACS）往往能够稳定地让撕囊口覆盖 IOL 的边缘，但也存在意外情况。因为 FLACS 的切口是在负压吸引过程中完成的，而不是通过患者的注视或图像定位的，因此结果很难控制。我推荐的另外一种技术是 Zepto 精密脉冲囊膜切开器（Centricity Vision）。术者可以将设备置于患者视线的中心，Zepto 通过脉冲在前囊上做出一个可重复的大小和圆形的囊膜切开，其效果会比手动撕囊更强。CapsuLaser 则是另外一种具有固定中心功能的自动化设备，但该设备还未获 FDA 批准。

当术者设计撕囊时，要充分考虑患者的合作能力。虽然我经常使用眼球固定器来固定切口，但实际上 CCC 需要手动固定的情况很少。我术中会在开始 CCC 的关键时刻提前告知患者，在接下来 1 分钟左右请患者保持眼球注视。在撕囊方向不合适的时候，需要重新抓住囊膜瓣，无法预知的一些眼球运动可能会导致撕囊过小（容易固定），而不会导致撕囊裂出去。

由于角膜白与白距离和瞳孔散大的程度有差异，术者需要使用额外的参照物来确定撕囊的大小。我不喜欢用 RK 标记器标记角膜；因为原始上皮恢复更快。有时可以利用手术显微镜上有一个网格线作为参考，但我喜欢在角膜上用卡尺以瞳孔为中心，将 6 mm 的 IOL 光学部撕囊设置为 5 mm，将 Crystalens 人工晶状体设置为撕囊 6 mm。虽然由于视差，标记可能存在微小的差异，但我可以很快标记到特定患者扩大的瞳孔边缘至撕囊边缘的距离，这就是所谓的"心到手到"。

我用锋利的弯撕囊镊刺穿囊膜，与此同时向前推动撕囊镊，以弧线的方式提起一个囊瓣，再用镊子处理这个囊瓣。如果最初的开口是弧线型而不是放射状时，如果有任何晶状体内的压力或是来自后房的压力可能导致撕囊口自发向内破裂，而不是向外撕裂。

一些术者喜欢针头撕囊，不喜欢使用镊子撕囊，但当他们面临真正具有挑战性的撕囊时，就会改用镊子。我更倾向于在每个病例中使用最可控的方法，避免术中并发症的发生。

我更推荐从鼻侧（颞侧切口的远端）开始撕囊，并以逆时针方向进行撕囊。我认为术者对切口下方撕囊方向的控制力较弱，因此更推荐在最佳视野和最舒适的手的位置进行撕囊。

需要注意的是囊膜瓣的实际半径，要始终保持不变。不要以为可以很容易地测量出 CCC 的实际直径。我还会根据自己的心理暗示，从刚才的卡尺位置看，CCC 应该如何接近瞳孔边缘。一旦确定了 CCC 第一象限的半径，并假设瞳孔呈对称地放大，我就可以沿着瞳孔边缘完成撕囊。如果患者瞳孔是不对称的，则应将注意力集中在撕囊时每个象限半径的对称性上，而不是在囊膜口的边缘。你可以边撕囊边用卡尺重新检查，或者使用激光标记的撕囊镊，如我在 20 世纪 90 年代为 ASICO 公司开发的撕囊镊（我与其无经济利益）。

在表面麻醉的情况下，术者应尽可能取得患者的配合，嘱患者在显微镜下保持不动，要求他们尽可能注视显微镜的光源。

每当撕囊方向不理想时（平均每个象限约会遇到 1 次），就重新用撕囊镊夹取新撕囊起始点。如果患者突然移动，那么撕囊口最终会变得非常小，而不是撕裂到周边部。我推荐撕囊口应适当偏小一些，因为植入晶状体后，撕囊口很容易通过切线方向切开和螺旋式撕囊镊运动来扩大 CCC，以完善撕囊口的形状和尺寸，能够让光学面保持稳定（视频 23.4）。

在 CCC 过程中要集中注意力，使你能在较小的范围内识别出撕囊方向的失误。在出现不可预测的撕裂方向时，如果没有通过重新调整撕囊起始点来纠正，应立即撤出撕囊镊，并将 OVD 注入在撕囊方向出现失误的边缘，而不是直接填充在撕囊中心位置（视频 23.5）。不能直接将 OVD 填充在前房中心，该操作会进一步加深前房。理想情况下，OVD 会阻止撕囊口的进一步撕裂，该操作也被称为"Little 撕囊挽救法"：通过在前囊平面上向相反方向或向后拉动撕囊瓣，以重新建立正确的撕囊轨迹，从而完成 CCC[12]。

尽可能在到达瞳孔边缘之前纠正撕囊方向，也可借助虹膜拉钩扩大让撕囊口更好地暴露。适当的时候可以用 Osher 针头将少量锥虫蓝注射在 OVD 下面的撕囊口边缘。等待 1 分钟后通过再次注入 OVD 将锥虫蓝染色剂推开，减少撕囊瓣的弹性，增加"Little 撕囊挽救法"的成功率，同时也使得撕囊口边缘的可视性增强（视频 23.6）。

如果囊膜边缘已经裂到了晶状体的赤道部的悬韧带，则很难安全地挽救撕囊了。建议改为从另一个方向反向进行撕囊。如有必要，可以做一个新的撕囊瓣，顺时针进行撕囊，将撕囊边缘落在之前失败撕囊位置的外侧，保证撕囊口的连续性。如果撕囊口不连续，后续的所有操作都需要以修复撕囊口为先。

在用撕囊镊尖端刺破囊膜时，如果前囊上出现放射状的条纹，则很有可能存在悬韧带松弛，悬韧带松弛很可能会导致不可预料的撕囊失败，往往需要术者在撕囊时及时注意撕囊轨迹的改变。

术者需要注意前组悬韧带（最常见于近视眼），前组悬韧带松弛往往会影响撕囊进展。

术者也需要对 OVD 的流动性及黏滞性有所了解，能够更有效地对 OVD 进行选择。浅前房的患者应该使用容易保持的内聚型更强的 OVD，如 Healon GV 等，以便在 CCC 期间低剪切力条件下获得更多的操作空间。如晶状体内压力较高的膨胀型白内障，可以选择使用黏性较大的 Healon 5，能最有效地压平前囊。此类黏弹剂取代了软壳技术中标准 Provisc 黏弹剂的作用，能够保护内皮，使 CCC 过程更加顺利。在穿刺膨胀的囊膜后晶状体内的压力可能会被释放，因此我不会立即进行吸除乳化的晶状体皮质。更推荐用分散性 OVD 将其移到一边，以便在撕囊过程中可视化，以保持前房持续稳定。在我职业生涯中，通过运用这些技术，我从未遇到过阿根廷国旗综合征（即撕囊自发地向晶状体赤道部的两个方向上裂开）（视频 23.7）。

对于极具挑战性的病例，术者的耐心是很重要的。慢慢进行撕囊可以避免手术过程中发生术中并发症。

关于飞秒激光辅助白内障手术切开前囊瓣的移除。飞秒激光能够自动化形成一个完美的圆形撕囊口，但并不能 100% 保证是一个完全游离的撕囊瓣。如果撕囊瓣没有完全游离，我创建的"中央下陷法"是安全和有效的。马上做一侧切口，注入 OVD 充填前房。然后用 OVD 的针头在中央下压前囊瓣，移除粘连处，形成了一个 360° 范围的"little 撕囊挽救法"。由于术者无法预估飞秒后前囊膜仍然粘连的地方，因此向心方向拉动囊膜瓣总是安全的，从中心往下推压囊膜瓣会完美地分离仍然粘连的囊膜瓣。我论文的共同作者 Burkhard Dick 比我做了更多的 FLACS，他在采用了"凹陷向下"的技术后，目前从未发生过撕囊口破裂的情况（视频 23.8）[13]。

23.13 水分离和水分层

水分离能够将晶状体皮质与囊膜分离并松动晶状体核，避免对悬韧带产生压力。对大多数 Phaco 核处理技术和皮质注吸而言，游离晶状体核是必要的。通常认为水分离是通过 CCI 进行简单灌注。该操作的重点是适当地将针头的尖端置于前囊缘下，观察水流从晶状体中线穿过后流出。水分离应该被理解为一种比简单冲洗更复杂、更精细的操作。

23.14 LBA 的跷跷板水分离技术

在注射 BSS 过程中，我的水分离技术总是使用切口后唇作为支点，对核进行微妙的跷跷板样核运动。这样就避免了由液体滞留阻滞囊袋导致的囊膜破裂或虹膜脱出。一旦针管尖端正确放置在远端 CCC 边缘下，针管尖端稍稍向下移动（一旦它在正确的平面上就位），就会将核稍微向后推，从而与囊袋分离，促使液体在赤道附近进入，而不是升高核后部囊袋压力，有破裂的风险。交替地向下移动，同时轻微地抬起针管尖端，对 CCI 的后唇施加轻微的向下压力，使前房水流出，以避免前房压力升高导致虹膜脱出。

后囊破裂可在瞬间发生。当超乳头进入前房，压力上升，囊膜撕裂延伸时后囊破裂才被发现，而晶状体核则消失在后节。大而致密的晶状体核或远视型浅前房面临的风险最大。

跷跷板水分离轻微打开 CCI 的内部阀门，允许灌注液体受控流出，避免爆炸性压力变化。虹膜脱出，特别是在术中有虹膜松弛综合征的眼中，可引起色素损失和基质缺乏张力，导致术中困难，术后视力变化。

我使用 McCool 平面 25 号针管（Storz）连接在 5 mL 注射器进行水分离。这种针管扁平的冲洗尖端产生了广泛的液流，很容易放置在所需的平面上。所有溶液都是通过我手术室里的微孔过滤器灌注的。

我的目标是在白内障未成熟时分别游离晶状体核和核周组织（水分层），在白内障致密且没有清晰核内平面时一起游离。

Howard Fine 描述了一种在超声乳化过程中

分离皮质的有效方法，称为皮质剥离式水分离的技术（cortical-cleaving hydrodissection）。他将水分离针头贴近囊膜内侧面[14]。我更倾向于常规使用I&A，因为他的技术经常会留下薄薄的皮层碎片，无法充分堵塞I/A端口的标准 0.3 mm 开口，以建立蠕动真空。残留的黏稠物必须被强行冲洗掉，或在 OVD 下用 26 号针管手动取出。在我手中，这可能更费时且风险更大。如果您更喜欢皮质剥离式水分离的技术，可以考虑使用 0.2 mm 的 I/A 头。

在标准的水分离后，用超乳头清除核与核外组织，会留下更多的残余皮质。这有助于使用 I/A 手柄进行最佳的皮质移除。始终与皮质的前缘接触，以便于干净的剥离皮质。从残余皮质的后缘开始清除通常会留下几缕。尽管放射状皮质注吸最常用，但更切线的拉力方向更容易，并对悬韧带影响更小，产生高效的飓风般的皮质注吸作用[15]。

水分层对于软核、不成熟的白内障（或透明晶状体置换）和后极白内障是必要的。我的目标是创造一个"金环"，标志着内核和外核的分离。这是通过我用水分层针管伸到中央前部皮质来实现的，以确定自然平面，并在一定程度上强行灌注 BSS 来实现。Abhay Vasavada 所描述的"由内而外的水分层法"是实现这一目标的一种万无一失的方法，但我通常认为这是没有必要的[16]。水分层技术使劈核技术无须任何雕刻。对于未成熟的晶状体，一旦剥离，仅用真空模式就能吸除核。超声乳化劈核，有时认为只在致密的晶状体上使用，但实际上它对用水分层法处理的软核效率高、效果好。剩余的外核就像绷带一样，通过最终的囊袋-皮质粘连（后极部缺陷）避免后囊破裂，然后可以安全地剥离。

水分离的目的是转动核。如果很难达到足够的液波，或者核随后不容易旋转，就要小心了。这预示着周围的皮质 - 囊袋有明显的粘连或悬韧带的完整性差。千万不要强行旋转。有几种选择。首先，通过使用 Binkhorst-hooked 插管、左侧和右侧（Storz）从切口下方向创造液波，尝

试进行多个方向的水分离。如果这还不能使核松动，那么就可以轻轻地尝试用双手旋转的方法。如果晶状体不能轻易旋转，谨慎的做法是采用原位垂直劈核技术。先将核劈一半。接下来劈开并切除远端象限，留下空间将近端象限在不旋转的情况下推向远端，完成核切除。你也可以考虑沿着 CCC 边缘放置囊袋拉钩来支撑晶状体，并使任何晶状体内的动作不影响悬韧带。

23.15　前房稳定性

前房稳定性常被低估。前后房的浪涌和玻璃体相关的扰动可能会增加人工晶状体眼视网膜脱离的发生率，因为它不仅会牵拉悬韧带，还会牵拉玻璃体基底部与视网膜最薄和最脆弱的附着部位。前房的塌陷和快速的再充盈会使悬韧带受到压力，并可能使 Wiegert 韧带分离，从而导致液体反流，增加并发症的可能性[17]。前房的塌陷和快速的再充盈以及高的流体参数会促使潜在污染的液体从眼表面进入眼内，并使晶状体颗粒逃到 Berger 间隙中。维持眼内正压可以避免出现 rock hard eye 综合征和脉络膜积液或出血，特别是在非常小的眼球中。如果发生囊袋破裂，在撤出超声乳化头之前，可以通过侧切口注入黏弹 OVD，以避免玻璃体脱出。我认为即使在我的常规白内障手术中，也应该应用这一原则，在移除灌注头时使用 BSS 进行补充灌注而不必用 OVD。

前房塌陷在扩张性近视眼和浅前房型远视眼中很常见。在正常眼中，这仍然是不可预测的。切口完整性、眼后部压力和巩膜硬度的变化都起到了一定作用。在从眼内移出超声乳化头或 I/A 头后，以及在植入人工晶状体后立即取出 OVD 的情况下，前房最有可能变浅。因此，我想描述一下通常是如何减轻或消除前房塌陷的。

虽然这一目标可以通过前房维持器来实现，但这需要第二个灌注源，额外的切口，并注意何时需要打开和关闭。我通过一个装有 BSS 的 5 mL 注射器连接 26 号针管，模仿前房维持器的效果，每当有灌注工具被移走并有可能导致前房塌陷时，

我的非惯用手经穿刺口手动灌注。下面将进一步详细描述这些特别的时刻（我总是在任何用于前房的灌注液上安装一个 Millipore 过滤器）。

超声乳化术结束后，在从切口取出超乳头之前，器械护士将我的劈核器换成了一个 BSS 注射器。当我取出超乳手柄时，我通过穿刺口手动灌注液体（在取出 I&A 头时也相同），使内部 Descemet 阀密封，或者在某些情况下，只需持续灌注以维持前房。这将在几秒内保持正压，以便将下一个灌注手柄或 OVD 通过主切口放置到位。这一操作可在整个过程中持续保持前房深度。

注射器针管通过侧切口还可作为辅助器械（当我不冲洗时），允许我在 I/A 期间双手控制眼球。同样，我在移出 I/A 尖头时再次灌注，直至在人工晶状体植入前通过主切口使用 OVD 来稳定前房。在人工晶状体植入术后取出 OVD 之前，使用相同的注射器冲洗主 CCI，清除碎片，以防止前房塌陷和在大瞳孔下出现可能的人工晶状体角膜接触。

与防止前房塌陷同样重要的是防止前房的过度加深，特别是在容易视网膜脱落的近视或既往做过玻璃体切除术的眼睛中。反向瞳孔阻滞，即瞳孔边缘与前囊 360° 接触，阻止液体在前后房之间扰动，导致前后房迅速加深。在有风险的眼中（平坦部玻璃体切除术、悬韧带松弛或近视眼），我会在水分离后和超声乳化头进入前填充 OVD 时，在鼻侧 1、2 点钟方向的虹膜和前囊边缘之间放置少量弥散型 OVD 占据一小块空间。我降低灌注量（或强制灌注），并在脚踏处于 0 档位时进入充满 OVD 的前房。在开始灌洗之前，我将非惯用手的器械（劈核器）尖端放在 OVD 形成的瞳孔边缘和前囊之间的空间内。用劈核器将虹膜轻微抬离前囊，防止这一小块区域发生反向阻滞，这一操作足以完全消除前房加深。众所周知，前房加深一旦发生，这种抬高虹膜（或压低前囊边缘）的操作可以很好地解决，但很少有外科医师能够预防这种可预测的事件。

当脚踏处于 1 档位时，将灌注瓶或灌注提升到常规流体设置的通常的稳态水平。在进入脚踏

3 档（超声）之前，必须非常小心确保已进入 2 档位（抽吸）并形成了液流（只需要一两秒的时间），以防止切口灼伤。

这种预防性的操作避免了患者在前房突然加深时感到疼痛，减轻了对悬韧带的压力，并使超声乳化头的角度处于一个正常和不变的平面。当人工深前房需要超声乳化手柄在更大的锐角冲击而突然不可预测地变浅，使后囊可能被损伤，发生并发症（视频 23.9）。

23.16　避免虹膜脱出

尽可能地保持正常眼压。低眼压对眼睛是有害的。虽然高眼压是可以忍受的，但它在术中和术后都会带来风险。千万不要让虹膜完全从切口处脱出，而是力求在虹膜开始进入切口隧道时将其识别出来。这是一个理想的降低眼压的时间，通过压迫侧切口放液而不是主切口。如果仍然需要，通过从侧切口把虹膜扫过来，以重新放置虹膜，而不是通过切口向后压。Descemet 瓣膜的任何破裂都可能导致进一步的虹膜脱垂。如果这种情况发生在病例的早期，那么当器械进入切口时，要保持先前脱垂的虹膜凹陷，并用弥散型 OVD 覆盖。切勿在脚踏处于 1 档位（灌注）时退出切口，而只在脚踏处于 0 档位退出。如果虹膜脱垂不止一次，考虑关闭切口，并在远离受损虹膜的地方建立一个新的透明角膜切口，或许可以使用更长的隧道。在这种情况下，切勿从远端到近端用黏弹剂填充前房，以促进虹膜脱垂（视频 23.10）。

稳定的前房深度可以减少表面碎片的流入，阻止液体的逆流，减少虹膜的损伤，以及对悬韧带、睫状体和玻璃体基底部的压力。所述的操作可使患者在术中更舒适，围手术期更安静，并减少长期视网膜和角膜的后遗症。

23.17　液流

不要"设定好就忘了"。你就是这艘船的船

长。要非常熟悉你的超声乳化机器。这超出了本专题的范围，但我强烈推荐 L.Benjamin 的一篇出色的评论文章[18]。效率和可跟随性可以在没有超高设置的情况下进行调节，因为超高设置会损伤悬韧带并将晶状体物质推入 Berger 间隙。了解蠕动泵与文式泵的区别和好处，以及何时在两者之间切换可能会比较好。这些细微的差别是无穷无尽的，但是，知道该怎么做，特别是当事情不对时，如何尽量减少浪涌和最大限度地提高可跟随性，是成为患者应得的专业白内障外科医师的必要条件。

23.18 用爆破模式进行垂直劈核的超声乳化术

超声乳化术有许多的技术。大多数手术医师采用他们训练所接受的技术。作者（LBA）在实践中学习了超声乳化技术，接受了囊内和囊外的培训。我的技术用于数以万计的白内障患者，效果良好，也许值得你考虑。它对每一种晶状体密度都很有效，即使是那些在水分层作用下非常柔软的晶状体，在没有超声的情况下也会被吸走。我将描述的技术对许多手术医师头痛的棕褐色晶状体特别有帮助。

虽然有其他优秀的超声乳化平台和策略，但我对 Alcon 机器最有经验。不做任何雕刻的垂直劈核是我的首选手术。分而治之是效率低下，水平劈核需要第二只手使用劈核器，离开 CCC 内的安全区向外延伸至手术医师视野之外的赤道部，引起并发症。

23.18.1 超声乳化机器设置

Ozil（扭动超声）是理想的雕刻，因为它制造一个比纵向超声更宽的槽，这是分而治之技术的真正优势。与传统的纵向超声相比，Ozil 片段清除具有更好的跟随性，因为它减轻了排斥力，使其成为碎片去除的理想选择。出于同样的原因，Ozil 在劈核技术的分块阶段效率很低，因为它会产生一个更大的洞，并立即"吃掉"它碰到

的任何东西，降低了握持力。

纵向超声乳化的爆破模式在如今较少使用，但它仍然是我手中所有对致密晶状体垂直劈核分块阶段的最佳选择。在连续 Ozil 中，脚踏档位 3 的线性关系控制了超声能量，所以你只会潜在地用较小的功率堵塞，直至你足够低地进入档位 3 位置，以获得特定核密度的正确能量。更糟糕的是，反过来说，在软性晶状体中，如果你的脚踏很重，就容易过快地进入核直至后囊，最终导致并发症。无论晶状体的密度如何，在档位 3 时，几乎不可能不走得太远，而"吃"掉你在劈核中想拿住的东西。

劈核是一种节省能量的技术，因为超声波从不连续使用。脚踏档位 3 的时间只是间断的，而不是恒定的。超声在劈核中有两个目的：抓住核块，保持稳定，以便用第二只手器械进行分块，并协助抽吸流动，避免在清除晶状体碎片时发生堵塞。

我确实在除了棕褐色核的晶状体中充分利用了 Ozil，但是在垂直劈核的碎片清除阶段（特别是一旦加入了 IP，当出现微小的堵塞时，纵向会自动加入）。在标准密度晶状体中，当核被嵌入的超声乳化头固定住时，第二只手的器械应用机械力将其通过后板分割成四个或更多可管理的部分，不会威胁到内皮层。为了实现对核的这种保持，爆破模式（与纵向超声乳化）允许一种测量方法，以正确的深度潜入晶状体，然后保持住。脚踏板线性控制的是爆发间隔而不是超声功率百分比。在脚踏档位 3 的顶部，爆发的间隔足够长，以便有足够的时间来精确地控制进入晶状体核的进程，并通过放松到脚踏档位 2 来保持核块。同样重要的是，爆破模式允许面板设置与可用内存设置中的核密度相对应的超声能量百分比。根据白内障的密度调整能量，有助于控制超声乳化器尖端向下进入核内，从而便于劈核的堵塞。我在安排表上记录了白内障密度。例如，如果安排了一个 3+ 核，器械护士会选择我的记忆 2 设置，我已经用 40% 的超声能量预设了这个设置。很少需要调整。在接合脚踏档位 3（超声）

时立即获得适当的能量可以节省致密晶状体中超声能量的累积使用，并防止无意中深入软核。我使用内存 3 来处理棕褐色核，在这里我设置了 70% 的超声乳化能量作为一个很好的起点。采用我的技术，我从未在最致密的晶状体中使用过超过 40 秒的 CDE。

当处理棕褐色晶状体时，Ozil 可能是多余的。它需要在分块和移除之间进行广泛的切换，因为我的圆周分块技术需要从致密核的中心剥离部分并重复移除它们。圆周分块技术使坚韧的后部纤维保持完整，以保护囊袋，直至足够薄，可以折叠并容易取出，而不会威胁内皮的完整性。Ozil 对非常致密的晶状体不太有用，这也是因为 IP 几乎连续地自动接合纵向超声乳化以避免堵塞。

我的垂直劈核有时包括交叉动作，而不是标准劈核。这意味着，我常常把劈核器放在嵌入超声乳化头的远处，并以"X"模式将该半侧的核推开，而不是抬起由超声乳化头握持的那块核（这需要在脚踏档位 2 保持真空吸引），同时用劈核器向下推开待切的部分，所有这些都在同一个平面上。这对可能因没有完全停留在脚踏档位 2 而失去吸力的情况更加宽容，并且无论如何都能完成两个部分的分割。与标准的超声乳化劈核技术相比，这种交叉动作的晶状体倾斜可能性较小。这种难以描述的动作在链接的视频中得到了最好的理解。

23.18.2 内核开始的旋转超乳

无须劈核，棕色白内障晶状体核可在保留后板的情况下很好将其处理。通过不断地进行旋转操作，棕色白内障晶状体核的皮革样内核部分被缩小并吸除，晶状体核可以由内至外地变薄。超声同样只需用在移除晶状体碎片时起辅助吸取的作用，此时另一手应协助将晶状体碎片引导至 Phaco 针头处并将碎片"填充"入其中（当然要注意避免器械之间的触碰）。变薄的"核化"了的棕色白内障晶状体外核仍然具有保护后囊膜和支撑囊袋的作用，通常在悬韧带薄弱的术眼中体现。直至最后它自行折叠并在虹膜平面去除。

对于标准密度的晶状体而言，所有的核分块工作最先完成，留下核块可以保护后囊膜。同时当超乳针头能量释放模式从爆破模式转向连续 Ozil 模式，保持核块，以最高效率被超乳吸除。有时也可以来回切换能量模式从而使个别晶状体的吸除操作可以更自然地进行。吸除部分碎片后重新回到爆破模式进行进一步的核分块吸除操作，可以收获更好的效果。这一操作可以通过术者的脚踏敲击无缝完成，亦可以通过术者口头要求调整能量模式实现。

根据经验，这些技术需要很低的 CDE。一名熟练的眼科医师可以根据晶状体核密度来预测 CDE，反之亦可通过所使用的 CDE 来预测晶状体密度。其一致性有助于确保降低并发症发生率和保持角膜透明。遵守这些原则使得在作者（LBA）所做的手术中，94% 的患者术后 1 天角膜便足够清澈，获得 20/25 或更好的视力（当然要建立在视觉潜力完好的前提下）。同时它也使得术者可以在术后 1 天评估患者的视觉质量，并在有需要的时候着手准备第二眼的手术。一般而言，我的技术员们难以在裂隙灯下分辨出术后 1 天的棕色白内障晶状体与 II 级核以上晶状体的区别，这是一个值得努力改进的目标（视频 23.11）。

23.19 灌注与吸引

术中彻底清除皮质有很多好处，包括更快的术后恢复、更好的 IOL 居中性、更少发生黄斑囊样水肿以及更低的术后行 Nd-YAG 激光晶状体后囊膜切开比率。我在手术过程中更倾向于使用 45° 的带硅凝胶套管的弯 I/A 头，处理切口下皮质时无须双手注吸操作。首先要确认套管相对 I/A 针头处于合适的位置。倘若套管过于靠后，灌注液会进入切口隧道中，导致切口水化以及前房不稳。而当套管过于靠前时，则会阻碍皮质堵塞 I/A 头开口。在灌注与吸除（irrigation and aspiration，IA）的过程中，可以使用前文中提及的侧切口伸入冲洗套管来起到稳定眼球的作用。任何时候，我们双手可以协同控制表面麻醉的眼球，令手术过程更为安全。

当大部分皮质存在囊袋穹隆部时，应当首先吸除切口下的皮质吸除，这使得原本难吸的皮质部分变得相对容易触及。按顺序吸除晶状体皮质，从切口下开始，先沿顺时针方向吸取到鼻侧，再逆时针吸取一圈回到鼻侧象限，从而可以避免遗漏任何隐藏的皮质部分。

为彻底清除皮质，应当始终从残余皮质的前缘开始吸除，而不是从附着在后囊膜上的皮质后缘入手。虽然囊袋负压模式对于"钓"出 CCC 缘附近不可见的残余皮质束十分有效，但线性负压模式是有帮助的。当皮质被吸取后，随着负压的建立，医师可以听到一个阻塞音，这标志着是时候立即将模式改为标准 I/A 真空，从而将其从撕囊安全区中移除出去。相较于在负压与全 I/A 模式间来回切换，线性负压便可直接适配此操作，只是需要掌握脚踏板的精细调控技术。

轻轻地拨开虹膜以直观确认囊袋内晶状体皮质已是否吸除干净的操作是十分有必要的。对于那些致密的白色白内障而言，通常乍一看中央没有皮质，十分干净，但边缘部仍有残留。为保障术后恢复质量，应当注意到这些残留物的存在并及时将其去除（图 23.2）。

虽然双手持 I/A 针头在美国之外的世界各地被普遍使用，同轴 I/A 针头在美国却更为常用。除了复杂病例出现玻璃体脱出外，我亦更倾

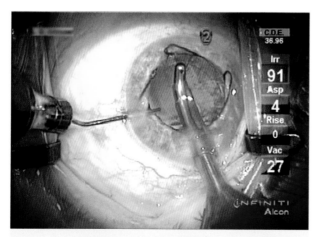

图 23.2 使用弯 I/A 针头探查成熟白内障患者隐藏的晶状体皮质

向于避免在术中做额外的切口。将灌注与吸除操作分开进行可以将先前较高的压力保持下去，同时也可以随时对残余皮质进行操作。双手持 I/A 针头对处理难以吸除的切口下皮质帮助很大。同时它也适用于时有残余皮质凝附到 CCC 缘上的 FLACS。

23.20 并发症的处理

完全避免白内障手术引起的并发症是不现实的。对大多数眼科医师来说，白内障手术的目标由复明性进入屈光性已经意味着他在过去的执医过程中积累了大量的手术经验。手术做得越多，出现并发症的概率就越小。虽然我们很少在术中进行玻璃体切割操作，但整个医疗团队成员都必须清楚如何去操作，以便在必要时进行正确操作。我建议手术团队定期使用"code V"软件进行练习。请准备好一个清洁的玻璃体切割包用于练习。确保所有人都知道如何连接，以及如何设置好机器参数。此外，那些较少被用到的额外器械、药品、缝线、人工晶状体型号等，我将其统称为"玻切套包"，必须做好消毒工作，并明确它们摆放的位置。

无论你的经验如何，也无论你更倾向于哪种玻璃体切割术的切口方式，可以是双轴前切口，抑或平坦部切口辅以前部灌注，正如我一贯教授的那样，都一定要在意外情况出现之前就制订好一个完整的方案[19]。

并发症的早发现、早控制对预后是否良好起到重要作用。前玻璃体完整的后囊破裂患者，可以采取后囊连续环形撕囊术，此类患者均可获得最佳的转归。玻璃体前界膜破裂伴玻璃体脱入前房增加了晚期并发症发生的风险，因为此类患者有后节损伤的危险。我们也将要一直应对一个前后节相通的眼睛。一旦玻璃体从切口脱出，发生视网膜撕裂或脱离的可能性也会加大，此时就需要及时采取一系列应急操作来稳固眼内环境。残留的晶状体碎片是切除玻璃体后去除还是保留等待二次手术要根据术中情况的不同来决定。当然

医师更应牢记，预防并发症的发生远比并发症发生后再治疗来得有意义。

前部玻璃体切割术有一套必须严格遵守的基本准则。首先，鉴于周边部视网膜比后部视网膜薄 100 倍，很容易发生撕裂或脱离，因此要尽量避免术中和术后牵拉玻璃体[20]。牵引力可以来自玻璃体内的仪器与装置，而设置不当也可以产生额外的牵引力。虽然传统做法称此时应通过侧切口进入一个 sweep 器械将嵌顿的玻璃体从主切口中拉出，但这实际上只能增加通过瞳孔对玻璃体的牵拉力度，而不能将其很好地从切口中解放出来。上述做法，包括试图用纤维素海绵吸出嵌顿玻璃体的行为，都应被逐渐摒弃。正确的做法是通过使用玻璃体切割器切除前后部玻璃体连接，这种截断玻璃体的操作过程可以通过曲安奈德微粒识别很好地实现可视化。一旦玻璃体的连接被切断，这些脱出的玻璃体束（片）就可以轻易地被取出，而不会对视网膜造成影响（视频 23.12）。

密封配件的使用、切口闭合以及适宜的控制液体流入与流出比对维持正常眼压至关重要。为避免低眼压或眼压大幅波动，合理使用黏弹剂是很有必要的。急剧的压力变化会促进脉络膜渗漏或爆发性脉络膜上出血发生。玻璃体总是沿着从高到低的压力梯度分布，为防止玻璃体再度脱出，在手术中需要严格预防前房塌陷的发生，这同时也避免了术后残留的附着于前房结构的玻璃体束所产生的牵引力对眼内环境的影响。严格采用合适的操作技术通常可以有效避免视力受损，而如果是对于屈光性白内障手术而言，那就更为重要了。

术者制订策略的一个关键要素就是必须保护其他组织免受间接损伤。虽然玻璃体是必须处理的问题，但也不能发生因没有保护好内皮而失去必要的囊袋支撑、破坏虹膜或角膜水肿等状况。白内障手术医师应当为患者保留一个洁净的眼前段、稳定的植入人工晶状体以及清晰的视轴，以保障术后可以快速康复，以及在需要的时候及时执行进一步操作。

只有在确保囊袋稳定以及晶状体可以维持在正中位置时才可以植入一体式老视矫正型或散光矫正型的人工晶状体。在某些时候，医师可以将后囊撕裂转换成后囊连续环形撕囊，IOL 光学部夹持在后囊下，IOL 襻植入在囊袋内。当发现后囊膜破裂时，如果人工晶状体此时已经植入在囊袋内，术者最常用的可靠的补救措施是使用反向光学夹持。另一种方法是囊袋植入——通过将人工晶状体植入睫状沟内，并将两个襻都植入囊袋中，这不失为一种更保险的做法[21]。只要完成了光学夹持，就能保证晶状体不会旋转或半脱位（只要悬韧带能发挥功能）。根据屈光力的不同，人工晶状体度数可能会有约 0.5 D 的改变。最好在术中可以有一个对照表（以及备用人工晶状体）用于精准更换合适的度数。

只有三片式人工晶状体可以连同襻一起植入睫状沟内。IOL 光学部固定在连续的前或后囊切开孔中（或两者），或以其他方式将其固定在虹膜或巩膜上，可以实现长期有效稳定。但实际上，鲜有人知睫状沟内植入晶状体在美国是未被临床试验认可的操作。遗憾的是，在美国尚未有专门为睫状沟植入设计的三焦点散光矫正或老花矫正型的人工晶状体。调节型人工晶状体（Crystalens）不应使用于后囊破裂的状况下。为植入散光矫正型人工晶状体，屈光性白内障手术医师应当做好行外周角膜切开术的准备。在签署知情同意书时，应当告知患者该操作在极少数情况下可能会有一定风险性。

关于如何在术中与术后妥善处理并发症的细节操作，本专题中无法全面详述，我建议读者们可通过阅读其他文献进一步学习。

23.21　囊袋抛光

时刻牢记要尽量保留一个清晰的视轴。我在操作过程中会避免用 I/A 针头负压吸引后囊，并尽量减少对前囊边缘部使用负压模式吸引。与更为松弛的后囊不同，前囊在正常眼球中是由前部和赤道部悬韧带牢固支撑住的。负压模式吸引后囊对悬韧带有着不良影响。虽然高速灌流对其有效，但我更倾向于使用 Terry 抛光器（Alcon Laboratories，Inc.，Fort Worth，TX）。其质地柔软，且往往不像钻石涂层仪器那样会产生毛边。该针管的套管上有一个硅胶套，可以连接到用于放置人工晶状体的黏弹剂注射器上。这样可以少做一个切口。黏弹剂可以通过减少摩擦力，"润滑"囊袋以实现安全的囊袋抛光，从而避免囊袋撕裂的发生。我通常会先在后囊表面注射少量黏弹剂，给囊袋施加部分张力，随后尝试进行抛光。其后还需根据术中需要注射更多的黏弹剂，从而保持囊袋处于绷紧的状态。

后囊纤维膜有时在囊袋上会有一个边缘，可以用镊子将其撕开。如果这样做风险太大，尤其是在后极性白内障中时，我会建议做一个有计划地保留玻璃体的后囊膜连续环形撕囊术（posterior continuous capsulorhexis，PCCC）。没有囊膜的视轴较囊膜完整的更加清晰，而在成人中，PCCC 可以大大降低后续因视轴混浊需要行 Nd：YAG 激光后囊膜切开术的风险。因此，PCCC 不失为一项值得白内障手术医师学习的技能。对于复杂或有并发症的患者，尤其有用。当 IOL 向后植入并夹持于 Berger 间隙，PCCC 可以说是真正意义上的"优质手术方式"，因为手术可以一步到位（视频 23.13）[22]。

不透明的后囊膜会非常影响屈光性白内障手术患者的视力。它会延迟视力的恢复，需要尽早行激光手术。但激光手术有一定风险，尤其是存在亚临床术后炎症或高度近视的患者中。而后囊膜如存在多个混浊形态，这个问题更为严重，这也难以解释患者术后不满意。如果患者在打开后囊膜混浊后对视觉质量恢复仍然不满意，对于后续需要行 IOL 置换或者背驮式晶状体植入患者，会增加玻璃体脱出的风险。

虽然很多眼科医师都在常规使用抛光器来"刮除"前囊上的残留细胞，但这种做法实则各有利弊。一方面，它可以减少前囊发生纤维化的概率。但另一方面，它也因延迟了术后产生的三明治效应，加速或导致后囊膜混浊的发生，因为

三明治效应可以关闭人工晶状体周围的囊袋部，阻止赤道部细胞（这些细胞永远不会自然消除）迁移至视轴部[23]。我们固然希望防止晶状体细胞的纤维化上皮化生，但我也不确定我们的目标是否应该是完全消除这些上皮细胞。它们可能会在维持晶状体囊和悬韧带基底膜完整性方面发挥着重要作用。现在常见一种迟发的 IOL 囊袋复合体半脱位，即使是在没有假性剥脱综合征的患者中也会发生，与前囊口收缩有关。我们也开始遇到少见的囊袋死亡综合征的患者，即晶状体上皮细胞不再附着在囊袋上，囊袋非常脆弱。抛光是否有益还需时间证明。

23.22　人工晶状体植入

用黏弹剂充盈囊袋，以保证边缘部的囊袋穹窿部充分扩张以容纳 IOL，而不会影响附近悬韧带的张力。我先前已经提及过自己在操作中不会拉伸切口，因此我更倾向于在植入晶状体前将植入器的顶端置于后弹力层内部切口内，而不是在隧道之中。为此，我会使用一个 sweep 器械伸入侧切口内做力量对冲。由于我习惯于控制植入的速度，所以会使用一个双手操作的螺旋形的推注器，随后叮嘱患者说："……尽量在晶状体推入过程中看向光亮的地方。这个灯亮起来的时候，你的人工晶状体就折叠装在这个小管道里，有弹力的 IOL 襻会逐渐打开，确保晶状体居中并安全固定。"这样做可以使得我在植入 IOL 时，患者能够帮着做一些对抗植入的压力。

人工晶状体植入后我不会立即将推注器撤走，而是用它作为一根手指，将襻与晶状体的连接处以及襻部塞到前囊下，这样可以保证后部的襻不会在囊袋外展开，损伤角膜内皮。随着它缓慢地展开，我可以同时操作 I/A 针头吸除最后的黏弹剂。如果患者的前房有消失的倾向，我会在使用 I/A 针头前冲洗切口处以水化切口顶部，以确保在退出 I/A 针头时前房不会变浅。随着 I/A 针头进入前房，囊袋打开，黏弹剂稳固前房，如有需要，调整人工晶状体至正确的散光轴位，并

确保其位于视轴中心。

IOL 在极少数情况下可能会因襻黏在光学部上而无法打开。这时只需使用镊子轻轻挤压襻的两侧令其轻微变形，它便会立即打开。

植入人工晶状体后，CCC 的大小和构型相较于 IOL 光学部是否合适即可做出评估。如果想要扩大撕囊范围或者优化其对称性的话，一个简单的方法是使用撕囊镊从切线方向进行再撕，或者做螺旋状旋转的囊膜撕除操作。

23.23 吸除黏弹剂

那种所谓的以 "rock-and-roll" 的方式吸除黏弹剂的方法通常不会起作用。为保证人工晶状体，尤其是散光矫正型晶状体的位置稳定，术者务必要在术中将黏弹剂完全吸除。这样做的好处不止于此，它还可以帮助术者有效预防囊袋扩张综合征的发生，避免术后高眼压的出现。由于在 I/A 针头伸入时前后房均填充了黏弹剂，因此应先吸取位于后房的黏弹剂，这样做更为安全与便利。将 I/A 针头插入晶状体光学部的边缘下方，在必要时将其向一侧轻推，然后脚踏位于零挡时将其抬高，此时没有灌注。将 I/A 头注吸孔转向侧方，一方面避免被 IOL 堵住，影响注吸。更重要的是，另一方面这样做也避免了注吸孔与后囊接触，降低了并发症的风险。然后直接从脚踏 0 挡方向切换到 2 挡，使得所有的黏弹剂都可以在人工晶状体下方被吸除。随后就可以将晶状体放回囊袋中。以正常方式吸除前房黏弹剂。只要晶状体后囊膜是完整的，这种方法就对任何一种人工晶状体型号都适用。这种做法同时十分安全与有效，在我数以万计的使用此操作的手术经历中，从没有 1 例发生过囊袋破裂。

在取出 I/A 针头之前，记得在脚踏 1 挡时用平衡盐溶液稳定前房下，将人工晶状体推到合适的位置上。将人工晶状体置于视轴中心，纠正散光 IOL 的偏位。随后迅速将针头从切口抽出，使其可以迅速闭合。记得始终位于脚踏 0 挡撤出 I/A 手柄，这样虹膜就不会被跟处理。

之后应立即准备冲洗针头水密切口。

23.24 移除铺巾

移除铺巾的工作看似可以随意交由任何一位助手或护士完成，但我还是建议由手术医师亲自完成。去除胶布的时候应当捏住患者的皮肤，尽量减少将眼睑向上抻拉，从而避免可能造成的不适感或切口变形。一定要时刻记住避免产生任何可能直接作用于切口后缘的压力。

23.25 结语

对细节的关注，对工作的专注，以及对完美的追求，可以使得屈光性白内障患者获得良好视觉期望的可能性最大化。

（陈天慧 孙杨 译，蒋永祥 卢奕 审校）

参考文献

[1] Hayashi K, Yoshida M, Sato T, Manabe SI. Effect of topical hypotensive medications for preventing intraocular pressure increase after cataract surgery in eyes with glaucoma. Am J Ophthalmol. 2019; 205: 91–98

[2] Arbisser LB. Safety of intracameral moxifloxacin for prophylaxis of endophthalmitis after cataract surgery. J Cataract Refract Surg. 2008; 34(7): 1114–1120

[3] Haripriya A, Chang DF, Ravindran RD. Endophthalmitis reduction with intracameral moxifloxacin prophylaxis: analysis of 600000 surgeries. Ophthalmology. 2017; 124(6): 768–775

[4] Myers WG, Shugar JK. Optimizing the intracameral dilation regimen for cataract surgery: prospective randomized comparison of 2 solutions. J Cataract Refract Surg. 2009; 35 (2): 273–276

[5] Zhang F. Special communication for deaf patients during topical anesthesia cataract surgery. Am J Ophthalmol Case Rep. 2020; 20: 100940

[6] Hamilton RC. Retrobulbar and peribulbar anesthesia for cataract surgery. In: Steinert RF, ed. Cataract surgery. 3rd ed. Elsevier; 2010

[7] Smith JC, Hamilton BK, VanDyke SA. Patient comfort during cataract surgery: a comparison of troche and intravenous sedation. AANA J. 2020; 88(6): 429–435

[8] Fine IH, Hoffman RS, Packer M. Profile of clear corneal cataract incisions demonstrated by ocular coherence tomography. J Cataract Refract Surg. 2007; 33(1): 94–97

[9] Chang DF, Mamalis N, Ophthalmic Instrument Cleaning and Sterilization Task Force. Guidelines for the cleaning and sterilization of intraocular surgical instruments. J Cataract Refract Surg. 2018; 44(6): 765–773

[10] Arshinoff SA. Dispersive-cohesive viscoelastic soft shell technique. J Cataract Refract Surg. 1999; 25(2): 167–173

[11] Chee SP, Chan NS. Capsule milking: Modification of capsulorhexis technique for intumescent cataract. J Cataract Refract Surg. 2017; 43(5): 585–589

[12] Little BC, Smith JH, Packer M. Little capsulorhexis tear-out rescue. J Cataract Refract Surg. 2006; 32(9): 1420–1422

[13] Arbisser LB, Schultz T, Dick HB. Central dimple-down maneuver for consistent continuous femtosecond laser capsulotomy. J Cataract Refract Surg. 2013; 39(12): 1796–1797

[14] Fine IH. Cortical cleaving hydrodissection. J Cataract Refract Surg. 1992; 18(5): 508–512

[15] Nakano CT, Motta AFP, Hida WT, et al. Hurricane cortical aspiration technique: one-step continuous circular aspiration maneuver. J Cataract Refract Surg. 2014; 40(4): 514–516

[16] Vasavada AR, Raj SM. Inside-out delineation. J Cataract Refract Surg. 2004; 30(6): 1167–1169

[17] Anisimova NS, Arbisser LB, Shilova NF, et al. Anterior vitreous detachment: risk factor for intraoperative complications during phacoemulsification. J Cataract Refract Surg. 2020; 46(1): 55–62

[18] Benjamin L. Fluidics and rheology in phaco surgery: what matters and what is the hype? Eye (Lond). 2018; 32(2): 204–209

[19] Arbisser LB. Pars plana anterior vitrectomy. In: Fishkind WJ, ed. Phacoemulsification and intraocular lens implantation mastering techniques and complications in cataract surgery. 2nd ed. Thieme Publishers; 2017

[20] Wenner Y, Wismann S, Preising MN, Jäger M, PonsKühnemann J, Lorenz B. Normative values of peripheral retinal thickness measured with Spectralis OCT in healthy young adults. Graefes Arch Clin Exp Ophthalmol. 2014; 252 (8): 1195–1205

[21] Gimbel HV, Marzouk HA. Haptic tuck for reverse optic capture of a single-piece acrylic toric or other single-piece acrylic intraocular lenses. J Cataract Refract Surg. 2019; 45 (2): 125–129

[22] Menapace R. Posterior capsulorhexis combined with optic buttonholing: an alternative to standard in-the-bag implantation of sharp-edged intraocular lenses? A critical analysis of 1000 consecutive cases. Graefes Arch Clin Exp Ophthalmol. 2008; 246(6): 787–801

[23] Menapace R, Wirtitsch M, Findl O, Buehl W, Kriechbaum K, Sacu S. Effect of anterior capsule polishing on posterior capsule opacification and neodymium: YAG capsulotomy rates: three-year randomized trial. J Cataract Refract Surg. 2005; 31(11): 2067–2075

索 引
Index
（按术语首字汉语拼音排序）